U0309013

新编精神科实践

赵桂花 等 主编

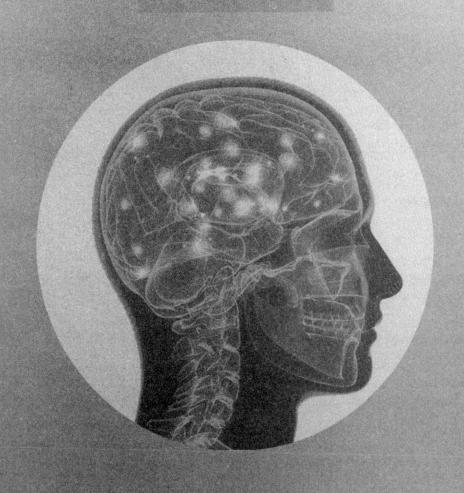

江西科学技术出版社

江西·南昌

图书在版编目（CIP）数据

新编精神科实践 / 赵桂花等主编 . -- 南昌 : 江西
科学技术出版社 , 2019.12 （2024.1 重印）
ISBN 978-7-5390-7099-5

Ⅰ . ①新… Ⅱ . ①赵… Ⅲ . ①精神病 - 诊疗 Ⅳ .
① R749

中国版本图书馆 CIP 数据核字 (2019) 第 284586 号

选题序号：ZK2019295

责任编辑：王凯勋

新 编 精 神 科 实 践

XINBIAN JINGSHENKE SHIJIAN

赵桂花等　主编

出版发行	江西科学技术出版社	
社　　址	南昌市蓼洲街 2 号附 1 号	
	邮编：330009　电话：（0791）86623491　　86639342（传真）	
经　　销	全国新华书店	
印　　刷	三河市华东印刷有限公司	
开　　本	880mm×1230mm　1/16	
字　　数	373 千字	
印　　张	11.5	
版　　次	2019 年 12 月第 1 版　2024年1月第1版第2次印刷	
书　　号	ISBN 978-7-5390-7099-5	
定　　价	88.00 元	

赣版权登字：-03-2019-429

编 委 会

主　编　赵桂花　韩鹏飞　李忠菊　李一花　丁莉莉
　　　　　高素环　程俊香　丽扎·满苏尔

副主编　陈　帅　郭　敏　高　芳　王　向
　　　　　刘德俊　韩文娟　胡玉华　张　娥

编　委　（按姓氏笔画排序）

丁莉莉　　邯郸市精神病医院

王　向　　中国人民解放军陆军航空兵学院

刘德俊　　河北医科大学第一医院

李一花　　广东省第二人民医院

李忠菊　　肥城矿业中心医院

丽扎·满苏尔　　新疆医科大学第一附属医院

张　娥　　荆门市第二人民医院

陈　帅　　新乡市中心医院

赵桂花　　内蒙古自治区巴彦淖尔市中医医院

胡玉华　　湖北医药学院附属襄阳市第一人民医院

高　芳　　中国人民解放军联勤保障部队第九八〇医院

高素环　　中国人民解放军联勤保障部队第九八〇医院

郭　敏　　太原市精神病医院

韩文娟　　太原市精神病医院

韩鹏飞　　安徽省宿州市第二人民医院

程俊香　　山西医科大学第一医院

获取临床医生的在线小助手

开拓医生视野
提升医学素养

微信扫码

临床科研	>	介绍医学科研经验，提供专业理论。
医学前沿	>	生物医学前沿知识，指明发展方向。
临床资讯	>	整合临床医学资讯，展示医学动态。
临床笔记	>	记录读者学习感悟，助力职业成长。
医学交流圈	>	在线交流读书心得，精进提升自我。

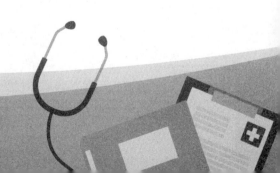

近年来，医学发展日新月异，医学理论不断更新，新的医疗设备、材料和科学仪器不断涌现，这为精神疾病的诊断和治疗提供了新的信息和手段。同时，公众对精神卫生需求显著增加，综合性医疗机构和社区卫生服务机构对精神医学专业知识的需求也越来越大，编者参阅了大量最新的相关文献，并结合自身多年丰富的临床经验，倾力合著此书。

本书首先介绍了精神疾病症状学等基础内容，然后重点讲述了中毒性精神障碍、精神分裂症、神经症、应激相关障碍、偏执性精神障碍与急性短暂性精神病、人格障碍及意向冲动控制障碍、心境障碍、儿童期情绪与行为障碍等临床常见各类精神疾病的发病原因、临床表现、诊断原则以及治疗方法，最后对不同时期心理卫生护理、精神科疾病护理等内容也做了阐述。其内容新颖，覆盖面广，突出临床实用性，可供各基层医院的住院医生、主治医生及医学院校本科生、研究生参阅使用。

本书在编写的过程中，由于编者学识水平有限，难免有疏漏和不足之处，敬请广大读者批评指正，以便再版时修正，共同进步。

编　者

2019 年 12 月

目 录

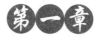

精神疾病症状学

第一节 感知障碍

感知包括感觉和知觉。感觉是客观事物的个别属性，如光、声、色、形等，通过感觉器官在人脑中直接反应。知觉是客观事物的各种属性在人脑中经过综合，并借助于过去的经验所形成的一种完整的印象。视觉、听觉、味觉、嗅觉、触觉、平衡觉、运动觉等都是不同类型的感觉，分别反映事物的个别属性，而知觉就是在这些感觉的综合基础上产生的。在精神科，将感觉和知觉统称为感知。感觉障碍多见于神经系统疾病。知觉障碍常见于精神疾病，常见的知觉障碍有知觉的强度改变、知觉的性质改变、错觉和幻觉。

一、知觉的强度和性质的改变

知觉的强度在精神疾病中可以发生改变，如在躁狂发作时患者表现出比平时感觉更好；而抑郁发作时正好相反，表现比平时感觉更差。

知觉的性质在精神疾病中也可以发生改变，且常常是不愉快的或是扭曲的。如某些精神分裂症患者描述花的味道特别刺激、辛辣，食物味道特别不愉快。

二、错觉

错觉（illusion）是客体对客观事物的一种错误感知。错觉可以在正常人中出现，尤其与环境相关的错觉，如把张三错误地认成李四。但是，正常人的错觉在条件改善或解释后，能很快认识错误，很快纠正错误。错觉通常发生在以下 4 种情况。

（1）感觉条件差造成感觉刺激的水平降低时出现错觉，如光线暗淡时将挂着衣服的衣架错认为是一个人站在那儿。

（2）疲劳、注意力不集中造成感觉的感知清晰度下降时出现错觉，如专心读书时听见响声误以为有人在叫自己。

（3）意识障碍使客体的意识水平下降时出现错觉，如躯体疾病引起谵妄时将输液皮条误认为蛇。

（4）情绪处于某种强烈的状态时出现错觉，如遇到恐惧、紧张、害怕、期待的情景时把张三认成李四。

三、幻觉

幻觉（hallucination）是一种缺乏外界相应的客观刺激作用于感觉器官时客体人所出现的知觉体验。如没有人与自己当面讲话时听见别人的讲话声音。幻觉具有两种特性：①逼真的知觉体验，并非想象；②幻觉多数来自外部世界。一般意识清晰时出现幻觉是精神疾病的象征。不过，健康人有时也会出现幻觉，主要发生在入睡前和醒来后。所以，入睡前和醒来时的幻觉常常不能作为判断精神病的依据。正常的幻觉通常是短暂的、单纯的，如听到铃声或一个人的名字。临床上幻觉的种类繁多，幻觉的划分也有不同的方法。本教材中幻觉主要根据感觉器官来划分

1. 听幻觉（auditory hallucination） 听幻觉指患者在没有发出声音的客体存在时可以听见各种声音，如讲话的声音、机器声、噪声、音乐等。这是一种最常见的幻觉。如果患者听见的内容为言语交谈，称为言语性听幻觉。如患者称："耳边经常听见同学在讲我不要脸，偷看别人，我听了很气愤。"言语性听幻觉可以是几个单词、一句话或几个句子。如果言语内容是评论患者的言行，称为评论性听幻觉。如患者称："耳朵边老是听见几个人的声音，对我的一举一动进行评头论足，讲我穿的衣服难看，不配套；头发梳得不好了，很土。但是，讲我带的眼镜还不错。"如果言语内容为命令患者做某事，称为命令性听幻觉。如患者称："听见一个声音叫我赶快去人民广场等她拿钱，我就乘地铁去了，但是等到很晚也没有找到她。"言语性听幻觉，尤其评论性听幻觉、命令性听幻觉多见于精神分裂症。听幻觉的内容可以十分清晰，也可以非常模糊；可以是表扬患者，也可以是批评、辱骂、讽刺、嘲笑患者。患者对听幻觉的情绪和行为反应取决于患者对听幻觉的认识和听幻觉的内容。其他特殊的听幻觉，如思维化声、机能性听幻觉。思维鸣响或思维化声（audible thought or thought-echoing）是指患者想到什么就听见自己的想法被说出来了。患者听见的是当时自己所想的事。如患者想到吃饭，耳边就听见"吃饭，吃饭"的声音。思维鸣响或思维化声见于精神分裂症。机能性听幻觉是指患者在听见现实客体刺激时产生听幻觉。临床特征是听幻觉和现实刺激同时存在，同时消失。机能性听幻觉的现实刺激多为单调的声音，如流水声、钟摆声等。患者在听见这些声音的同时，出现言语性听幻觉，如患者听见自来水的流水声时，听见有人在骂他。机能性听幻觉主要见于精神分裂症。

2. 视幻觉（visual hallucination） 视幻觉指患者在没有客体出现在眼前时看见物体。视幻觉不如听幻觉常见，常常与其他幻觉一起出现。视幻觉内容丰富多样，可以是简单的闪光，也可以是复杂的图像如人体画像、风景画等；物体形象可以是清晰鲜明，也可以模糊不清。如患者称："眼前老是看见一个人的脸型。"视幻觉中图像的大小有时与正常一样，有时比正常大或小。比正常大的视幻觉为物体显大性幻觉，又称巨形幻视；比正常小的视幻觉为显小性幻觉，又称小人国幻视。患者对视幻觉的态度可以是参与者，也可以是旁观者。视幻觉多见于器质性障碍如谵妄、中毒、癫痫等，也可见于功能性精神障碍如精神分裂症等。

3. 嗅幻觉（olfactory hallucination） 嗅幻觉指患者没有客观物质刺激时闻到特殊的气味。嗅幻觉也不如听幻觉常见。嗅幻觉的内容可以是患者喜欢的花香味，也可以是患者讨厌的气味。但通常是一些使患者不愉快的味道，如难闻的臭味、物体烧焦味等。如患者称："经常闻到一种敌敌畏的味道，怕中毒而去医院检查身体，不敢随便吃东西。"精神分裂症患者中，嗅幻觉常常与其他幻觉和妄想结合在一起。嗅幻觉也见于器质性精神障碍，如颞叶癫痫。

4. 味幻觉（gustatory hallucination） 味幻觉是指患者没有客观物质刺激时尝到特殊的味道。与嗅幻觉一样，多数味幻觉的内容是患者以前接触过的东西，如令人不愉快的味道。如患者称："最近在单位吃饭时总是吃到特殊的苦味，怀疑有人放了毒，而自己带饭。"味幻觉与嗅幻觉一样也不如听幻觉常见。味幻觉和嗅幻觉常见于癫痫和精神分裂症患者。

5. 触幻觉（tactile hallucination） 触幻觉是指患者没有客观物质刺激时感到皮肤黏膜有触动的感觉。触幻觉的患者常常感到皮肤或黏膜表面或底下有接触、针刺、虫爬、通电感等。如患者称："下身有手触动的感觉，身上有通电的感觉。"触幻觉多见于精神分裂症，也见于周围神经炎、中毒等。有性器官接触感觉，称为性幻触，可见于精神分裂症、癔症。

6. 本体幻觉（hallucination of viscera sensation） 本体幻觉指患者内脏器官或躯体的关节、肌肉被接触和运动的感觉。本体幻觉又称体感幻觉，患者感到内脏被捏、被拉、膨胀感、虫爬、刀割、抖动感等体验，称为内脏性幻觉。如患者称："喉咙里有条虫在慢慢地爬，心脏有根针在刺。"本体幻觉常与疑病妄想、虚无妄想结合在一起，为内脏性幻觉，主要见于精神分裂症、抑郁症等。患者感到肌肉、关节在运动或位置变化的幻觉称为运动性幻觉。如患者感到唇舌在运动，称为言语运动性幻觉。如果患者觉得肢体、躯干在运动，称为精神运动性幻觉。如果患者觉得失去平衡，处在斜面或旋转的地面上而紧紧抓住扶手不放，称为前庭性幻觉。运动性幻觉见于精神分裂症、脑干器质性疾病。

7. 反射性幻觉（reflex hallucination）　反射性幻觉是指患者的某一感觉器官受到刺激时产生另一个感觉器官的幻觉。如患者在看电视时，听见有声音在与她讲话；听见关门声，就看见一个怪物在眼前出现。反射性幻觉见于精神分裂症、癔症。

总之，幻觉可以发生在各种重性精神障碍中，如精神分裂症、情感性障碍和器质性疾病，偶见于正常人。视幻觉主要见于器质性精神障碍，但在精神分裂症和情感障碍中也可见。幻觉没有特异性疾病的诊断意义，不过，味幻觉、嗅幻觉、本体幻觉、思维鸣响或思维化声、机能性幻觉、反射性幻觉多见于精神分裂症。

第二节　思维障碍

思维是人脑对客观事物间接和概括的反映，是人类精神活动的重要特征，是认识过程的高级阶段。思维在感觉和知觉的基础上产生，并借助语言和文字来表达。思维包括分析、综合、抽象、概括、判断、推理等过程。思维通过观念与观念、概念与概念的联系，即通过联想和逻辑的过程来实现。从发展心理学看，人类的思维是从直觉的形象思维，逐步发展到抽象的逻辑思维。这个发展过程通过大脑结构和功能的日益完善，通过不断学习和社会实践完成。目的性、连贯性、逻辑性是正常的人类思维活动的特征。①目的性：指思维是围绕着一定目的，有意识的进行的；②连贯性：指思维过程中的概念之间前后衔接，互相联系；③逻辑性：指思维过程是有一定道理，合乎逻辑的。思维障碍是精神疾病重要的、常见的症状，主要包括思维形式障碍、思维内容障碍（主要指妄想）以及思维属性障碍等。

一、思维形式障碍

思维形式障碍（disorder of the form of thought）的表现可以分为 11 种形式。

1. 思维奔逸（flight of ideas）　思维奔逸是指思维的联想速度加快和联想数量的增加，具体表现为患者的思维和谈话都非常快，一个概念接着另一个概念，大量涌现，以至于有时患者来不及表达，或者听者跟不上患者的速度。思维奔逸的患者在说话时语量明显增多，语速变快，滔滔不绝，说个不停。常常伴有随境转移，音连意连。如问患者姓名时，患者回答："鄙人姓张，弓长张，名字吗加上两个 X。今年 28 岁，结婚刚满一年零八个月……"病情严重时患者有思维压力感（pressure of thought），临床表现思维异乎寻常的快，不但思维量大，丰富多彩；而且速度也非常快，不结合患者的整体表现和内心体验，有时会误认为是思维散漫。思维奔逸是躁狂发作的典型症状，常见于躁狂症；但也见于精神分裂症。

2. 思维散漫（loosening of associations）　思维散漫是指思维的目的性、连贯性和逻辑性障碍。患者认真讲了一段话，每句话可以成立，但是话与话之间没有逻辑联系，以至于别人不能理解其所要说明什么。这种叙述的混乱现象，即使检查者要求患者澄清，通常患者也不能表达清楚。比如患者讲："天上一个老鹰，飞呀飞。农民工进城，上岗下岗。流行音乐大家唱，小提琴很好听。伊拉克战争又打响了，石油涨价了。"严重的思维散漫称为思维破裂，主要表现为患者的每句话也不成句子，而是表现为语词的堆积，称为语词杂拌（words salad）。思维散漫主要见于精神分裂症，也见于严重的焦虑和智能降低者。但焦虑患者在镇静时表达清楚，没有思维散漫。低能患者当问题简单时也能回答正确。而精神分裂症患者即使问题简单、平静时也有思维散漫。

3. 思维迟缓（retardation of thinking）　思维迟缓是指思维的联想缓慢。它与思维奔逸相反，以思维活动量的显著缓慢，联想困难，思考问题吃力，反应迟钝为特征。患者表现为语量减少，讲话速度缓慢，应答迟钝，常有"脑子变笨的感觉"。当检查者询问患者问题时，需要等上好一会儿才能得到答案，而且常常是内容简单，声音很轻，伴有动作、行为的减少和抑制，情绪低落、兴趣减少等抑郁症状群。思维迟缓是抑郁发作的典型症状，常见于抑郁症；但也见于精神分裂症。

4. 思维贫乏（poverty of thinking）　思维贫乏是指思维内容空虚，概念缺乏。患者在回答问题时主要表现内容简单、空洞，患者常常有"脑子空虚感"，对一般询问往往无明确应答性反应。或仅仅简单回答"不知道"。如询问患者有什么要求？回答："没有要求。"询问患者有什么不适？回答："没有。"询问患者今后有什么打算？回答："没打算。"患者对检查者的开放性问题常常用关闭式回答。思维贫乏的患者通常伴有情感淡漠，但没有情绪低落，也没有动作、行为的抑制。思维贫乏多见于精神分裂症，也见于抑郁症和脑器质性障碍。

5. 思维阻隔（thought blocking） 思维阻隔又称思维中断，指患者意识清晰无明显外界干扰下，思维过程在短时间内突然中断，或言语突然停顿。临床表现为检查者与患者交谈时患者思维突然中断，然后开始另一个话题内容。如询问患者为什么生气？回答："他们骂我。"突然停顿片刻，又回答："我家里人来过吗？说什么？"思维阻隔并不受患者的主观意志支配，有明显的不自主性，主要见于精神分裂症，也可见于正常人疲劳、注意分散时以及神经症患者。精神分裂症的思维阻隔表现为突然的、完全的思维空洞，患者常常称其思维好像被人擦掉了。

6. 病理性赘述（circumstantiality） 病理性赘述是指患者的思维过程中以主题转换带有黏滞性、停留在某些枝节问题上面，抓不住主要环节为特征。患者在叙述一件事时加入许多不必要的细节，无法使所要讲的事或问题简明扼要。如问患者怎么来医院的？患者回答："我在人民广场乘 49 路公共汽车，汽车很挤，经过威海路，穿过中苏友好大厦，再经过淮海路到衡山路、乌鲁木齐路，到中山医院、儿科医院、肿瘤医院，绕过中山南二路到宛平南路医院的。"赘述主要见于癫痫，也见于其他精神障碍。

7. 病理性象征性思维（pathological symbolic thinking） 病理性象征性思维是指患者用无关的、不被共同理解的具体概念来代表抽象概念，不经患者解释，别人无法理解。它是形象概念与抽象思维之间的混淆，属于思维逻辑性障碍。如患者把衣服脱光，问其原因时回答："不穿衣服表示我光明磊落，让别人彻底了解我。"病理性象征性思维常见于精神分裂症。

8. 语词新作（neologism） 语词新作是指患者创造一些文字、图形、符号，并赋予特殊的含义。有时患者把无关的词拼凑在一起成为新的词，以代表某种新的含义。如患者把"尖"指为心脏。语词新作主要见于精神分裂症。

9. 持续言语（perseveration） 持续言语指患者在回答问题时持续重复第一次问题的答案，尽管提问者已经开始提问第二、第三个问题。如询问患者早饭吃过没有？患者回答："吃过了。"检查者又问早饭吃什么？患者继续回答："吃过了。"检查者继续提问昨天晚上睡得怎样？患者还是回答："吃过了。"持续言语主要见于器质性障碍如痴呆，也见于其他精神障碍。

10. 刻板言语（stereotype of speech） 刻板言语是指患者机械地重复某些无意义的词或句子。如患者一遍又一遍讲："过来吧！过来吧！过来吧！……"刻板言语主要见于精神分裂症。

11. 模仿言语（echolalia） 模仿言语是指患者模仿周围人的言语，周围人说什么，患者也重复什么。如医生问患者："你几岁了？"患者重复："你几岁了？"医生问："你昨天睡得怎么样？"患者也重复："你昨天睡得怎么样？"模仿言语主要见于精神分裂症。

二、妄想

妄想（delusion）是一种病理信念，其内容与事实不符，与患者的文化水平及社会背景也不符。但患者坚信不疑，难于通过摆事实、讲道理的方法加于纠正。妄想属于思维内容障碍，妄想是精神病患者最常见的症状之一。

妄想是个别的心理现象，而集体的信念有时尽管不合理，也不能归于妄想，如宗教迷信。妄想的定义中虽然有"坚信不疑"，但在妄想的开始形成阶段或消失阶段，患者对妄想不是坚信不疑的。有些患者尽管对妄想坚信不疑，但其行为常常不受妄想的影响，如患者一面坚信自己是伟大人物的亲戚，一面却安安心心地生活在医院中。有时患者的妄想内容虽然符合事实，但其结论并不是通过客观事实逻辑推理，而是通过天下雨等自然现象所得，故仍是妄想。妄想不能根据其内容是否"合乎常情"来定，因为现实生活是复杂的，对检查者来讲不可想象的事并不等于不会发生。

1. 社会生活现象与妄想的区别 必须注意有几种社会生活现象不能与妄想等同，如偏见、迷信、幻想和超价观念。①成见和偏见是由人们的思想方法不正确或认识水平的限制造成的；②迷信观念是与当时当地的社会文化背景相联系的；③幻想时的内容可能离奇，但人们能够与现实区分，并不坚信不疑；④超价观念是一种带有强烈情感色彩的先入之见，并在较长时间内占优势地位，不过当情绪稳定或客观环境改变时，超价观念即可消失。

2.分类 妄想按起源可以分为原发性妄想和继发性妄想。

（1）原发性妄想：是一种无法以患者当前的环境和以往的心境解释，又不是其他异常精神活动的病理信念。如果排除器质性疾病，原发性妄想是精神分裂症的特征性症状。原发性妄想常在下列妄想体验的基础上形成。①妄想心境：患者突然产生一种情绪，感到周围发生了某些与自己有关的情况，导致原发性妄想形成；②妄想表象：患者突然产生一种记忆表象，接着对之赋予一种妄想意义；③突发性妄想观念：妄想的形成既无前因，又无后果，没有推理，无法理解；④妄想知觉：患者对正常知觉体验，赋以妄想性意义。原发性妄想体验的共同特征是对某一心理现象（情绪、记忆表象、知觉）赋以难以理解的特殊的妄想性意义。

（2）继发性妄想：常与下列情况相关，①情感障碍：如抑郁症和躁狂症情绪低落或高涨时产生的自罪妄想、夸大妄想等；②知觉障碍：如听幻觉基础上产生的被害妄想；③意识障碍：如意识模糊与错觉有关的后移性妄想；④智能障碍：如轻度精神发育迟滞、脑器质性障碍、老年性痴呆因推理、判断、记忆缺损所产生的继发性妄想；⑤性格障碍：如多疑、敏感、主观、固执、高傲的偏执性格容易发生妄想；⑥强烈的精神刺激：如等待审判、亲人的突然死亡所致的心因性妄想；⑦暗示：易于接受暗示或自我暗示的患者如癔症容易受暗示产生妄想。

3. 常见类型 妄想分类目前仍按其内容划分，常见的妄想有以下几种。

（1）被害妄想（persecutory delusion）：被害妄想指患者坚信自身安全受到威胁的妄想。患者感到有人正在对他／她进行迫害，自己正在被人监视、跟踪、窃听、诽谤、诬陷、毒害等。被害妄想往往从怀疑开始，然后出现牵连观念，最后发展为被害妄想。被害妄想常常与幻觉关联，并与关系妄想等同时存在。这是最常见的妄想，见于各类精神病。伴有幻觉的妄想多见于精神分裂症。

（2）关系妄想（delusion of reference）：关系妄想指患者把周围环境中一些实际与自己无关的现象都认为有关联的妄想。患者感到周围的一事一物均与自己有关，或具有某种特殊意义。前者称为牵连观念，后者称为特殊意义观念。如别人咳嗽或吐痰是别有用心的针对自己，报纸、电视上的内容都在暗示自己。关系妄想较常见，常常与被害妄想同时存在。关系妄想多见于精神分裂症，也见于其他各类精神病。

（3）夸大妄想（grandiose and expansive delusion）：夸大妄想指患者自以为是非常人物、出身名门、有特殊才能、有巨大财富等夸大的妄想。夸大妄想多在情绪高涨的背景下发生，其夸大内容与患者的文化水平、所处的环境和经历有关。夸大妄想常见于躁狂症，也见于精神分裂症、器质性精神病如麻痹性痴呆等。

（4）自罪妄想（delusion of guilt and worthlessness）：自罪妄想又称罪恶妄想，指患者毫无根据地将过去的缺点、错误都看成是很大的罪行的妄想。患者认为自己犯了严重的错误和罪行，对不起家人、对不起国家，不可饶恕，应该受到惩罚，自己已不配正常的生活下去。自罪妄想患者常常有请罪和自我惩罚行为，如拒食、自伤，甚至自杀行为。自罪妄想多见于抑郁症，也可见于精神分裂症。

（5）虚无妄想（nihilistic delusion）：虚无妄想指患者认为世界或其本人均已不复存在，内脏没有了，一切都是虚假的妄想。如患者认为"自己的胃和肠子都没有了，吃下去的东西没有拉出来，所以不必再吃了。肚子已经烂掉了，只剩下一付空壳子了"。虚无妄想又名否定妄想，多见于抑郁症，也见于精神分裂症、老年期精神病。

（6）疑病妄想（hypochondriacal delusion）：疑病妄想指患者深信自己患了某种严重躯体疾病，且是不治之症，反复的医学检查和医生的解释都不能打消患者疑虑的妄想。疑病妄想可以与幻触或躯体疾病为基础，常见的疑病妄想如癌症、艾滋病等。疑病患者常常伴有焦虑和抑郁情绪。疑病妄想常见于抑郁症，尤其中老年抑郁症患者，也见于精神分裂症。

（7）嫉妒妄想（delusion of jealousy）：嫉妒妄想指患者坚信自己的爱人对自己不忠有外遇的妄想。患者捕风捉影地认为自己的配偶另有新欢，坚信配偶对自己不忠，因此常跟踪、逼问配偶，以求证实；甚至对配偶或第三者采取攻击行为。嫉妒妄想常见于精神分裂症、偏执性精神病，慢性酒精中毒伴有的性功能减退患者等。嫉妒妄想男性多于女性。夫妇双方条件相差大者、更年期妇女也容易发生嫉妒妄想。

（8）钟情妄想（sexual or amorous delusion）：钟情妄想指患者坚信自己被异性看中所爱的妄想。患者在妄想的支配下，眷恋、追逐对方，即使遭到对方的拒绝、反对，仍毫不动摇，认为这是对方在考验自己，仍纠缠对方。钟情妄想患者所钟情的对象常常是名人，如影星、歌星、大人物等，其实，对方根本不认识他（她）。钟情妄想多见于精神分裂症，女性多见。

（9）影响妄想（delusion of control）：影响妄想又称物理影响妄想，指患者坚信自己的精神活动和（或）躯体受到外界某种力量控制或刺激的妄想。患者常常感到自己的躯体正受到外界力量控制，产生种种不舒服的感觉，常见的控制力量与当时的科学发展有关，如电波、特殊仪器等。患者常常显得紧张不安，不能自主。影响妄想也称被控制感，影响妄想是诊断精神分裂症的重要症状。其他常见的妄想还有非血统妄想、被窃妄想、宗教妄想、着魔妄想等。一般来说，妄想可使患者采取种种行为，如攻击、自伤、反复就诊等。妄想是否付诸行动，取决于患者的人格是否完整。妄想的确定，主要依靠病史和临床检查。有些患者的妄想内容很荒谬，容易识别；但有些患者的妄想较为系统，需要仔细检查、收集资料、核实病史才能搞清。

三、思维属性障碍

正常的人从不怀疑自己的思想是否属于自己的，还是属于别人的；也不会怀疑自己的思想不讲出来别人是否会知道。但有些精神病患者，尤其是精神分裂症患者会出现此类症状。常见的思维属性障碍有思维插入、思维被窃和思维播散。

1. 思维插入（thought insertion）　思维插入指患者认为自己大脑中的某些想法不属于自己，而是外界有人通过某种技术或力量放入自己的大脑。思维插入的患者常常有自己在被别人控制和被利用的感觉，常常伴有被害妄想。如患者告诉医生："我现在脑子里想的都不是我自己要想的，而是他们的思想放在我脑子里，通过我的嘴巴讲出来的。今后追究责任他们就没有事了。"思维插入见于精神分裂症。

2. 思维抽去／思维被窃（thought withdrawal）　思维被窃指患者认为自己的思维没有了，被人用某种技术抽去了、偷走了。临床上思维被窃患者常常有思维中断现象。如患者与医生交谈时突然不讲话了，问其为什么不回答了？患者称："我不知道，他们突然把我的思想都拿走了，我不知道说什么？我的思维没有了。"思维被窃见于精神分裂症。

3. 思维播散（thought broadcasting）　思维播散指患者的思维被人用特殊的方法传播在外，好似广播已被被众人所知。自己的想法即使不讲出来，别人也会知道。当医生询问患者时，患者常常回答："你明明知道了还要问我？大家都知道了，全世界的人都知道了，你还不知道？"思维播散的患者常常表现紧张不安，不敢出门，伴有情绪低落。思维播散见于精神分裂症。

四、强迫观念

强迫观念（obsession）是反复、持续出现的想法、冲动或想象等，尽管明知不对、不必要、不合理，但患者很难克服和摆脱。通常，强迫思维的内容是不愉快的、痛苦的。患者认为这些想法是没有意义的、荒唐的，甚至是不可告人的，因此，患者常常有痛苦感。抵抗是强迫观念的特征，也是与妄想鉴别的要点。强迫观念患者常常伴有焦虑和抑郁情绪。强迫思维的内容各种各样，常见的以下6种：①怕脏或怕得病；②冲动或攻击行为；③清洁；④怀疑自己得病；⑤性行为的想象或想法；⑥亵渎神灵的想法。

强迫观念按其表现形式可分为以下几种。

1. 强迫思维（obsessional thoughts）　强迫思维指患者重复、持续的出现一些想法，如怕接触细菌、病毒，怕染上某种疾病或把疾病传给别人；或反复出现某些淫秽（obscenities）或亵渎神灵（blasphe-mies）的想法。

2. 强迫性穷思竭虑（obsessional ruminations）　强迫性穷思竭虑指患者不停地反复思考，明知这样想是不必要，却一遍又一遍地想个不停。

3. 强迫怀疑（obsessional doubts）　强迫怀疑指患者对已做的事不停地怀疑或担忧，如门是否已关，电闸是否已切断。

4. 强迫冲动／强迫意向（obsessional impulses）　强迫冲动／强迫意向指患者反复出现某种冲动的欲望，虽然从不付诸具体行动，但使患者感到非常紧张害怕。如攻击别人、采取危险行动或社会不容许的违法行为等。不管冲动欲望如何，患者认识到这是不合理的，并且克制，从不采取行动，这是与妄想鉴别的要点。

5. 强迫回忆（obsessional reminiscence）　强迫回忆指患者对往事、经历反复回忆，明知没有实际意义，但无法摆脱，不断回忆。

第三节　情感障碍

日常生活中人们常常将情感和情绪互相通用，情感和情绪都是指个体对现实环境和客观事物所产生的内心体验和采取的态度。从广义上讲，情感和情绪两者相互包容，但狭义上讲两者有些不同。在心理学中，将主要与机体生理活动相联系的，伴有明显自主神经反应的，较初级的内心体验称为情绪（emotion），如由外伤引起的痛苦体验，看精彩表演时产生的愉快享受。而把与社会心理活动相联系的高级的内心体验称为情感（affect），如友谊感、审美感、爱感、道德感等。情绪的持续时间较短，其稳定性带有情境性。而情感的持续时间较长，既有情境性，又有稳固性和长期性。心境（mood）指影响个体内心体验和行为的持久的情绪状态。在精神科临床中，患者的情绪障碍和情感障碍常常同时出现，很难细分。因此，临床上情绪和情感经常互相兼用。

情感障碍通常表现三种形式，即情感性质的改变、情感波动性的改变和情感协调性的改变。

一、情感性质的障碍

情感性质的障碍指患者的精神活动中占据明显优势地位的病理性情绪状态，其强度和持续时间与现实环境刺激不相适应。临床上情感性质的改变表现为情感高涨、情绪低落、焦虑、恐惧。正常人在一定的处境下也可以表现这些情感反应，因此只有在情感反应不能依其处境及心境背景来解释时方可作为精神症状。

1. 情绪高涨（elation）　情绪高涨指患者的情绪异常高涨，心境特别愉快。患者表现喜悦、语音高亢、言语和动作明显增多、自我感觉良好、洋洋得意、盛气凌人，常常伴有明显的夸大色彩。情绪高涨常见于躁狂发作、分裂情感性精神障碍、脑器质性疾病。患者表现不易理解的、自得其乐的情绪高涨状态称为欣快，多见于脑器质性疾病或酒醉状态。

2. 情绪低落（depression）　情绪低落指患者的情绪异常低落，心境抑郁。患者表现忧愁、语音低落、言语和动作明显减少、自我感觉不良，常常自卑、自责、自罪，严重者有明显的罪恶感，甚至可出现自伤、自杀念头或行为。情绪低落时常常伴有某些生理功能的改变，如食欲减退或缺乏、睡眠障碍、闭经等。情绪低落常见于抑郁障碍的抑郁发作，也见于其他精神障碍，如精神分裂症患者在幻觉、妄想的基础上出现情绪低落，或躯体疾病时的抑郁状态，如肿瘤或卒中后的生存和生活不便产生的情绪低落。

3. 焦虑（anxiety）　病态焦虑指缺乏相应的客观因素下，患者出现内心极度不安的期待状态、伴有大祸临头的恐惧感，表现惶惶不安、坐立不定、精神紧张。焦虑者常常伴有心悸、气急、出汗、四肢发冷、震颤等自主神经功能失调的表现和运动性不安，严重者可出现惊恐发作。焦虑者伴有严重的运动性不安，如挫手蹬脚，称为激越状态（agitation）。焦虑症状最常见于各种焦虑障碍，也见于其他精神疾病，如精神分裂症患者在幻觉、妄想的基础上也可以出现焦虑症状。焦虑是日常生活中常见的现象，正常人在预期不利的情况、执行无把握的任务时均可出现相应的焦虑表现。

4. 恐惧（phobia）　恐惧指面临具体不利的或危险的处境时出现的焦虑反应。轻者表现提心吊胆；重者极度害怕、狂奔呼喊，精神极度紧张。恐惧者同时伴有明显的自主神经系统症状，如心跳加快、气急、呼吸困难、出汗、四肢发抖，甚至大小便失禁。严重者可以出现惊恐发作，在上诉症状的基础上患者感到心悸、呼吸困难、失控感、濒死感、昏倒感，精神极度紧张、不安；患者常常感到自己不行了，需要急诊抢救，绝大多数患者在初期的惊恐发作时有急诊就医病史。恐惧常常导致抵抗和逃避。恐惧常见于各种恐惧症（恐怖症），也见于其他精神障碍时的幻觉、错觉、妄想状态。

二、情感波动性障碍

情感波动性障碍指情感始动功能失调，患者表现为情感不稳定、情感淡漠、易激惹性、病理性激情、情感麻木。

1. 易激惹性（irritability） 易激惹性指患者的易激惹性情绪／情感反应极易诱发，轻微刺激即可引起强烈的情绪／情感反应，或暴怒发作。易激惹性常见于疲劳状态、人格障碍、神经症、轻躁狂、偏执性精神病、脑器质性精神障碍和躯体疾病伴发的精神障碍。

2. 情感不稳定（emotional instability） 情感不稳定指患者的情感稳定性差，喜、怒、哀、乐极易变化。常常从一个极端波动到另一个极端，一时兴奋，一时伤感，且不一定有明确的外界诱因。情感不稳定常见于脑器质性精神障碍、癫痫性精神病、酒精中毒、人格障碍。与外界环境有关的轻度的情感不稳定可以是一种性格表现。患者极易伤感多愁，动辄呜咽哭泣，称为情感脆弱（affective fragility），多见于癔症、神经衰弱、抑郁症。

3. 情感淡漠（apathy indifference） 情感淡漠指患者对客观事物和自身情况漠不关心，缺乏应有的内心体验和情感反应，处于无情感状态。情感淡漠常见于精神分裂症。如果患者对客观刺激的情感反应速度明显迟缓、强度明显减低，称为情感迟钝；常见于精神分裂症、躯体疾病伴发的精神障碍、痴呆。

4. 病理性激情（pathological passion） 病理性激情指患者骤然发生的、强烈而短暂的情感爆发状态。患者常常伴有冲动和破坏行为，事后不能完全回忆。病理性激情见于脑器质性精神障碍、躯体疾病伴发的精神障碍、癫痫、酒精中毒、反应性精神病、智能发育不全伴发的精神障碍、精神分裂症等。

5. 情感麻木（emotional stupor） 情感麻木指患者因十分强烈的精神刺激所引起的短暂而深度的情感抑制状态。如患者虽然处于极度悲痛或惊恐的境遇中，但缺乏相应的情感体验和表情反应，显得麻木不仁。情感麻木常见于反应性精神障碍（急性应激障碍）、癔症。

三、情感协调性的障碍

情感协调性的障碍指患者的内心体验与环境刺激和面部表情互不协调，或者其内心体验显得自相矛盾。常见的情感协调性障碍有情感倒错、情感幼稚、情感矛盾。

1. 情感倒错（parathymia） 情感倒错指患者的情感反应与环境刺激互相矛盾，或面部表情与其内心体验不一致。如患者遇到愉快的事情表现悲痛，痛哭流涕。情感倒错多见于精神分裂症。

2. 情感幼稚（emotional infantility） 情感幼稚指患者的情感反应退化到童年时代的水平，并容易受直觉和本能活动的影响，缺乏节制。临床表现患者的面部表情幼稚，喜忧易形于色，不能很好地适应环境变化，极易受周围环境的影响而波动。情感幼稚多见于癔症、痴呆。

3. 情感矛盾（affective ambivalence） 情感矛盾指患者在同一时间内体验到两种完全相反的情感，但患者并不感到这两种情感的互相矛盾和对立，也不为此苦恼或不安；相反，患者常将此相互矛盾的情感体验同时显露出来，付诸行动，使别人不可理解。情感矛盾常见于精神分裂症。

第四节　意志障碍

意志是人们自觉地确定目的，并支配其行动以实现预定目标的心理过程。意志与情绪密切相关，互相渗透。当人们明确前途或未来时，就会向既定目标采取自觉的、积极的行动。反之，就会采取消极的行动。意志障碍的表现形式有意志增强、意志减弱、意志缺乏、矛盾意向和易受暗示。

1. 意志增强（hyperbulia） 意志增强指患者呈现病态的自信和固执的行动。如患者坚信有人用特殊电磁波在遥控自己，拿自己做试验，为此不断写信给公安局，到政府部门要求保护，要求调查，甚至不断到北京上访要求解决自己的人身安全问题。意志增强常见于偏执性精神病、精神分裂症等精神障碍。

2. 意志减弱（hypobulia） 意志减弱指患者病态的缺乏主动性和进步性，缺乏克服困难的决心和力量。意志减弱常见于精神分裂症、抑郁症、药物成瘾等精神障碍。

3. 意志缺乏（aloulia） 意志缺乏指患者的意志要求显著减退或消失。患者的生活处于被动状态，处处需要别人的督促和管理，常常伴有情感淡漠和思维贫乏。如患者几天甚至几周不刷牙洗脸，生活疏懒，没有主动要求。意志缺乏常见于精神分裂症和痴呆。

4. 矛盾意向（ambivalence）　矛盾意向指患者对同一事物同时出现两种完全相反的意向和情感，但患者并不感到不妥。如遇到朋友时，一面想哭，一面又想笑。这是诊断精神分裂症的重要症状。

5. 易暗示性（suggestibility）　易暗示性指患者缺乏主观意向，其思想和行为常常受别人的言行影响，受别人的暗示支配，自己不加分析思考，盲目服从。易暗示性常见于癔症、催眠状态，也见于正常人。

第五节　记忆障碍

一、记忆

记忆是贮藏在脑内的信息或经历再现的过程，包括识记、保存、回忆、再认4个过程；根据记忆时间的长短分为即刻记忆（又名瞬时记忆）、短期记忆、近事记忆和远事记忆。

1. 记忆的过程

（1）识记：是记忆过程的开始，指事物通过感知在大脑中流下痕迹的过程。识记好坏取决于意识水平和注意是否集中，当人们在精神疲乏、缺乏兴趣、注意力不集中、意识障碍时可以影响识记。

（2）保存：指把识记了的事物储存在脑内，使信息储存免于消失的过程。保存发生障碍时患者不能建立新的记忆，不能进行学习，遗忘范围与日俱增。

（3）回忆：指在必需的时候将保存在脑内的痕迹重现出来的过程。如果识记和保存过程都是正常的，那么回忆过程一般很少会发生障碍。

（4）再认：指验证复现的映像是否正确的过程，即原刺激物再现时能认识它是过去已感知过的事物。回忆困难的事物可以被再认。部分或完全失去回忆和再认能力，称为遗忘。

2. 记忆的形式

（1）即刻记忆：指对发生在2min内经历的记忆。

（2）短期记忆：指对发生在1h内经历的记忆。

（3）近事记忆：指对发生在24～48h经历的记忆。

（4）远事记忆：指对发生在48h以前的经历的记忆。

3. 记忆内容

（1）感知形象的记忆：即看到或接触到的物体是怎样的。

（2）语词概念的记忆：即记起学习过的语词和概念是什么意思。

（3）情绪的记忆：即记起某种事件当时情绪的联系。

（4）一定的记忆：即记起某个动作或操作应该怎样执行。

记忆的神经生理基础涉及皮质的感觉联络区、颞叶、丘脑和整个大脑皮质。研究发现边缘系统与记忆密切相关，提出"海马－穹隆－乳头体－乳头视丘束－视丘前核－扣带回－海马"的记忆回路。研究还发现近事记忆与远事记忆是由两个系统负责的，记忆回路主要与我们的近事记忆有关，而远事记忆与皮质和皮质下支配记忆活动的神经元有关。当各种刺激进入大脑后会产生两种反应：一是激活已贮藏的记忆，产生与当时情境相应的反应；二是构成新的痕迹联系，建立新的记忆储存起来。

二、记忆障碍

记忆障碍在临床上表现为遗忘和记忆错误两大类。

1. 遗忘（amnesia）　遗忘指患者部分或完全不能再现以往的经历。临床上分为心因性遗忘和器质性遗忘两类。

（1）心因性遗忘（psychogenic amnesia）：又名界限性遗忘（circumscribed amnesia），指患者同以往经历的某一特定时期／阶段有关的记忆丧失。通常这一阶段／时期发生的事件与不愉快的或强烈的恐惧、愤怒、羞辱情景有关，具有高度选择性。心因性遗忘多见于癔症。

（2）器质性遗忘（organlc amnesla）：指患者由于脑部疾病引起的记忆缺失。通常近事遗忘比远事遗忘重。造成器质性遗忘的原因可以是意识障碍造成的识记过程困难，也可以是不能形成持久痕迹的保存过程困难，或是记忆回路受损，或三个过程都受到损害。临床上常见的器质性遗忘有逆行性遗忘、顺行性遗忘、近事遗忘和远事遗忘、遗忘综合征。①逆行性遗忘（retrograde amnesia）：指患者不能回忆脑损伤以前一段时间的经历。多见于脑外伤、脑震荡、急性意识障碍。遗忘持续的时间长短与脑外伤的严重程度成正比。②顺行性遗忘（anterograde amnesia）：指患者对发病后一段时间内发生的事情不能回忆。遗忘是因疾病不能形成持久的痕迹所致。常见于急性器质性脑病，如高热谵妄、癫痫性朦胧、醉酒、脑外伤、脑炎、蛛网膜下隙出血等。③近事遗忘和远事遗忘：指患者对新近发生的事情不能回忆再现称为近事遗忘（recent amnesia），对过去发生的事情不能回忆再现称为远事遗忘（remote amnesia）。正常的规律近事较易回忆，远事则不易回忆。脑器质性疾病所引起的记忆遗忘，常是近事遗忘甚于远事遗忘，成为记忆退行规律。④遗忘综合征（amnesiasyndrome）：又名柯萨科夫综合征（Kosakoff syndrome），指患者同时有定向障碍、虚构和近事遗忘三大特点。下丘脑尤其是乳头体附近的病变产生此综合征。常见于慢性弥漫性脑病患者，如老年性痴呆、麻痹性痴呆、慢性酒精中毒性精神障碍、脑外伤、脑肿瘤等。

2. 记忆错误（paramnesia）　记忆错误指患者由于再现歪曲而引起的记忆障碍。常见的记忆错误有错构、虚构、似曾相识或旧事如新感、妄想性记忆／妄想性追溯及记忆增强。

（1）错构（paramnesia）：指患者对过去曾经历的事件在发生地点、时间、情节上出现错误回忆，但患者仍坚信不疑。错构多见于脑部器质性疾病、抑郁症等。

（2）虚构（confabulation）：指患者对自己记忆的缺失部分，以虚构一套事情来填补，其内容常生动、多变，并带有荒诞的色彩，但患者常瞬间即忘。这是器质性脑部疾病的特征之一，与病理性谎言不同，后者没有记忆缺陷。

（3）似曾相识或旧事如新感：似曾相识指患者感受从未经历过的事物或进入一个陌生的环境时，有一种早已经历过的熟悉感。旧事如新感指感受早已熟悉的事物或环境时，有一种初次见面的陌生感。这些都是回忆和再认的障碍，常见于癫痫，也见于正常人，但正常人很快会纠正自己的错误。

（4）妄想性回忆（delusional recall）：指患者将过去（产生妄想以前）的经历与当前的妄想内联系起来，剔除了回忆中与妄想内容相抵触的部分，夸大了回忆中与妄想内容可以联系的部分。妄想性回忆常见于有妄想的患者，如被害妄想的患者回忆起自己在孩子时期就受到某人的迫害，其实他的妄想是最近才发生的。自罪妄想的患者认为过去某段经历是错误的、有罪的等。妄想性回忆与错构、虚构不同，在不涉及妄想内容时，患者没有明显的记忆障碍。

（5）记忆增强（hypermnesia）：指患者出现病态的记忆增强，患者对过去很远的、极为琐小的事情都能回忆，常包括许多细节。记忆增强多见于躁狂症、强迫症、偏执性精神病等。

第六节　智能障碍

智能又名智力，指人们认识客观事物并运用知识解决实际问题的能力。这种能力是在实践中发展的，是先天素质、后天实践（社会实践和接受教育）共同作用产生的。

智能不是一个简单的心理过程，它涉及感知、记忆、思维等一系列认知过程，并通过上述心理过程表现出来。根据这些表现的能力不同，可将智能分为抽象智能、机械智能和社会智能。①抽象智能指理解和运用概念、符号的能力；②机械智能指理解、创造和运用机械的能力；③社会智能指在人们相互关系和社会实践中采取恰当行为的适应能力。

临床上常常根据个体解决实际问题的能力，运用词汇、数字、符号、图形和非语言性材料构成概念的能力，来测定一个人的智能水平。目前，应用智力测验来评估个体的智能水平。智力测验的前提是认为同一年龄的群体其智能的得分基本呈正态分布。临床上常用的智力测验是 Wechsler 智力测验，简称WAIS，有成人和儿童两个版本。智力测验所得的结果用数字表示，称为智商（IQ）。

正常人群的智商呈正态曲线分布，大多数人的智商值在 90 ～ 110，智商高于 130 属于高智能，智商低于 70 属于低智能。在估计智能时应该将被测试者目前的学习成绩、工作记录、职业训练及其以前的情况加以比较，从而判断其有无智能受损。

正常智能的基础是健全的大脑和合适的学习、实践。因此，智能障碍由脑部疾病和缺乏学习、实践引起。学习和实践不但包括环境和老师，也包括学习和实践的时期，比如在幼儿时期错过了学习语言的机会，长大后就很难学会说话。

引起智能障碍的原因许多，通常在脑发育完成前产生的智能障碍称为精神发育不全或精神发育迟滞。脑发育完成以后，因为疾病造成智能障碍称为痴呆。智能障碍主要分为两大类型：先天性智力低下即精神发育不全（或迟滞），后天性获得性痴呆。

1. 智力低下　指患者在胎儿期、出生时、婴幼儿期、儿童期，大脑发育受到遗传、感染、中毒、外伤、缺氧等各种因素影响，造成大脑发育迟滞，停留在一个特定的阶段。这种现象见于精神发育迟滞者。具体临床表现和相关处理见精神发育迟滞章节。

2. 痴呆　指大脑发育完全后因疾病等各种因素造成智能的全面衰退，表现为定向、记忆、理解、计算、学习、判断等能力障碍。常见于老年痴呆、脑动脉硬化、帕金森病、麻痹性痴呆、脑炎后遗症等。具体内容参见器质性精神障碍章节。

临床上常可见一些类似痴呆表现的患者，其所谓的智能障碍并非由于脑部器质性疾病所致，而是与强烈的精神创伤有关，疾病的性质是功能性的，经过适当的治疗和处理，在短期内可以完全恢复正常。这种现象多见于癔症、应激相关障碍。主要表现为：童样痴呆和心因性假性痴呆（又称 Ganser 综合征）。童样痴呆指成人患者临床表现类似儿童，包括讲话的声音、语调、动作、行为等。

第七节　意识障碍

在临床医学中意识指患者对周围环境及自身能正确认识和反应的能力。意识涉及觉醒水平、注意、感知、思维、情感、记忆、定向、行为等心理活动／精神功能，是人们智慧活动、随意动作和意志行为的基础。

意识障碍指意识清晰度下降和意识范围改变。意识障碍是脑功能的抑制造成的，不同程度的脑功能抑制，造成不同程度的意识障碍。意识障碍时许多精神活动都受到影响，表现为感觉阈值升高，感知清晰度下降、不完全，甚至完全不能感知；主动注意减退，注意集中困难，或不能集中注意；思维能力下降，难于形成新的概念，思维联想松散，思维缓慢，内容含糊，抽象思维和有目的思维困难；情感反应迟钝、茫然；记忆减退，常有遗忘；行为和动作迟缓，缺乏目的性和连贯性；定向障碍，表现为时间、地点、人物的定向错误，通常为时间定向最先受累，其次是地点定向受损，最后是人物定向受损。定向障碍是临床上判断患者有无意识障碍的重要标志。

临床上常见的意识障碍有嗜睡、昏睡、昏迷、意识混浊、谵妄、意识朦胧、梦样意识和意识模糊。

1. 嗜睡（somnolence）　嗜睡指患者的意识水平下降，如不给予刺激，患者昏昏入睡，但呼叫或推醒后能够简单应答，停止刺激后患者又进入睡眠。此时，患者的吞咽、瞳孔、角膜反射存在。

2. 昏睡（sopor）　昏睡指患者的意识水平更低，对周围环境及自我意识均丧失，但强烈刺激下患者可有简单或轻度反应。此时角膜反射减弱，吞咽反射和对光反射存在。

3. 昏迷（coma）　昏迷指患者的意识完全丧失，对外界的刺激没有反应，随意运动消失。此时，吞咽、角膜、咳嗽、括约肌、腱反射，甚至对光反射均消失。

4. 意识混浊（clouding of consciousness）　意识混浊指患者的意识清晰度受损，表现似醒非醒，缺乏主动，强烈刺激能引起反应，但患者的反应迟钝，回答问题简单，语音低而慢，有时间、地点、人物的定向障碍。此时，吞咽、对光、角膜反应尚存在。

5. 谵妄（delirium）　谵妄指患者除了意识水平下降外，还有记忆障碍及时间和地点定向障碍，常常伴有幻觉、错觉、情绪和行为障碍。此时，患者的意识水平有明显的波动，症状呈昼轻夜重，伴有明显的错觉和幻觉，多数为视幻觉和视错觉，偶见触幻觉和听幻觉。幻觉和错觉的内容多为恐怖性的，形象生动逼真，如可怕的昆虫、猛兽、毒蛇等，常常伴随紧张不安、恐惧等情绪反应。思维活动困难，思维不连贯，理解困难，对环境的曲解和错误判断可以形成短暂的妄想，内容常为迫害性的。行为缺乏目的性，可在幻觉和妄想的支配下出现逃避行为、自伤行为和伤人行为。睡眠节律紊乱，白天昏昏欲睡，晚上兴奋不宁，将梦境与现实混淆。自我和周围定向障碍。意识恢复后常常部分或全部遗忘。谵妄常由感染、中毒、躯体疾病引起。

6. 梦样状态（dream - like state） 梦样状态指患者表现像做梦一样，完全沉湎于幻觉、幻想之中，对外界环境毫不在意，但外表好像清醒。迷茫状态、困惑状态和梦呓状态都可纳入意识梦样改变的范围。睡眠剥夺或过度疲劳均可引起梦样状态，精神分裂症、某些药物如致幻剂也可引起梦样状态。

7. 朦胧状态（twilight） 朦胧状态指患者的意识活动范围缩小，但其意识水平仅轻度降低。患者对一定范围内的各种刺激能够感知和认识，并能作出相应反应，但对其他事物感知困难。具体表现为患者集中注意于某些内心体验，可有相对正常的感知觉和协调连贯的行为。但对范围外的事物都不能正确感知和判断，仔细检查发现定向障碍，片断的幻觉、错觉、妄想及相应的行为症状。朦胧状态常突然发生、突然修正，持续时间为数分钟至数天，好转后常不能回忆。朦胧状态可有多种原因，其中器质性原因有癫痫、脑外伤、脑血管疾病、中毒等；心因性朦胧常见于癔症和心因性精神障碍。

第八节 自我意识障碍

自我意识或称自我体验，指个体对自身精神状况和躯体状况的认识。这一概念与心理学中的"自我"不同。每个人都意识到自己的存在，是一个独立的个体。自己的精神活动完全由自己控制，并为自己所认识。过去的我和现在的我是相互联系的同一个体。常见的自我意识障碍有：人格解体、双重人格、自我界限障碍、自知力缺乏。

1. 人格解体（depersonalization） 人格解体指患者感到自身已有特殊的改变，甚至已不存在了。患者感到世界正在变得不真实或不复存在，称为现实解体或非现实感。有的患者感到自己丧失了与他人的情感共鸣，不能产生正常的情绪或感受。人格解体多见于抑郁症，也见于精神分裂症和神经症。

2. 双重人格（double personaliLy） 双重人格指患者在不同的时间体验到两种完全不同的心理活动，有着两种截然不同的精神生活，是自我单一性的障碍。除了自我以外，患者感到还有另一个"我"存在，或患者认为自己已经变成了另一个人。双重人格常见于癔症、精神分裂症。

3. 自我界限障碍（self boundary disorder） 指患者不能将自我与周围世界区别开来，因而感到精神活动不再属于自己所有，自己的思维即使不说出来，他人也会知道，称为思维被洞悉感或思维播散。自己的思维、情感、意志、冲动和行为不是自己的，而是由他人或某种仪器所操纵或强加控制，称为被控制感。这些都是精神分裂症的特征性症状。自我界限障碍偶见于癫痫及其他精神障碍。

4. 自知力缺乏（lack of insight） 又称内省力缺乏，指患者对自己疾病的判断和认识的能力缺乏。患者能正确认识自己的精神症状称为"有自知力"，认为自己的精神症状不是病态称为"无自知力"，介于两者之间为"有部分自知力"。判断有无自知力有4条标准：①患者意识到出现别人认为异常的现象；②患者认识到这些现象是异常的；③患者认识到这些异常是自己的精神疾病所致；④患者认识到治疗这些症状是必须的。通常，患者对自己的精神症状不能作出正确的估计，不能意识到疾病前后精神活动的改变，不能认识自己的异常行为与正常人的区别。因而常常否认有病，抗拒治疗。多数精神病患者的自知力不完全，神经症患者的自知力多数存在。自知力不但是诊断精神疾病的重要指标，而且是判断患者能否配合治疗和疗效的标准之一。

第九节 注意障碍

注意指精神活动在一段时间内集中指向某一事物的过程。此时，人们对所注意的事物的感知最为清晰，而周围其他事物相对不清晰。注意分为主动注意／随意注意和被动注意／不随意注意。主动注意是有意地去注意某一事物，而被动注意是无意地注意到周围的事物。如上课时同学听老师讲课是主动注意，走廊上的声音是被动注意。前者是有目的的，需要做出自觉的努力；后者是无目的的，不需要自觉努力。通常讲的注意是主动注意。常见的注意障碍有注意增强、注意减退、随境转移、范围缩小和注意迟钝。

1. 注意增强（hyperprosexia） 注意增强指患者特别容易为某种事物所吸引或特别注意某些活动。

注意增强常见于精神分裂症、躁狂症、疑病症。

2. 注意减退（aprosexia）　注意减退又称注意涣散，指患者的主动注意减退，注意力不易集中或不能持久。注意减退多见于神经症、精神分裂症、儿童多动症、疲劳过度。

3. 随境转移（distractability）　随境转移指患者的被动注意/不随意注意明显增强。表现为其注意极易为外界的事物所吸引，且注意的对象经常变换。随境转移主要见于躁狂症。

4. 注意范围缩小/狭窄（narrowing of attention）　注意范围缩小/狭窄指患者的注意集中于某一事物时，就不能再去注意其他事物。即主动注意范围缩小，被动注意减弱，患者表现十分迟钝。注意范围缩小/狭窄常见于有智能障碍、意识障碍的患者。正常人对事物缺乏兴趣或疲劳时也会出现注意范围缩小。

5. 注意迟钝（inattentiveness）　注意迟钝指患者的主动注意和被动注意均减弱。外界的刺激不易引起患者的注意。注意迟钝常见于衰竭状态和重脑器质性疾病患者。

第十节　动作行为障碍

动作指简单的随意和不随意的运动，如点头、弯腰。行为指为达到一定目的而进行的复杂随意运动，它是一系列动作的有机组合。一定的行为反映一定的思想、动机和目的。动作和行为这两个词常常被人互为通用。精神疾病患者由于认知、情感和意志障碍而导致动作和行为异常，称为动作行为障碍或精神运动性障碍。临床上常见的动作行为障碍有精神运动性兴奋、精神运动性抑制、本能行为异常和某些特殊症状等4类。

一、精神运动性兴奋

精神运动性兴奋指患者的动作和行为明显增加，分协调性兴奋和不协调性兴奋两类。

1. 协调性兴奋（coherent excitement）　协调性兴奋指患者的动作和行为的增加与其思维、情感活动的内容一致，与其思维和情感活动的量的增加一致。协调性兴奋是有目的的、可以理解的，身体各部分的动作与整个精神活动是协调的。例如情绪激动时的兴奋、轻躁狂时的兴奋、焦虑时的坐立不安都是典型的协调性兴奋。

2. 不协调性兴奋（incoherent excitement）　不协调性兴奋指患者的动作和行为的增加与其思维、情感活动不一致，表现为动作单调杂乱、无动机、无目的，令人难于理解，或患者的动作行为与其整个精神活动不协调，与其所处的环境也不协调。如精神分裂症紧张型的紧张性兴奋，青春型的愚蠢行为和装怪相、做鬼脸等。意识障碍时也可出现不协调性兴奋如谵妄状态。

二、精神运动性抑制

精神运动性抑制指患者的整个精神活动受到抑制，临床表现为患者的动作、行为明显减少。常见的精神运动性抑制有木僵、蜡样屈曲、缄默症、违拗症。

1. 木僵（stupor）　木僵指患者的动作和行为明显减少或抑制，并常常保持一种固定的姿势。严重的木僵称为僵住，患者不言、不语、不动、不食，面部表情固定刻板，保持一个固定姿势，僵住不动，甚至大小便潴留，对刺激缺乏反应。轻度木僵称为亚木僵，患者表现为问之不答、唤之不动，或极少活动，表情呆滞；但在无人时患者能自动进食，自动解大小便。木僵常见于精神分裂症，也见于抑郁症、反应性精神障碍及脑器质性精神障碍。

严重的木僵常见于精神分裂症紧张型，称为紧张性木僵（catatonic stupor）。抑郁症发作严重时也可能出现木僵状态，但一般程度较轻，如与患者讲述不愉快的事，可以引起表情变化（如流泪等），称为抑郁性木僵。突然的严重的精神刺激可引起心因性木僵（psychogenic stupor），一般维持时间很短，患者事后对木僵期的情况不能回忆。脑部疾病，尤其是第三脑室及丘脑部位的病变也可产生木僵状态。

2. 蜡样屈曲（waxy flexibility）　蜡样屈曲指患者静卧或呆立不动，但身体各部位却可以听人摆布，即使把它摆成一个很不舒服的位置，这种姿势也可以维持很长的时间才慢慢恢复原状，就像塑料蜡人一样，故称为蜡样屈曲。此时，患者的意识清楚，事后能回忆，只是当时不能抗拒。当患者躺在床上把他／她的枕头抽去，患者仍可悬空维持，称为空气枕头。蜡样屈曲是一种被动服从，常见于精神分裂症。

3. 缄默症（mutism） 缄默症指患者缄默不语，对别人的提问不作任何回答，或仅以手示意。缄默症常见于精神分裂症紧张型和癔症。

4. 违拗症（negativism） 违拗症指患者对要求他／她所做的动作不但没有反应，反而表现抗拒。如让患者躺下，他／她却站起来。我们把患者做出与对方要求完全相反的动作称为主动性违拗；而患者拒绝别人的要求，不去执行相应的命令称为被动性违拗。临床上有些患者甚至连口水也不咽下去，大小便也不解，称为生理性违拗。违拗症常见于精神分裂症紧张型，且常常在木僵的基础上出现。

三、其他特殊症状

1. 刻板动作（stereotyped speech and act） 刻板动作指患者不断地、无目的地重复某些简单的动作，可以自发产生，也可以因提示而引起。如患者重复解纽扣，结纽扣；重复摇头晃脑。刻板动作常见于精神分裂症。

2. 持续言动（perseveration） 持续言动指患者对一个有目的而且已完成的言语或动作进行无意义的重复。如问患者几岁？回答："33岁。"（回答正确）。又问他做什么工作？还是回答："33岁。"需要反复多次后，患者才能正确回答具体的工作。持续言动多见于器质性精神障碍。

3. 模仿动作（echopraxia） 模仿动作指患者对别人的动作进行毫无意义的模仿。如患者模仿医生走路的样子在病房巡视，或模仿其他人正在进行的动作，如梳头、穿衣等。模仿动作常见于精神分裂症。

4. 作态（mannerism） 作态又称装相，指患者用一种不常用的表情、姿势或动作来表达某一有目的的行为。患者做出古怪的、愚蠢的、幼稚的动作、姿势、步态与表情，如以某种特殊的姿势来握手、写某种特殊的字。当患者用特殊的、表情夸张的脸部表现，称为扮鬼脸、做怪相。作态常见于精神分裂症和器质性精神障碍。

5. 强迫动作（compulsion） 强迫动作指患者明知不必要，却难于克制而去重复做某个动作，如果不去重复患者就会产生严重的焦虑不安。常见的强迫动作有强迫性洗手、强迫性检查门锁、强迫性记数等。强迫动作常常由强迫观念引起，强迫动作最常见于强迫性神经症（强迫症），也见于精神分裂症、抑郁症等精神障碍。

6. 冲动行为（impulsive behavior） 冲动行为指患者突然产生，通常引起不良后果的行为。冲动行为常见于人格障碍、精神分裂症等。正常人在情绪特别激动时也可以产生冲动行为。

四、本能行为

人类的本能行为归纳为保存生命的本能和保存种族延续的生理本能两大类。生理本能行为具体表现为安全、饮食、睡眠、性需要等。异常的本能行为有自杀、饮食障碍、睡眠障碍、性功能障碍。

1. 自杀（suicide） 自杀指保存生命本能的行为障碍。常见的自杀原因有：受到外界强大的压力；因为一时的感情冲动；为了达到某种目的，弄假成真；各种精神疾病，以抑郁症最为常见，其次为精神分裂症。自杀的形式多种多样，并与当时所能利用的条件有关。常见的自杀行为有跳楼、投河、自缢、服毒、自刎等，自伤也属于本能行为障碍，指没有死亡动机或没有造成死亡后果的自我伤害的行为，多见于精神发育迟滞、癔症、精神分裂症。

2. 饮食障碍（eating disorders） 饮食障碍指维持生命所需物质摄入行为的障碍。常见的饮食障碍有四种形式。①食欲减退：指患者进食数量和次数比平常明显减少的行为。在精神疾病中抑郁症引起的食欲减退最常见，其次为神经性厌食。许多躯体疾病也可以产生食欲减退的症状。②食欲亢进：指患者经常暴饮暴食。食欲亢进多见于精神发育迟滞或精神分裂症，也见于躁狂症、癔症等。③拒食：指精神疾病患者因猜疑怕中毒、幻觉、被害妄想、意识模糊及木僵等症状而拒绝进食的行为。④异食症：指嗜食普通人不吃或不常吃的东西的行为，如泥沙、石灰等。钩虫病患者因体内缺铁也可出现异食症。痴呆患者因丧失判断力而乱吃东西不属于异食症。

3. 睡眠障碍（sleep disorders） 睡眠障碍指睡眠和觉醒周期性变化的障碍。常见的睡眠障碍有：①失眠（insomnia）：通常表现为入睡困难、多梦、易醒、早醒等。失眠是最常见的临床症状之一，可由多种原因引起，多数失眠是神经症的症状表现之一。有些患者虽然已经睡着过，但却没有睡过的感觉，并出现严重的焦虑，称为主观性失眠。②嗜睡（somnolence）：常由衰弱引起。有些患者表现不可抗拒的进入睡眠状态，但持续时间短暂、易叫醒，称为发作性睡病。③睡行症（sleepWalking）：又称梦游症，指患者在夜间睡过一阵后起床活动，行为呆板，意识恍惚，问之不答或者含糊回答。活动一阵后患者又回床上睡，次日不能回忆。多见于儿童和癔症。

4. 性功能障碍 性功能障碍由多种原因引起，分为器质性性功能障碍和功能性性功能障碍。性器官或脊髓疾病常引起器质性性功能障碍。功能性性功能障碍则由心理因素、人格障碍、神经症及躁狂症、抑郁症等各种精神病引起。常见的性功能障碍为性欲亢进、性欲减退、性欲倒错等。阳痿、早泄属于性欲减退。恋物、露阴、施虐与受虐属于性欲倒错。偶然的手淫不属于性欲倒错。

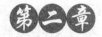

中毒性精神障碍

第一节 概述

中毒性精神障碍又称中毒性精神病（toxic psychosis），系由外界各种有害物质（包括药物，尤其是大剂量药物也是有害物质）进入机体内引起中毒，导致精神障碍。有害物对中枢神经系统一般都有毒性作用，当这些对中枢神经系统有害的物质进入人体以后，可导致脑功能失调，产生一系列精神症状。有害物质短期内大量进入机体为急性中毒，导致急性精神障碍，临床表现较为严重、急剧；有害物质长期小量进入机体为慢性中毒，导致慢性精神障碍，发病缓慢，临床表现较轻，但较持久。不同的物质中毒导致精神障碍的发病机制有所差异，临床较为常见中毒有：工业中毒、农药中毒、医用药物中毒、嗜好物中毒以及食物中毒等引起的精神障碍。虽然不同的毒物引起的精神障碍有它一定的个别特性，但是在不同物质的急性中毒或慢性中毒的临床相还是具有一些共同特点，中毒性精神障碍时除了伴随有多种躯体包括神经系统的症状外，急性中毒轻者表现为脑衰弱综合征，重者为不同程度的意识障碍、幻觉、情感不稳定等；慢性中毒时，在不同阶段有不同的表现，早期多表现脑衰弱所致神经衰弱症状群，疾病发展时出现多种感知觉和情感障碍，也可出现思维障碍，后期患者的智力障碍及人格改变且日益明显，出现慢性脑器质性综合征。

中毒性精神障碍的病理生理改变是：早期毒物进入机体量少，中毒可使大脑皮质主动抑制过程减弱，导致大脑兴奋性增强，以后即出现弥散性抑制和保护性抑制，出现各种位相状态，这就是临床上出现不同程度的意识障碍和运动兴奋的机制。此阶段中毒较轻，一般是可逆的，在去除毒物后大脑功能可恢复正常。当毒物继续进入人体，毒物破坏中枢神经系统的神经细胞，其病理改变成为不可逆性，严重时可导致死亡。此外，毒物种类不同，进入人体途径、速度、剂量以及毒物在体内停留的时间也不同，因此，精神障碍有轻有重，加上个体对毒物的吸收、耐受、敏感性有差异，使各种中毒时表现出各种不同的精神异常。

中毒性精神障碍又称非成瘾物质所致精神障碍（mental disorders due to non - addictive drugs），是指来自体外的某些非依赖性物质，虽不产生心理或躯体性依赖，但可影响个人精神状态。当这种精神状态达到了因摄入过量而产生的中毒症状或因突然停用而产生的停药综合征（如反跳现象）的时候，就称为非成瘾物质所致精神障碍。如果在医疗上因用药不当（如剂量过大或疗程过长）而导致了药物中毒症状，就称为药源性精神障碍。

非成瘾物质所致精神障碍在 CCMD -3 中的诊断标准如下：

1. 症状标准　有非成瘾物质进入体内的证据，并有理由推断精神障碍系该物质所致，由此引发心理或躯体症状，如中毒、智能障碍、精神病性症状、情感症状、神经症样症状，人格改变等。

2. 严重标准　社会功能受损。

3. 病程标准　除残留性或迟发性精神障碍之外，精神障碍发生在非成瘾物质直接效应所能达到的合理期限之内。

4. 排除标准　排除精神活性物质所致精神障碍和器质性精神障碍。

第二节　工业中毒所致精神障碍

目前我国工业发展迅速，劳动人民与重金属接触的机会日益增多，因而造成中毒的可能性也随之增加，但各行业都加强了劳动防护措施，使中毒引起精神病的发生率下降，症状也较轻。可以导致精神障碍的重金属种类较多，常见的有铅、汞、锰、二硫化碳和苯等。

一、铅中毒所致精神障碍

（一）发病原因

铅中毒多见于铅矿开采、冶炼、玻璃、蓄电池、油漆、颜料、橡胶印刷、排字等长期与铅接触的工业部门，或误服、多服含铅的药物或食物。铅是一种嗜神经性及溶血性毒物，进入人体的途径主要是通过呼吸道，其次是消化道，进入人体后主要存在长骨骨小梁中，少量在内脏，软组织和血液中，后者对机体有毒害作用而引起中毒，一般无机铅化合物多引起慢性中毒，铅中毒时有毒物质直接或间接作用于大脑，使大脑正常生理功能发生紊乱而出现精神症状。

（二）发病机制

铅是一种嗜神经性及溶血性毒物，铅进入人体后主要存在长骨的骨小梁中，少量在肝、脾、肾、脑、肌肉、血液中，铅存在于骨中多无害，但在软组织及血中的铅含量过高时，对机体有毒害作用可引起铅中毒，在骨内的铅与钙有相同的代谢过程，当食物中缺钙或血钙降低，排出钙量增加时，骨内的铅即可转到血液，血液中铅浓度短期内大量增加，也可引起铅中毒。铅中毒机制是铅在细胞内与细胞器及蛋白质的巯基结合，抑制呼吸色素和三磷腺苷酶，影响细胞膜的运输功能。体内的铅主要是经肾及粪便排泄，故尿铅含量的测定有诊断价值。

（三）临床表现

由一般无机铅化合物引起的多为慢性中毒，急性中毒极为少见，主要表现为精神神经和躯体的综合症状。

1. 急性铅中毒　精神症状表现为急性突发的谵妄状态，患者可因幻视表现出紧张、恐惧、兴奋躁动，并继发被害妄想。躯体症状包括四肢抽搐、癫痫样发作、腹绞痛、恶心、呕吐、中毒性肝病和肾病、贫血等。

2. 慢性铅中毒

（1）精神症状：铅中毒早期可引起脑衰弱综合征，患者可表现为精神活动的张力下降、易兴奋又易疲劳、顽固性头痛、头沉、头紧、全身肌肉关节酸痛、失眠、记忆力下降等，与神经衰弱症状群很相似。如果铅继续进入人体，造成体内铅的蓄积，使症状加重，并出现铅中毒性脑病，患者表现精神迟钝、情感淡漠、智能减退及人格变化。严重的铅中毒可出现意识障碍、抽搐及记忆减退。

（2）躯体症状和体征：铅中毒患者具有特殊的神经系统症状，可表现为运动性多发性神经炎，如：握力减退，手足肌无力，肌肉麻痹及腕下垂，足下垂；也可见感觉性多发神经炎，如肢端麻木及四肢末端呈手套，袜套型感觉障碍。严重者可有手震颤，肌肉痉挛及癫痫样发作。铅中毒时还可表现消化功能减退，食欲减退，口中有金属甜味，恶心，便秘，齿龈可见铅线，铅中毒性腹绞痛等。慢性铅中毒可致骨髓内红细胞病理性增生，周围血液中可出现大量含嗜碱性物质的幼稚红细胞——网织红细胞，点彩红细胞及多染色红细胞，严重的患者可出现轻度的低色素性贫血，尿棕色素、尿粪卟啉和尿铅增高，是诊断铅中毒的重要依据。

（四）预防与治疗

应积极开展工作环境中对铅中毒的预防，消除劳动环境中造成中毒的因素，改善劳动条件，防止继续中毒，患者必须脱离现场，调整饮食，改进营养。

铅中毒所致精神障碍的主要治疗原则是清除中毒因素，加强工业劳动保护，改善作业条件。急性和慢性铅中毒都必须脱离有毒环境，必须进行特异性驱铅病因治疗，对精神症状采取抗精神病药物对症治疗。常用药物有依地酸钙钠和二巯基丁二钠（natrii dimercapto succinas）。常用药物的方法：

（1）依地酸钙钠（乙二胺四乙酸二钠钙）：是目前应用最广泛的药，它是一种络合剂，进人体内后其钙离子能被体内的铅离子所替代，形成更稳定的可溶性金属复合物而被排出。①每天依地酸钙钠 0.5g 加 2% 普鲁卡因 2mL，分 1 ~ 2 次肌内注射，连续 3 天为 1 疗程，间隔 4 天后再进行下一疗程，或每隔 1 ~ 2 天注射 1 针，每周不超过 3 针，治疗时要休息。②也可采用静脉注射每天 1g，溶于 5% 葡萄糖液或生理盐水 100 ~ 200mL 内缓慢滴注，1 周内不超过 3 次，隔 1 ~ 2 天注射 1 次，或连续注射 3 天后休息 4 天。③口服治疗 2 ~ 4g/d，4 天为 1 疗程，停 2 天再进行下一疗程，但效果不如注射方法好，用驱铅药物治疗期间，每天查尿常规，如有异常或有恶心，腰痛，尿频等不良反应停药，防止引起肾脏损害。

（2）二巯丁二钠（二巯基丁二酸钠）：为我国创制的多种金属解毒剂，毒性较低。①肌内注射：0.5g/d，2 次/日，也可加 2% 普鲁卡因 2mL 同时注射。②静脉注射：每次 1g 溶于注射用水或生理盐水，或 25% 葡萄糖液 10 ~ 20mL 中，在 10 ~ 15 分钟内缓慢静脉注射，1 次/日，用药 3 天休息 4 天为 1 疗程，总用量不超过 6 ~ 8g。

（3）对各种精神症状可给予抗精神病药，如地西泮（安定）5 ~ 10mg；奋乃静 5 ~ 10mg；氯丙嗪 25 ~ 50mg 肌内注射，根据病情可用药 1 ~ 2 次/日，如患者合作，可口服。

（4）加强营养，予以支持治疗。

（五）四乙基铅中毒所致的精神障碍

四乙基铅是有机铅，为一种无色，透明，高度脂溶性，挥发性，毒性强烈的工业毒物，这种液体应用在航空，汽车和拖拉机工业方面，主要作为动力汽油的防爆剂，进入机体的途径是由呼吸道吸入其蒸气或从皮肤吸收引起中毒。四乙基铅中毒时对中枢神经系统损害特别明显，以精神症状及自主神经功能紊乱为特点，恢复后常遗留较持久的虚弱状态。

1. 急性中毒　一般发生于短期内吸入大量四乙基铅的蒸气后所致，症状出现前常有数小时至数天潜伏期，初起时头昏、头痛、恶心、疲倦无力，有时头昏类似"晕船"的感觉，以及出现自主神经功能紊乱的现象，心动徐缓、血压过低、体温过低、流涎、出汗增多、皮肤苍白、颤抖等，重度中毒时可出现意识障碍，表现为谵妄状态，出现恐怖性幻视，如看到各种奇怪的野兽、鬼怪和多头的人，典型症状是口腔幻触，患者觉得"有一种又像头发又像稻草的东西从牙齿中间出来""口内仿佛有一块肉"，还有威胁性和命令性幻听也为其特征，严重病例可出现癫痫发作，昏迷。

2. 慢性中毒　主要表现为脑衰弱综合征及自主神经功能紊乱，脑衰弱综合征除上述头痛，头昏还有睡眠障碍，性功能减退现象，检查时可出现心跳缓慢、血压降低、血中淋巴细胞及单核白细胞增多等。

3. 治疗　急性中毒时，除按铅中毒急性中毒抢救原则处理外，可给予解毒剂巯乙胺 200mg 肌内注射，1 ~ 2 次/日，它能解除金属对细胞中酶系统活动的抑制，特别对急性四乙基铅中毒效果较好。慢性中毒主要为对症治疗。

二、汞中毒所致精神障碍

（一）病因和发病机制

汞中毒见于汞矿的开采和冶炼及一切使用汞的仪表制造业中，常见于从事各种科学仪器制造工人，如水银温度计制造业。汞是银白色液状金属，室温下即可蒸发，金属汞蒸气随气体流动，主要经呼吸道侵入人体，金属汞可由皮肤吸收。汞蒸气经呼吸道在肺内吸收，随血液到达各器官和组织，稽留于中枢神经系统和肝，肾等器官而引起中毒。汞可影响蛋白质中的巯基团而抑制酶系统的功能，导致细胞新陈代谢紊乱。临床常见为长期少量接触汞引起的慢性汞中毒。

（二）临床表现

1. 精神症状　毒物被吸入机体内的量较少时，脑衰弱综合征是慢性汞中毒的早期表现，如头痛、头晕、全身乏力、记忆力减退、多数患者睡眠差、不易入睡、多梦、易醒等，少数患者嗜睡；当吸入毒物量逐渐增多后，可出现嗜睡、多梦、记忆力减退及顽固的性功能障碍。常见情感症状有易兴奋又易疲劳、烦躁、脾气急躁、易怒、好哭与焦虑不安等。有的患者表现情感脆弱，缺乏自制力。有的表现悲观、忧郁、胆怯害羞及智力下降。

2. 躯体（包括神经系统）症状与体征　以汞中毒特异性震颤多见，早期可有眼睑、舌、手指、腕、上肢或下肢、头部，甚至全身对称性震颤，开始为细微震颤，逐渐发展为粗大震颤，并出现手指书写震颤，常因紧张或被旁人注意而加重，睡眠时消失。慢性汞中毒时，可有特殊体征，口腔炎为早期症状之一，口腔中有金属味、流涎，有时为口干；唇、舌、颊、舌部可发生肿胀及溃疡，齿龈肿胀，易出血，齿龈上可见硫化汞沉着的暗蓝色汞线。同时，常有自主神经功能紊乱，如多汗、血压脉搏不稳定，皮肤划痕反应阳性。化验检查可有淋巴细胞增高、血糖增高、蛋白尿，唾液、粪便及尿中汞含量增高。有机汞是常用的农药杀虫剂，如赛力散（2.5% 醋酸苯汞），可有呼吸道和皮肤吸收。其临床表现为急性汞中毒时，轻者有脑衰弱综合征，重时可有肌肉震颤、共济失调，甚至四肢瘫痪，视力模糊，视野缩小等，严重时可产生昏迷、抽搐以致死亡。其临床表现为慢性汞中毒时，轻者有脑衰弱综合征，自主神经功能障碍，也可有消化道症状如腹痛、腹泻，部分患者可肝大、尿频；如发展严重时，可出现神经系统器质性损伤，如周围神经炎、肢体瘫痪、共济失调、视野缩小等。精神障碍可见记忆力下降、虚构、智能障碍，也有思维联想障碍、多疑、幻听及情绪不稳定等。

（三）防治

汞中毒患者必须脱离有毒环境以防止继续中毒；改善劳动条件，加强防护。

驱除汞治疗：可选用二巯丙醇（二巯基丙醇）或二巯丙磺钠（二巯基丙磺酸钠）肌内注射，这类解毒药分子中有活性巯基，能与血液及组织中的巯基毒物起反应，形成无毒化合物由尿排出，促进排泄，使被毒物损害的酶系统功能恢复，从而达到解毒目的。

对精神症状可给予抗焦虑药物，如地西泮（安定）2.5 ~ 5mg，口服，3 次／日，必要时使用小量抗精神病药，如兴奋时可给予适当剂量的氯丙嗪（一般每日 300 ~ 400mg，3 次分服）；对睡眠不好的可给予安眠药改善睡眠。

对躯体症状，可对症治疗及给予大量维生素 B_1 和维生素 C。

三、锰中毒所致精神障碍

（一）病因和发病机制

锰中毒常见于锰矿开采、锰金属冶炼及在陶瓷、玻璃、塑料、干电池等行业的工作者。锰是主要以锰尘的形式经呼吸道进入血液的，锰是一种细胞毒物，选择性作用于中枢神经系统的纹状体、苍白球和视丘等部位；它能抑制多巴胺脱羧酶，使纹状体抑制性神经介质多巴胺含量减少。中毒早期有功能性改变，停止接触后可完全恢复，也可发生神经细胞退行性改变。锰中毒主要为慢性中毒。

（二）临床表现

1. 精神症状　早期出现脑衰弱综合征，表现失眠、头痛、头晕、心悸、记忆力下降等，也可出现嗜睡。可有性功能减退，全身无力尤其以四肢为重，这些症状有时可缓解有时可加重。严重中毒时可有欣快、易激动、强制性哭笑或迟钝淡漠等症状。

2. 躯体（包括神经系统）症状与体征　以锥体外系受损症状、帕金森综合征为主。严重时表情呆板、成面具脸、步态不稳、共济失调、步伐小而急促、出现前冲和后退步态、轮替动作不灵活、小书写症、言语困难、含混不清等。锥体外系受损症状，如腱反射亢进、踝阵挛、腹壁反射减弱或消失、出现病理反射等。自主神经功能紊乱。也可出现小脑功能障碍。甲状腺功能亢进，有的患者可引起肝、肾功能改变。锰中毒患者的血、尿、粪便中锰含量可以增高。

（三）防治

治疗原则是立即脱离中毒场所，可给多钙质食物。维生素 B_1 能促使锰停留在体内，故禁用。可给予依地酸钙钠驱除锰治疗，肌内注射或静脉点滴，用药方法是：每服 1g，1 日 3 ~ 4 次。5 日后停药 3 天，再给药 5 日，早期可使症状逐步恢复，后期中毒者可防止症状继续恶化。对精神症状可给予地西泮（安定）2.5 ~ 5mg，3 次／日，或氯氮䓬（利眠宁）10mg，3 次／日，睡前可口服安眠药。

对有明显的帕金森病者，可给予苯海拉明，东莨菪碱，丙环定（开马君），苯海索（安坦）等抗胆碱药物以及左旋多巴等治疗。

四、二硫化碳中毒所致精神障碍

（一）病因

二硫化碳广泛应用在黏胶纤维制造及橡胶工业，它是一种无色油状具有高度挥发性的溶剂，是一种全身性神经性毒物，可造成神经系统损害，主要由呼吸道侵入人体。

（二）临床表现

1. 急性中毒　很少见，精神症状主要表现为：①脑衰弱综合征；②类躁狂综合征；③意识障碍可出现谵妄、昏迷；神经症状可出现抽搐、昏迷甚至呼吸麻痹。并出现恶心，嗳气时有腐败鸡蛋的气味，症状虽表现严重，但预后较好。

2. 慢性中毒

（1）精神症状：绝大多数早期有脑衰弱综合征，性欲减退等症状。情感障碍常有恐惧、哭笑、抑郁和易怒相交替或出现类躁狂状态。妄想状态，严重者可发生中毒性脑病。

（2）神经系统症状及体征：多发性神经炎，可影响感觉纤维及运动纤维，患者的手足部及小腿肌肉萎缩，四肢无力，站立不稳，走路困难，腓肠肌强直收缩并有疼痛，腱反射减退。严重者出现中毒性脑病，表现有帕金森病，中枢性延髓性麻痹，血管性脑病等。据报道，二硫化碳中毒症状的特点为，脑卒中发作，眼底可见各种变化，但特征性变化为微血管瘤，此为诊断二硫化碳中毒的根据。嗅觉及味觉的减退，视神经萎缩。

（三）防治

首先脱离中毒环境，主要给予维生素 B 族药物（如 B_1，B_{12}），以及烟酸（烟草酸）等、γ—氨酪酸、能量合剂等。对精神症状可给予抗焦虑药，如地西泮（安定）2.5～5mg，3次／日，或抗精神病药，如奋乃静，每天口服 10～20mg 等，抗精神病药物治疗时可予盐酸苯海索 2mg，口服，1～3次／日。

五、苯中毒所致精神障碍

（一）病因和发病机制

苯是工业上广泛应用的原料和溶剂之一，为易挥发液体，主要由呼吸道吸入机体，皮肤也可吸收少量，急性中毒时，其毒性作用主要为损伤中枢神经系统，慢性中毒时，骨髓及血液变化占主要地位。

（二）临床表现

1. 急性苯中毒

（1）精神症状：酒醉状态，步态蹒跚，兴奋不安；吸入高浓度的苯可出现意识障碍，谵妄或昏迷。

（2）神经系统症状及体征：多数患者有自主神经紊乱的表现，如脸红、手足发麻、多汗等。严重者出现抽搐，瞳孔散大，对光反应迟钝，腱反射亢进继而减弱等。另外可见到流泪、结膜充血、咳嗽等黏膜刺激症状。可能出现暂时性的血常规改变。

2. 慢性苯中毒　早期可出现脑衰弱综合征，以后出现造血系统功能的障碍，先出现血中白细胞数降低及血小板减少，继而出现各种出血现象，如鼻出血、牙龈出血、皮肤及黏膜出血，严重的有内脏出血，以后则表现为贫血症状。

（三）防治

苯中毒所致的精神障碍：首先迅速脱离中毒环境，到空气新鲜的地方，苯中毒无特效药物，主要依靠一般治疗和对症治疗，急性中毒给氧气，给予呼吸循环兴奋剂：洛贝林（山梗菜碱）3～6mg；尼可刹米（可拉明）0.25～1.0g 肌内注射；呼吸停止时应立即进行人工呼吸。对慢性中毒者主要是纠正血常规的异常，如补充维生素 C、维生素 B_4、维生素 B_6、维生素 B_{12} 及核苷酸类，酶类如三磷腺苷（三磷酸腺苷），复合酶等。对脑衰弱综合征，可对症处理。

六、高分子化合物中毒所致精神障碍

（一）病因和发病机制

高分子化合物品种繁多，由于它的结构特点具有很多性能，用途很广，可用于制造塑料，合成橡胶，合成纤维等，这些材料关系到工农业生产，尖端科学与国防建设，与人民日常生活中的衣食住行都极有关，近几十年来发展很快。

高分子化合物是分子量很大的化合物，均由一种或数种单体聚合而成，各种高分子化合物本身都是无毒的，但是在制造和加工过程应用的化合物，以及生成的许多副产品中，有些对人体有毒害作用，酚醛塑料制造时所用的苯酚为神经毒，甲醛进入体内分解为甲醇也有毒性，根据动物实验及一些初步临床观察，除躯体症状外，也可出现大脑皮质内抑制过程弱化，相对地兴奋性增高的精神症状。

（二）临床表现

中毒时全身症状可有头痛，眩晕，乏力，嗜睡，心悸，肢体麻木，视力模糊，局部刺激症状有眼及上呼吸道刺激症状及皮炎，可由手延及上臂，严重时到达下肢，躯干。

合成氯丁橡胶制造时所用的原料氯丁二烯，有较强的挥发性和刺激麻醉毒性，吸入后在体内形成过氯丁二烯，可抑制巯基酶的活性；其急性中毒症状为头晕，头痛，严重时抽搐，出现昏迷，躯体症状可见恶心，呕吐，黏膜刺激症状和虚脱等。血白细胞降低，中性粒细胞增高，尿中可有蛋白，在慢性中毒时，可出现脑衰弱综合征及自主神经功能紊乱，如心悸，低热，多汗，性功能减退等；部分患者有食欲缺乏，肝区痛，肿大，肝功能异常；脱发及脱毛具有特征性；另外尚有低血压，缓脉现象，亦可有皮炎；化验室检查可见血红蛋白及白细胞减低，淋巴细胞增高，血小板减少等。制造聚酰胺纤维的原料己内酰胺，在制造过程中，其粉尘及蒸气吸入后可致中毒，出现头痛、头晕、乏力、记忆力减退，睡眠障碍等脑衰弱综合征，也可出现鼻出血、鼻干、上呼吸道炎症、皮炎等症状。

（三）防治

高分子化合物中毒所致的精神障碍主要是预防，如加强通风，设备密封，注意个人防护和卫生，定期体检，如已经中毒，首先应撤离现场，保温吸氧，对症治疗。

七、一氧化碳所致精神障碍

一氧化碳（CO）或煤气（含 8% ~ 12% 一氧化碳）为含碳物质燃烧不完全时的有毒产物。它不仅是在炼钢、采矿、化学工业等生产中广泛存在，而且在汽车排放的尾气、浴室的燃气热水器、家用煤气泄漏等均可产生高浓度的一氧化碳，因而是一种危害性很广的毒气，如不及时抢救死亡率很高。

（一）病因与发病机制

由于一氧化碳与血红蛋白有特殊亲和力，比氧与血红蛋白亲和力大数百倍。一氧化碳与血红蛋白的解离又比氧与血红蛋白解离慢数千倍，因此一氧化碳经呼吸道进入人体血液，很快与血红蛋白结合成碳氧血红蛋白，使血红蛋白失去运载氧的能力，形成低氧血症。即使脱离吸入一氧化碳的环境，血中的碳氧血红蛋白也要经 7 ~ 24 小时才能完全解离。一氧化碳还可与细胞色素氧化酶中的铁结合而抑制组织呼吸，造成组织缺氧。

中枢神经系统对缺氧非常敏感，故首先发生症状，很快引起脑组织血管壁细胞变性及血管运动神经麻痹、致使血管先痉挛，后又扩张，血管通透性增加，之后可有闭塞性动脉内膜炎，导致血液循环障碍，脑组织缺氧；严重时可有脑水肿，特别在皮质下纹状体及黑质的血管，可有血栓形成、点状出血，甚至坏死和继发性软化。脑水肿可导致颅内压增高或脑疝形成。一氧化碳中毒可引起不对称性的苍白球坏死，海马、黑质也有不同程度损害，还有皮质下白质脱髓鞘改变。损害还可波及额叶、枕叶、内囊、外囊、胼胝体等部位。皮质神经元可出现变性、坏死、胶质增生。这些血管病理变化发展到脑组织的病理改变需要一定的时间，因此患者在昏迷苏醒后，常有一段"清醒期"，这些病理改变共同作用导致神经精神障碍。

（二）临床表现

1. 急性一氧化碳中毒 临床症状和中毒轻重与空气中一氧化碳浓度及血中一氧化碳饱和量有关，神经精神症状的产生与中毒后昏迷时间的长短有密切关系。急性一氧化碳中毒时，首先出现头痛、头昏、耳鸣、恶心、呕吐，颜面充血呈樱桃红色；如继续留在中毒环境内，很快出现意识模糊不清，甚至昏迷。初期血压升高，其后下降，可有心律不齐，心电图示 S-T 段升高或下降，T 波倒置或平坦。血中白细胞增多，红细胞及血红蛋白增加；血 CO 定性测定阳性，此测定若碳氧血红蛋白在 50% 以下，一般脱离中毒环境 1 ~ 2 小时即可转为阴性。昏迷者可表现出肌张力增高、腱反射亢进、浅反射消失，角膜和瞳孔反射也可能会消失，还可伴有括约肌功能障碍，出现大小便失禁、发热、肤色潮红、苍白或发绀等。

昏迷患者经抢救后有的恢复正常，有的死亡；有的患者在昏迷苏醒后即出现精神症状或神经症状，但也有不少患者是在昏迷苏醒后数日、数周后再出现神经精神症状，有时脑血管受损引起的器质性变化需要 2 ~ 3 个月才能形成，因此急性中毒患者经抢救后可有一段时间表现正常，此段间隔临床称为"清醒期"或"假性痊愈期"；苏醒后再出现精神症状或神经症状称神经系统后发症，此时患者突然发病，轻者表现为无力、头昏，出现定向障碍，行为反常及做不能理解的动作，在起立或起床行走时则可由肌无力而跌倒，表情茫然，反应迟钝。有的兴奋躁动，有的喃喃自语，以后逐渐加重，言语减少，发音不清，大小便失禁，出现器质性痴呆及人格变化。清醒期后的神经系统症状和体征表现多种多样，主要有：①大脑局灶性损害和帕金森病、舞蹈症、轻偏瘫、癫痫发作、失语、共济失调；②周围神经损害：如单神经炎，多神经炎；③自主神经系统损害：如皮肤营养障碍，内耳性眩晕，间脑综合征；④视力模糊，视野缩小，晚期可见视神经萎缩等。

2. 慢性一氧化碳中毒 关于一氧化碳慢性中毒的存在问题曾有争论，有的学者认为一氧化碳并非蓄积性毒物，在清洁的空气中，在一般的呼吸状态下，血中少量的一氧化碳很容易从呼气中排出，因而并不存在慢性一氧化碳中毒这种情况；但是据国内资料报道，慢性一氧化碳中毒常见于通风不良时，汽车司机、煤气工人和长期接触低浓度一氧化碳者，可出现慢性中毒。患者可出现头痛头晕、心悸、记忆力减退、疲乏无力、易疲倦、睡眠障碍等脑衰弱综合征。有的患者表现抑郁、焦虑、易激动、精神萎靡、好争斗和暴力攻击行为等人格改变，还可出现贫血、消化不良、视野缩小等。

（三）诊断与治疗

诊断时最重要的是询问一氧化碳接触史，测定碳氧血红蛋白具有重要的诊断参考价值。实验室检查常有酸中毒、氮质血症、白细胞增高、血氧分压降低、血液碳氧血红蛋白饱和度达到 10%。心电图显示缺血性改变、传导阻滞和期前收缩。脑电图显示慢波增多，以额叶、颞叶为主，深昏迷者可出现"三相波"。严重中毒者头部 CT 常见苍白球侧脑室前角附近有低密度区。

预防一氧化碳中毒，关键是加强宣传教育和严格使用防护措施。对急性一氧化碳中毒者，应先将患者搬离中毒环境，然后采用下列治疗措施：①持续加压给氧；②脱水治疗减轻脑水肿，如高张葡萄糖、甘露醇等静脉注射；③解除脑血管痉挛；④必要时放血充氧或输血、换血；⑤改善脑细胞代谢：可给细胞色素 C，辅酶 A，三磷腺苷（ATP）及大量维生素等；⑥对昏迷者可用苏醒剂：如甲氯芬酯；⑦冬眠疗法有助于使患者安静，降低机体耗氧量，降低血管渗透性，减轻脑水肿；⑧预防压疮，坠积性肺炎等并发症；⑨对症治疗：如控制兴奋、痉挛发作等，对兴奋、躁动等精神症状及癫痫发作，帕金森病等神经系统后遗症的处理，可用镇静剂、止痉剂，如 10% 水合氯醛 20 ~ 30mL 灌肠，异戊巴比妥钠（阿米妥钠）0.5g 溶于 20mL 生理盐水缓慢静脉注射，地西泮（安定）10mg 肌内注射，苯巴比妥钠 0.3g 肌内注射等，也可应用抗胆碱剂及多巴胺等；⑩高压氧治疗：可以迅速提高血氧浓度，廓清血中碳氧血红蛋白浓度，达到治疗低氧血症的目的，使脑组织低氧程度得到改善。亡朝明等对 320 例一氧化碳中毒患者给予高压氧治疗（采用大型高压氧舱），随着高压氧的治疗（5 ~ 40 次），脑电图的异常改变也随之好转，治疗后无昏迷组脑电图的异常率由 16.1% 下降到 3.2%，昏迷组的异常率由 41.7% 下降到 18.4%。这说明急性一氧化碳中毒患者在连续高压氧治疗下效果是较好的，脑电图的监测对高压氧治疗一氧化碳中毒患者也是有用的。

慢性一氧化碳中毒者，主要是脱离中毒环境、改善脑微循环、促进脑细胞代谢。

病例：患者杨某，女，50岁，工人。以煤气中毒两个月后胡言乱语、不能自理十日就诊，于2008年3月住院治疗。

患者于入院前两个月在工厂浴室洗澡，因煤气管道泄漏，自觉头晕、头痛、全身乏力、呼吸困难、频繁呕吐、呈喷射状，昏倒不省人事，嘴唇呈樱桃红色，后被送往医院抢救。给予吸氧、脱水剂，神经细胞活化剂胞二磷胆碱、脑活素等药物治疗后痊愈出院。近十天家人发现患者言语凌乱、常词不达意、记忆力下降，丢三落四；并逐渐出现步态不稳，走路需人搀扶；生活不能自理，进食少，需家人喂食，有时大小便失禁。无冲动伤人、自伤及自杀行为。

精神检查：意识模糊，时间、地点、人物定向障碍，问话答非所问或不答，不能进行有效的交谈，躯体检查不配合。

诊断：一氧化碳中毒所致精神障碍。

第三节　农药中毒所致精神障碍

一、有机磷中毒所致精神障碍

农药中毒，主要系指有机磷农药的中毒。有机磷化合物是一类常用的杀虫剂农药，也常被用于日常生活的灭蚊灭蝇等，种类繁多，农业生产上应用广泛，对人畜均有较大毒性。其对人及哺乳动物的毒性可分为三类：剧毒者有硫磷、内吸磷、甲基对硫磷等，次毒者有敌敌畏，低毒者有美曲磷酯（敌百虫）、乐果、马拉硫磷等。

（一）病因与发病机制

有机磷中毒的原因是在使用时不遵守操作规程，生产防护设备不完善，或在复杂的社会与人际关系中导致心理危机，一次性大量吞服，导致急性中毒。有机磷化合物主要是经呼吸道、消化道和皮肤接触进入人体，很快与胆碱酯酶结合，形成磷酰化胆碱酯酶，抑制胆碱酯酶活性而丧失了分解乙酰胆碱的作用，导致乙酰胆碱在体内大量蓄积，引起体内以乙酰胆碱为传导介质的神经——胆碱能神经过度兴奋，导致神经系统功能紊乱，发生中毒症状。急性中毒者可出现脑充血、渗出、水肿，心肝肾等内脏器官不同程度的血液循环障碍。慢性长期接触有机磷可引起中枢性毒蕈碱样受体功能障碍，导致记忆缺损。此外，有机磷可引起迟发性中枢和周围神经系统的毒性反应，破坏神经轴索的离子平衡，导致轴索肿胀、变性，并继发髓鞘变性。

（二）临床表现

有机磷中毒的精神症状复杂而多变，按其毒物进入人体的量与时间快慢可分为急性中毒及慢性中毒两类。

1. 急性有机磷中毒　急性有机磷中毒多经消化道一次较大剂量进入人体所致。由于有机磷进入人体后迅速被吸收，服后数分钟即可出现不同程度的意识障碍。临床又以意识障碍的深浅分为轻度、中度、重度中毒。

（1）轻度中毒：当少量有机磷进入人体后，血液胆碱酯酶活力下降至正常值70%左右，临床可出现轻度中毒症状，如眩晕、步态不稳、注意困难、倦怠、失眠、头痛，焦虑、易激惹、欣快、多汗、流涎、胸闷及恶心呕吐等。

（2）中度中毒：较大剂量的有机磷进入人体后，血液胆碱酯酶活力下降至正常值50%左右。临床可出现中度中毒症状，表现嗜睡、反应迟钝、淡漠少动、兴奋、话多、躁动不安、多汗、流涎、恶心呕吐，严重者可出现谵妄状态。

（3）重度中毒：一次大量有机磷进入人体后，血中胆碱酯酶活力下降至正常值30%左右。迅速出现谵妄状态，并迅速昏迷，突出表现有：①烟碱样症状：肌震颤、肌痉挛、肢端发麻、肢端痛觉减退、抽搐、癫痫样发作、血压增高、心动过速等。晚期可出现呼吸肌麻痹、循环衰竭。烟碱样症状主要是由乙酰胆碱作用于神经肌肉接头、交感神经节和肾上腺髓质引起。②毒蕈碱样症状：表现为恶心、呕吐、腹痛、腹泻、多汗、流涎、呼吸困难、肺水肿、瞳孔缩小，视力模糊、心悸、胸闷、大小便失禁等。毒蕈碱样症状是由于过量的乙酰胆碱作用于胆碱能神经后纤维，使平滑肌和腺体高度兴奋。并可有周围神经系统症状，如周围神经炎等。

部分患者经抢救，从昏迷状态恢复后，可立即或相隔数天后出现各种精神症状。如幻觉、妄想等精神分裂症样症状，精神运动性兴奋、喊叫、哭笑无常、言语增多、行为紊乱等中毒性症状。偶有表现为情感暴发、朦胧状态、痉挛发作、失语等癔症样发作，症状可持续数日至数月。也有报道急性有机磷中毒数月后出现精神症状者。

2. 慢性有机磷中毒 在应用有机磷进行灭除病虫害时，如不注意防护措施（不穿防护衣，不戴口罩、搅拌农药的容器盛装食品等），或灭蚊喷洒敌敌畏过多，使室内空气中有机磷浓度过高时，有机磷可通过呼吸道、消化道进入体内。小量、缓慢进入体内即可致慢性有机磷中毒。慢性中毒表现为头痛头晕、乏力、胸闷多汗、失眠、多梦、注意力不集中、记忆力减退、四肢麻木、肌颤、抽搐、瞳孔缩小、视力下降、消化系统功能紊乱等，并可伴神经传导速度减慢，脑电图和肌电图异常。严重者也可出现精神症状，如躁动、焦虑、情绪低落、易激惹、自罪及幻觉妄想。

此外有机磷可经皮肤导致中毒，如皮肤直接接触有机磷时，可通过皮肤吸收而导致中毒，除表现较轻全身中毒症状外，局部皮肤可红肿、起疱，泡内有大量皮肤渗出液，酷似二度烫伤。

（三）诊断与治疗

详细了解毒物接触史是确诊的关键，多数有机磷中毒的患者呼吸中带有大蒜样的臭味，同时结合临床症状有助于诊断。血液中胆碱酯酶活力下降水平可反映中毒的程度，胆碱酯酶活力降至原有 70% 的水平时可出现轻度中毒症状，下降超过 50% 为中度中毒，而下降至 30% 以下为重度中毒。此外，尿中检查出有机磷代谢产物，血液和胃内容物中检出有机磷毒物均可为诊断提供参考依据。

治疗应首先排除毒物，施行洗胃、导泻、催吐等紧急处置，以防止毒物继续吸收，一般在服毒 6 小时内洗胃均有效；洗胃同时，给予静脉输液、利尿等帮助毒物尽快排出体外。及早使用特效药物对争取较好预后有重要意义，特效解毒剂为：①抗胆碱能药物：抗胆碱药物的治疗剂量与中毒剂量接近，但距致死剂量较远；抗胆碱能药物可消除或减轻毒蕈碱样症状及中枢神经系统症状。阿托品 1 ~ 2mg 肌内注射或静注，每 30 分钟或 1 ~ 2 小时注射一次，达到轻度"阿托品"化后减量，其临床指标是颜面潮红、口干、瞳孔散大。以后根据病情逐渐延长注射间隔时间，减少剂量。②胆碱酯酶复活剂：能夺取磷酸化胆碱酯酶分子中的磷酸基，使体内被抑制的胆碱酯酶恢复活性，可解除烟碱样症状。胆碱酯酶复活剂的种类很多，常用的有碘解磷定（解磷定）、氯解磷定（氯磷定）两种，双复磷（DMO4）能透过血脑屏障，对中枢神经系统症状疗效较好，早期应用效果更好。氯解磷定 0.25 ~ 0.5g，静注，每 2 ~ 3 小时重复使用上药的半量，连用 2 ~ 3 次。③同时应用支持疗法和对症治疗，服大剂量维生素类药物，如维生素 C、B_6、B_1 等。出现精神障碍时，如幻觉妄想等，可应用抗精神病药，如地西泮 2.5 ~ 5mg、喹硫平 100 ~ 200mg，每日 2 ~ 3 次口服，兴奋躁动时也可用氟哌啶醇。有机磷中毒是完全可以预防的。只要遵守生产制度和安全使用规定，做好预防工作，避免误服或自杀，就可以防止中毒。

二、有机锡中毒所致精神障碍

（一）病因与发病机制

有机锡化合物在工业上用来作为防腐剂，在农业上作为灭菌剂，高分子有机锡化合物在国防上有重要用途。有机锡化合物在制造过程中可以产生剧毒，由于有机锡为脂溶性液体，在常温下即可挥发，可经呼吸道、完整皮肤及胃肠道侵入机体，有机锡化合物根据烷基不同，其毒性也有差异，而以三乙基锡毒性最大，动物实验证明有机锡为剧烈的中枢神经毒物，可抑制脑细胞线粒体的氧化磷酸化，使正常脑功能发生紊乱，产生精神神经症状。

（二）临床表现

有机锡中毒所致的精神障碍与有机汞、有机铅等有类似之处，可分为 3 种类型：①脑衰弱综合征：伴有自主神经紊乱，并可有食欲缺乏，恶心呕吐等。②中毒性脑病：可出现手指震颤，腱反射亢进等。

③过敏反应：可出现接触性皮炎，皮肤瘙痒等。

（三）诊断与治疗

由于目前尚无特效的解毒剂，故在生产及使用中应注意做好防护工作，防止中毒发生极为重要，但因有机锡有抑制细胞线粒体氧化磷酸化作用，故可给予三磷酸胞苷，三磷腺苷（三磷酸腺苷），γ—氨酪酸等药物，或用葡萄糖加小量胰岛素静滴，应给予高渗葡萄糖，甘露醇，山梨醇静脉注射，预防脑水肿。

微信扫码
◆临床科研
◆医学前沿
◆临床资讯
◆临床笔记

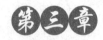

精神分裂症

第一节 概述

精神分裂症（schizophrenia）是一种常见的病因未明的精神病，占我国住院精神病患者的50%左右。主要症状有特殊的思维、知觉、情感和行为等多方面的障碍和精神活动与环境的不协调，一般无意识障碍及智能障碍。精神分裂症多发于青壮年，尤其好发于青年期。病程迁延、缓慢进展，有相当一部分患者病情缓解后常有复发，部分患者趋向慢性化，甚至最终走向精神衰退。

人们对精神分裂症的认识，经历了一个漫长的过程。早在公元4－7世纪，祖国医学就有类似精神分裂症的描述。如隋代医学家巢氏在《诸病源候论》中记载："其状不同，或言语错谬，或啼笑惊走，或癫狂错乱，或喜怒悲哭……"清代钱镜湖著《辨证奇闻》中记载："人有患呆病者，终日闭门独居，口中喃喃，多不可解……"，生动描述了近似本病症状多种多样的言语荒谬、喜怒无常及行为离奇等特点。19世纪中叶，现代医学迅速发展，欧洲许多精神病学家对精神分裂症进行观察与研究。德国精神病学家克雷丕林（Kraepelin）在长期临床观察研究的基础上认为：上述多种多样的描述与命名并非多种疾病，而是同一种疾病的不同类型。他观察到这种病多发病于青年时期，最后发展为痴呆，因而建立了"早发性痴呆"的概念。20世纪初，瑞士精神病学家布鲁勒（E. Bleuler），在克雷丕林的研究基础上做了进一步细致的临床观察与研究，他通过大量病历资料发现：本病并非都发病于青年期，最终也并不全部出现痴呆的结局。同时，他发现本病主要表现是精神活动的分裂，于是，布鲁勒修改了"早发性痴呆"的概念，命名为精神分裂症。以后，布鲁勒及其儿子（M. Bleuler）对精神分裂症的研究，做了大量艰苦的工作。克雷丕林和布鲁勒父子对精神分裂症的研究具有巨大贡献，至今被称为精神病学奠基人。他们对精神分裂症基本概念的理解，至今仍被全世界精神病学家所接受，布鲁勒命名精神分裂症的名称沿用至今。

近年来，由于精神药物的广泛应用，尤其是精神病社区防治工作的发展及管理水平的提高，使精神分裂症患者的寿命普遍延长，因此，精神分裂症的患病率也在逐年增长。其流行病学如下。

一、发病率

精神分裂症的发病率，由于受早期不易诊断等因素影响，各国统计数字有很大差异。美国为0.72‰，英国为0.3‰，我国为0.09‰～0.27‰。

二、患病率

精神分裂症见于不同人群，患病率居重性精神疾病首位，这是各国较为一致的看法。Jablendky A（2000年）在总结最近一个世纪精神分裂症流行病学一文中指出其在居民中的患病率为1.4‰～4.6‰。但由于地区不同，诊断标准不一致而各国统计数字差距悬殊。

三、发病年龄

各国统计资料一致认为，精神分裂症的好发年龄是青壮年时期。但不同的疾病类型，发病年龄有异。一般说来，偏执型发病较晚，单纯型则较早。

四、性别

性别差异以 35 岁以上年龄组明显，其他年龄组则无明显差异。35 岁以上年龄组男性患病率低于女性，男：女为 1：1.60。另有研究表明，中年是女性的第二个发病高峰年龄段，3%～10% 的女性患者起病于 40 岁以后。

近年有人研究，精神分裂症的发病可能与出生季节、月份有一定关系，但尚未有明确的数据加以证明。

第二节　病因和发病机制

一、病因

精神分裂症的病因，虽经多方面研究，但至今尚未完全明了。大量研究资料只能证明其发病与以下因素有很重要的关系。

（一）遗传因素

致病因素如何造成精神分裂症的病理生理尚不清楚，目前对精神分裂症的研究，只限于对患者亲属的调查。国内外的调查发现一般群体中精神分裂症的患病率约为 1%；而父母一方患精神分裂症，子女患同病的风险约为 15%；父母双方均患精神分裂症，子女患同病的风险高达 40%。20 世纪 80 年代以来，分子遗传学技术的进步，定位了一些染色体的部位，分析并确定了特殊的候选基因。临床遗传学的研究成果，将会对指导精神分裂症的预防产生巨大的应用价值，但目前精神分裂症的遗传方式尚无定论。

（二）素质

素质是一个人与生俱来的心理与解剖生理特点，特别是神经系统方面的特点。素质，指的是一个人的先天解剖生理学特征，主要包括感觉器官，神经系统及运动系统的生理特点，素质与遗传有密切关系。素质的形成，除先天因素，可通过后天的环境因素的作用而逐渐形成一个人的素质。一般是在遗传基础上，经过幼年期环境与躯体作用，逐渐形成个体特性，如由于后天发展与生活经验所塑造的行为反应模式，到青春期即基本定型。素质是大的心理发展的生理条件，素质在生活实践中逐步成熟。素质的一些缺陷可能容易得某些疾病，如对一般的精神刺激即易引起焦虑，反应快速而强烈，一旦反应出现，久久不易平静。有这类表现的人则易于患精神分裂症。

（三）年龄

精神分裂症约有 60%～70% 在 20～30 岁之间发病。25 岁是发病的高潮。至于为什么在青壮年时期发病，目前尚无明确解释。

（四）生物学因素

赫尔辛基一项母孕期环境因素的调查研究发现，胎儿第 4～6 个月暴露于 A_2 病毒流行者，其成年后精神分裂症的发生率高于对照组，推测病毒感染影响胎儿神经发育。而围生期的产科并发症也会使精神分裂症的患病率增加。

（五）家庭环境

母亲是婴儿的第一位教师，母亲的性格直接影响儿童性格的形成。其他成员如父亲，兄弟姐妹等对性格形成虽然都有影响，但最主要的是母亲。母亲患精神分裂症，不但对儿童有遗传影响，而且又形成了环境影响。儿童与精神分裂症患者生活在一起，使他们发病机会增多。家庭成员之间的不和睦，影响着儿童性格的形成与发展。尤其是父母的不和睦及对儿童教育不当，都可使儿童性格怪僻，形成精神分裂症的发病温床。幼年丧亲（17 岁以前父母死亡或永久性分离）同样会使精神分裂症的患病率增加，特别是 9 岁以前丧亲的影响更为明显。

（六）社会环境

我国于 1982 年对全国 12 个地区精神病流行病学的协作调查发现，精神分裂症的患病率城市明显高于农村；不论城乡，精神分裂症的患病率均与家庭经济水平呈负相关。

总的来说，迄今为止，尚未发现任何能决定是否发生精神分裂症的心理社会因素。

二、发病机制

尽管影响精神分裂症发病的因素有很多，但致病因素如何造成精神分裂症的病理生理尚不清楚。近年来，对精神分裂症的病因学研究认为，精神分裂症患者体内有生化代谢异常，尤其是神经介质代谢的异常以及脑结构的异常。

（一）神经生化因素

神经生化、生理及精神药理等学科的迅猛发展，推动了本病神经生化基础的研究，目前较成熟的假说包括了多巴胺功能亢进假说、谷氨酸生化假说及多巴胺系统和谷氨酸系统不平衡假说。

1. 中枢多巴胺能神经元功能亢进假说　吩噻嗪类抗精神病药物能有效地控制精神分裂症的症状，促进了精神药理的研究，从而提出了多巴胺功能亢进的假说。此假说的根据首先是抗精神病的药物的药理作用是通过阻滞 DA 受体的功能而发挥治疗作用，是 DA 受体阻断药，之后进一步证实抗精神病药物的效价是与亲和力强弱有关。拟精神病药物苯丙胺能在正常人引起与急性精神分裂症妄想型临床十分相似的症状，而苯丙胺的药理作用是在中枢突触部位抑制 DA 的再摄取，使受体部位多巴胺的含量增高。高香草酸（HVA）是 DA 的代谢产物，有研究资料发现血浆 HVA 与患者精神症状呈正相关，精神症状较重者，血浆 HVA 水平较高。支持 DA 功能亢进假说的直接证据来自对患者 DA 受体的研究，Crow 等发现基底神经节和伏隔核 D_2 受体数目增加，并在之后发现与患者生前评定的阳性症状呈正相关，而阴性症状则否。

2. 谷氨酸假说　谷氨酸是皮质神经元的主要兴奋性神经递质，是皮质外投射神经元和内投射神经元的氨基酸神经递质。用放射性配基结合法研究精神分裂症患者尸检脑组织谷氨酸受体发现受体结合力在边缘皮质下降，而在前额部增高。在临床方面，谷氨酸受体拮抗剂在人类可以引起一过性精神症状，出现幻觉和妄想，也能引起阴性症状。据此推测谷氨酸受体功能障碍在精神分裂症的病理生理中起重要作用。

3. 多巴胺系统和谷氨酸系统功能不平衡假说　Carlsson 通过长期对纹状体、丘脑和皮质等不同部位神经通路的研究指出：大脑皮质控制感觉输入和警觉水平的功能，是通过包括纹状体、丘脑、中脑网状结构的反馈系统完成的。刺激 DA 机制可增加感觉输入和警觉水平；而皮质纹状体系统则相反，起抑制作用。故认为精神分裂症是由于皮质下 DA 功能系统和谷氨酸功能系统的不平衡所致。

4. 自体中毒假说　有人实验性地把精神分裂症患者的尿，经无毒处理后给狗做静脉注射。结果发现被实验的狗出现明显自主神经症状或类似紧张症的表现，而注射正常人的尿，狗只出现轻度自主神经症状。

5. 其他假说　其他假说还有中枢去甲肾上腺素通路损害假说、单胺氧化酶活性下降与 5- 羟色胺代谢障碍假说以及内啡肽假说等，都对研究精神分裂症的病因与发病机制开辟了新的途径。

（二）大脑结构变化及神经发育异常假说

近年来，CT、MRI 的应用发现与年龄相当的正常人对照，精神分裂症患者有侧脑室扩大；脑皮质、额部和小脑结构小；且此种变化与既往是否治疗无关。在疾病过程中反复检查，并未发现脑室又继续扩大，提示这种异常并非因病程的进行性发展所造成。组织病理学研究则发现患者的海马、额皮质、扣带回和内嗅脑皮质有细胞结构的紊乱。

第三节　临床表现

典型的精神分裂症，临床经过可分为早期阶段、症状充分发展阶段、慢性阶段及精神衰退阶段。不同的疾病阶段，有不同的症状表现。

一、早期（初发阶段）

（一）起病形式及主要表现

1. 缓慢起病 约占全部精神分裂症的 70%。一般说来，起病缓慢者，病程进展也缓慢，有时很难确切估计起病时间。缓慢起病的概念是：在数月、甚至数年中，精神分裂症的基本症状零散出现。症状的严重程度也呈缓慢演进，开始症状可极轻微，甚至使人觉察不到，经过一段相当时间才较明显。

缓慢起病的早期症状表现多种多样。有的患者初发症状酷似神经衰弱。如一位两年前考取外贸学院的学生黄某某，性格孤僻，不好交往，入学后因英语学习较吃力而经常开夜车。在第一学期末，他经常感到头痛、失眠，上课注意力不集中，有时情绪急躁，表现为好与同学发脾气。同学们都说他患了神经衰弱。但他自己却对疾病漠不关心，后来由班主任督促并陪同，他才肯到精神科门诊检查。医生询问病史发现，在患者头痛，失眠等症状出现之前，在 1 年之间，他生活明显较前懒散，很少洗漱，不更换衣服；长时间不洗澡以致身上有异味。几个月都不与家里联系。同学们多次催促他去找医生看看"神经衰弱"病，总是被他说声"没什么，不用看"搪塞而过。根据这些情况分析，他患的不是神经衰弱，而是精神分裂症早期。还有的患者疾病初起时表现无端地怕脏、怕自己说错话、怕别人看自己等类似强迫症状。这些患者可逐渐出现焦虑、多疑和疑病观念等症状。也有部分患者无原因地渐渐孤独、淡漠、沉默、消极、懒散、寡言、离群。少数患者疾病早期出现躯体感知综合障碍：感到自己体形变了，认为面孔变得极为难看而常常照镜子。也有的患者早期出现幻觉和妄想。由于早期症状轻微，有的患者尚能工作和学习，故不易被人发现。如果仔细深入观察，与患者交谈时，就能发现其回答问题不中肯，表情较平淡，对任何事物都缺乏应有的热情和相应的内心情感体验。进一步接触及深入交谈会使你感到情感与思想交流困难。

2. 亚急性起病 从可疑症状出现到明显精神异常大约 2 周至 3 个月。多以情感障碍为初发症状如无原因地忧郁、急躁、看谁都不顺眼、周围一切事物都不称心等，或者出现强迫性症状、疑病症状。精神分裂症的基本症状比缓慢起病者明显。

3. 急性起病 有些患者可在明显的精神刺激下起病，或在躯体感染、中毒或分娩等因素下急性起病。症状在 1 ~ 2 周内急骤出现及迅速发展。突出表现是兴奋、冲动，伤人、毁物，思维凌乱，言语破碎，内容荒诞无稽，可出现意识障碍。如一位黑龙江建设兵团女战士杨某某，有一天在清晨起床后，杨某突然对女伴大喊大叫，只穿内衣往田野里跑去，声称要和世界的美男子举行婚礼，有个国王在向她求婚。时而又大哭不止，说是有人破坏了她的婚姻。由数人陪护送到精神病医院，诊断为青春型精神分裂症。

（二）早期阶段持续时间

精神分裂症早期阶段持续的时间，各病例不尽相同，一般为数周、数月，有的长达数年。曾有多位学者统计过入院患者早期症状出现时间，但因所用的调查工具不同，结果也不尽相同，大致范围为 2.1 ~ 5 年。

（三）先兆期症状

Hafner 曾对德国 232 例首次发病的患者在症状缓解后进行症状评定结合知情人提供资料，发现大多数患者（73%）非特异性症状或阴性症状在精神病性症状出现之前已有数年之久。在再次出现精神分裂症典型症状以前，所出现的失眠、多疑、易激惹、反应迟钝、记忆力下降和头痛等，称为先兆症状。先兆症状常随之疾病复发。

二、症状发展期（急性期）

（一）主要临床表现

典型的精神分裂症，历经早期阶段，进入症状充分发展期。此期的临床标志是精神活动与社会脱节以及精神活动不协调的特征充分显现出来。患者在短时间内出现大量荒谬离奇的思维联想障碍、思维逻辑障碍或思维内容障碍。如破裂性思维、象征性思维和各种妄想等。与此同时，早期不易被人发觉的细微情感缺乏发展到明显的情感淡漠、情感不稳定或情感倒错。意志行为障碍也常常较严重，如意志减退、生活懒散，终日闭门不出，与世隔绝，或到处裸体乱跑。有的患者受幻觉妄想支配出现病理性意志增强，终日废寝忘食到处告发他的妄想对象。精神分裂症发展到此阶段，整个精神活动的统一性与完整性遭到明显破坏，患者的言行与社会活动格格不入。患者完全生活在自己的病态精神世界之中。尽管精神活动的破坏极为严重，但在一般情况下无智能障碍，全部精神症状多在意识清晰背景下发生，查体缺乏特殊阳性所见，患者不具有自知力，因此，坚决否认自己有精神病。

（二）临床类型

疾病进入充分发展期，临床症状明朗化，形成各种占主导地位的症状群，临床上据此划分出不同的临床亚型。但应该认识到在疾病过程中不同时期，特殊的亚型可能同时存在或互相转化。

精神分裂症的临床分型，自 1896 年 Kraepelin 将"早发性痴呆"分为紧张型、青春型、类偏狂型；1911 年 E. Bleuler 又将早发性痴呆命名为"精神分裂症"；增添了单纯型以后，迄今国内外对四个传统性基本类型的划分看法较为接近。众所周知，近年来经典类型如青春型、单纯型、紧张型比较少见了，分析原因可能主要是精神症状得到不同程度的早期干预，使症状不能按照自身的规律发生发展。同时，随着对疾病诊断的研究，有取消精神分裂症分型的趋势。目前认为，临床分型对药物选择、预后评估及病因学研究有一定的指导意义。

1. 单纯型（简单型）　此型发病较早，多于青少年时期起病，发病前多无明显精神诱因。缓慢起病，病程多呈缓慢持续进展，很少有自发缓解。临床主要表现为逐渐加重的孤独、淡漠、退缩症状群。如生活懒散、行为乖僻、对亲人冷漠无情，对学习工作缺乏进取心。也可有独语、自笑及窥镜等离奇行为，少有兴奋或躁动不安。思维贫乏，少语寡言，交谈时很少有主动言语，思想交流及情感交流均极为困难。单纯型患者精神症状的突出特点是日益加重的情感淡漠、思维贫乏与意志减退，行为退缩等整个精神活动的广泛异常。严重时，患者可终日闭门独居，与他人毫无来往，饮食、起居与大小便均需他人督促。精神活动严重脱离现实，社会功能减退。由于以上症状缓慢发生、零散出现，病程又极缓慢持续进展，因此早期症状往往不被人发现。就诊时往往已经过了数月甚至数年，错过了最佳的治疗时机，预后不良。

部分单纯型患者偶有幻觉、妄想及感知觉障碍等附加症状，但这些症状具有片段、不系统与一过性的特点。

我国统计资料，本型约占住院精神分裂症患者 1% ~ 4%。此型多数患者治疗效果不佳，具有明显慢性化倾向，大部分患者最终出现精神衰退。

2. 青春型（混乱型）　本型临床以思维联想障碍为主导症状，主要表现思维联想散漫，严重时出现大量破裂性思维。思维内容支离破碎，荒谬离奇，缺乏逻辑性使人难以理解。青春型患者的情感障碍特点是喜怒无常、变幻莫测，患者可无原因地哈哈大笑或突然号啕大哭不止。有时做鬼脸、出怪相，表情显得轻浮、幼稚、愚蠢可笑，称为愚蠢性欢乐。也可表现为情感倒错。如一位女患者听到母亲去世的噩耗后高声大笑。青春型患者的意志行为障碍极为突出，常常在思维联想障碍与情感反复无常的同时，出现低级意向活动，如裸体外跑，不避亲疏、追随异性、打人毁物。如一位男患者在街上突然拥抱一个女青年，声称："我爱你，你一定要和我结婚"。一位女患者，表现本能活动亢进，暴食暴饮，抢食别人的东西。另一位大学文化程度的女患者，表现意向活动倒错，吃大便、喝痰盂中的污水。另一男患者无端地把自己住所点火焚烧，燃起熊熊大火，患者站在一旁捂嘴笑。

荒谬离奇的思维障碍、反复无常的情感异常以及各种奇特行为、荒诞无稽的意向活动常同时出现，构成青春型特有的临床症状群。这种以兴奋性增高的整个心理过程四分五裂，临床上称为不协调的精神运动性兴奋。也有人称之为青春性兴奋。

青春型精神分裂症患者的幻觉、妄想等附加症状，具有内容杂乱、片段且多变的特点。患者对妄想内容肯于暴露，但很少支配行为。其临床表现可简单归纳为以下几条：经常出现的思维破裂，不系统的幻觉妄想，情感倒错及不适当的愚蠢的行为。

青春型好发于青春期前后，多数患者起病于 25 岁以前，其主要诊断依据是其特有的临床相。发病年龄仅为参考。我们曾见到 30 岁以上发病的典型的青春型精神分裂症。

青春型病前部分患者可有精神刺激诱因，呈急性或亚急性起病较多见。部分患者病程进展迅速，1 ~

2 年内病情急骤恶化，很快出现精神衰退，即所谓急骤恶化、预后恶劣的危险型精神分裂症。然而我们观察到，近年由于抗精神病药物的广泛、早期应用，这种类型几乎不见。部分患者可自发缓解，但很快复发。大多数患者经治疗后症状缓解。复发倾向仍较突出。因此，病程呈现多次复发与缓解交替出现。历经多次复发后最终进入慢性期，疾病后期则表现为精神衰退。

青春型约占住院精神分裂症患者 8% ~ 26%。

3. 紧张型　本型为精神分裂症较少见的类型。约占住院精神分裂症患者的 6% ~ 16%。近年由于人们对精神疾病认识的提高，患者能够较早的得到治疗，此型患者具有典型症状的患者在临床上已很少见。

紧张型发病年龄较晚，一般起病于青壮年时期。病前可有一定精神刺激诱因，急性或亚急性起病较多见。临床主要症状是以不同程度的精神运动性抑制占主导地位的紧张综合征。具体表现紧张性木僵与紧张性兴奋交替出现，或单独出现紧张性木僵。如患者突然表现不同程度的精神运动性抑制。轻者动作缓慢、言语减少。重者则终日卧床不起，不食不动，缄默不语，对外界刺激毫无反应。甚至由于咽喉部的肌肉运动抑制而使唾液含在嘴里不下咽。部分患者可有木僵状态、蜡样屈曲、空气枕头和被动服从。个别患者可有幻觉妄想。需用特殊的检查方法才能使其暴露出来（如麻醉分析法）。

紧张性木僵的患者虽然由于广泛的运动抑制而不吃不喝，不语不动，但这些症状是在意识清晰背景上发生的，对周围环境中发生的一切事物都有感知的能力。因此，在木僵状态的患者面前仍要注意保护性医疗制。木僵状态可持续数日，数周至数月、数年。不少患者由紧张性木僵突然转为紧张性兴奋。

紧张性兴奋的表现为突然产生的兴奋，但言语及行为单调刻板、不可理解。比如有一紧张型男患者入院后数日不吃不喝、不语、不动，天天需鼻饲进餐以维持必要的营养。每天突然下床毁病房门窗玻璃并打伤 1 名患者。问其为什么打人与打坏玻璃，患者一言不发。茫然张望四处，并刻板地模仿医生的某一句话。

紧张型精神分裂症的病程具有发作性特点，有些患者不经治疗可自然缓解，因此，预后比其他类型好。少数患者会多次复发，最终走向慢性化。

4. 偏执型（妄想型）　临床表现以各种妄想症状群为主，是精神分裂症最常见的一个类型。社区资料和住院患者资料占精神分裂症患者的一半以上。偏执型发病年龄较晚，常在 30 岁以后起病，病前精神刺激因素不明显。多数患者缓慢起病，疾病初期，常先有多疑、敏感，逐渐发展形成各种系统妄想。近年发现不少偏执型患者呈急性或亚急性起病，突然产生大量原发性妄想。

偏执型患者的妄想有以下特点：

（1）妄想具有发生 – 泛化 – 系统化的过程：如患者开始只怀疑单位某人迫害他。以后随病情加重，妄想对象的范围逐渐扩大，邻居也与单位某人合谋加害于己。由于患者自知力缺乏否认自己有精神病而把送他住院的亲人、为他医疗的医护人员也视为仇敌。以至坚信这些人勾结在一起对他进行种种迫害。

（2）妄想内容多为被害妄想、关系妄想、嫉妒妄想或钟情妄想等，妄想内容互有联系，结构较完整。

（3）与妄想同时，常伴随幻觉。两者互为因果。除原发性妄想以外，可伴有幻觉以及与幻觉内容有关的继发性妄想。

（4）偏执型患者的妄想，常常隐蔽不肯暴露，但多支配情感与行为。不少偏执型患者，衣着整洁如常人，生活能自理，可在一段时间内能上班工作。使周围人看不出他是一个精神患者，实际上存在着严重的思维内容障碍，将顽固、系统的妄想隐蔽着，如果恰好是他妄想中的攻击对象时，他可出乎意料地实行攻击与伤害。因此，偏执型精神分裂症对社会及他人安全的危害性极大。如一患者长时间怀疑他的班组长给他向领导做了不好的汇报，后来坚信班组长对他进行暗算与迫害，预谋将班组长杀害。一天正在干活时，趁班组长不备，用斧头将其击伤。另一位男性患者，受嫉妒妄想支配，认为妻子不贞，与某男性有不正当性关系，他的一子一女均不是自己的孩子。这种妄想从未向别人泄露，妻子也毫无防备。一天深夜用菜刀将妻、子、女砍死。有的患者受妄想支配，可能伴有病理性意志增强，用尽各种办法，经受千辛万苦，长途跋涉到北京控告他想象中的仇人。也有的患者上街演讲，到公共场所出丑闹事。因此，偏执型精神分裂症在症状活跃时，应严加管理及早采取必要的医疗措施。

5. 未分化型　由于精神分裂症的临床症状常常同时存在致使难以分型者并不少见，称为未分化型。

未分化型精神分裂症指的是患者的精神症状符合精神分裂症的诊断标准，有明显的精神病症状，如幻觉、妄想、破裂思维或严重的行为紊乱，但又不完全符合单纯型、紧张型、青春型或偏执型的诊断。往往这时患者存在不止一个类型的精神症状，但又难以判断何种为主要临床相。

三、慢性期

（一）慢性期的划分

精神分裂症历经早期阶段，症状充分发展阶段后，不少患者发展为慢性阶段，即精神分裂症慢性期。部分患者起病后可在早期即表现慢性期的临床相，缺乏从早期症状充分发展期过渡到慢性期的典型的临床演变过程，对这类患者也称为慢性精神分裂症。

急性精神分裂症与慢性精神分裂症的区别在于前者急性起病，临床症状急骤出现，活跃而明显，有治愈的可能，慢性精神分裂症则相反。多数慢性期精神分裂症是由急性发展而来。

（二）慢性期的临床标志

精神分裂症充分发展期的丰富症状逐渐平淡，不再有新的症状出现，预示慢性期开始。原有内容复杂的幻觉妄想变得单调、刻板与支离破碎。患者对妄想的内容已不认真对待，与残留幻觉能"和平共处"。如与患者交谈，涉及其被害妄想时，患者听之任之，既无动怒与气愤的情感体验，也无与之抗争的举动。慢性期患者思维内容逐渐贫乏，表现了整个精神活动的减少。各种治疗只能改善症状，减缓疾病向不良结局的演变进程，而不能使症状全部消失。因此，慢性精神分裂症的临床标志是：阳性症状消失、病情相对稳定、各病型界限模糊、治疗效果不佳。以上4条并非同时出现，而是历经一个临床过程，这个过程中，只具备4条中的1～3条时，称慢性化倾向。4条全部出现后连续病期5年以上，才应诊断慢性精神分裂症或慢性期精神分裂症。

（三）慢性期临床类型

当精神分裂症演变到慢性期，充分发展期各类型的特别症状群已不多见。

为了便利分类管理及采取恰当的康复治疗措施，国内曾有精神病工作者将慢性期的种种临床表现进行总结归类，试分成各种临床类型，以精神活动的某些特征性症状群分为以下4个类型：①孤独型：长年孤独离群，淡漠无欲，不能情感交流，突出表现为情感障碍；②兴奋冲动型：意志减退、易激惹、常冲动伤人、毁物、意向倒错，以意志行为障碍为主；③思维紊乱型：平时安静，交谈时可引出大量思维联想障碍、破裂性思维或片段，零散的幻觉妄想。以认知活动障碍为主；④安静合作型：此型患者情感淡漠、意志低下、思维贫乏、安静合作，无主动要求，能简单自理生活但不能出院。在工作人员督促下，可从事简单劳动。突出表现为社会功能减退。

临床上更常用到且得到公认的慢性精神分裂症临床类型则包括以下几类：

1. 残留型系指精神分裂症的慢性期，疾病从明显的精神活动期进入晚期，以长期、但并非不可逆转的阴性症状为特征。残留症状可以是某些片段零散的阳性症状、阴性症状或人格改变，以及那些以缓慢形式起病，经短暂急性发作后，症状的明显性很快消失，突出表现思维障碍、情感淡漠、社会功能减退但尚能维持简单生活的患者。此类患者在某种程度上酷似单纯型。

2. 衰退型　系指一组缓慢起病、病程进展缓慢冗长、突出表现行为孤僻退缩、思维杂乱无章、孤独淡漠、整个精神活动与社会隔绝的病例。此型以缓慢起病、病情急骤恶化、迅速走向精神衰退的青春型为主。

3. 老年期精神分裂症　指首次发病于60岁以后，或在60岁之前发病且症状持续到60岁之后未缓解或存在残留症状的患者。临床以持续的偏执观念为主要特征，思维松散、情感不协调比青壮年发病者少见。患者意识清楚，人格保持完整，且有充分的依据排除脑器质性疾病所致的精神病。

4. 分裂症后抑郁　克雷丕林曾提出过抑郁症状是精神分裂症的常见症状，有数据显示精神分裂症患者抑郁症状的发生率为20%～70%。原发因素复杂，发生机制是否类似抑郁症与神经递质有关还在探索之中。而继发因素则可能与长期用药导致药源性抑郁，自知力恢复时社会心理因素的影响，以及反复发作的病程给患者造成的压力有关。

四、精神衰退

克雷丕林提出早发性痴呆概念时，认为此病最后结局全部出现痴呆。布鲁勒命名为精神分裂症后提出有 1/4 发展为痴呆（精神衰退）。目前精神病临床工作者对衰退的看法，意见尚不一致。人们通过临床观察认识到精神分裂症的精神衰退，不同于器质性痴呆，而是由于长期情感淡漠、意志低下、对周围事物不关心所造成的一种特殊痴呆状态。精神衰退产生于精神分裂症慢性期的症状基础之上。但并非所有慢性精神分裂症最后都产生精神衰退。

精神衰退的本质及临床相较为复杂，很多问题目前正在研究与探讨之中。临床见到的精神衰退临床相与精神分裂症慢性期症状群缺乏严格界限，它们的区别在于，慢性期的症状不像急性期那样丰富、活跃。通过治疗不能使症状消失，但能取得某些症状的好转。在经过精心调整治疗，药物维持在一定剂量时，某些类型患者可较好地从事工娱治疗。而精神衰退患者则是整个精神活动的广泛缺损，各种治疗难以使这种衰退状态有所改善，如果让这些患者从事简单劳动，也需花费大气力进行训练与再教育后才能做到。

精神衰退的临床标志应该是：整个精神活动表现缺损，社会功能丧失，治疗无效，病情不可逆转。

精神衰退，是精神分裂症最恶劣的结局，其标准应严格掌握。

第四节 诊断和鉴别诊断

一、诊断

（一）诊断方法与手段

在精神分裂症的病因与发病机制尚未明了之前，其诊断方法仍有赖于详尽可靠的病史、精神检查所见、症状的动态变化、病程特点、病前个性等综合性临床资料做出诊断，即建立在临床观察和描述性精神病理学的基础上。

（1）完整的病史能为诊断提供重要线索：采集病史时，要设法向家属询问对诊断有帮助的各种资料，如准确的发病年龄、起病时间、起病形式、异常表现等。弄清上述情况对诊断和鉴别诊断都有重要意义。

在采集病史时，还要对患者有同情态度，使病史提供者感到亲切而愿意提供真实的资料。医生在询问病史时，不要用暗示性语句，如"某某患者有骂人症状吗"，而应使用提醒式的询问，如"有没有……表现"或"怎么不正常"。有时病史提供者说些笼统的话，如"患者经常胡说八道"。医生应详细询问具体内容，有助于诊断及精神检查。在询问病史时，对个人史、家族史、既往史等应予以注意，尤其是个人史。对有助于诊断及鉴别诊断的内容详细记载。

（2）精神检查通过对患者听其言、观其行及深入交谈，以获得患者全面精神活动的全部情况。当接触患者进行精神检查时，要设法与患者做深入交谈。可发现谈话缺乏主题、内容松散，使人难以理解等对诊断有特殊意义的症状。同时在交谈过程中应详细观察患者面部表情。有时一次精神检查不易成功，应多次检查才能发现症状。医生与患者交谈时，需进行情感交流，思想交流，要注意交流的困难程度，兴奋患者可有哭笑无常或情感倒错。与患者完全不能进行思想与情感交流时，则应依靠观察。精神检查时，应注意相似症状之间的区别，边查边肯定或否定，并记录具体的症状内容。一般情况下，精神分裂症患者应意识清晰，因此，判断患者的意识情况对诊断极为重要。

（二）诊断标准

由于精神分裂症是一组病因未明的精神病。其诊断缺乏特殊的体征及其他的客观检查指标，所以许多精神病学者都想找出有诊断意义的症状。

克雷丕林对本病的疾病分类学概念是基于病程和预后。他确定精神分裂症的特征是内在病因、病程导致精神残疾，预后以精神衰退为转归。达一概念至今在某些学派的诊断标准中仍具有影响。

布鲁勒在描述精神分裂症症状时，区分基本症状和附加症状，认为基本症状为：思维联想障碍（association disturbance）、情感淡漠（apathy）、矛盾意向（ambivalence）和内向性（autism），有"4A"职称，是精神分裂症的特征性症状，有诊断意义。布鲁勒的概念对现今国际诊断标准仍有影响。

Schneider 则对精神分裂症的特征性症状进行研究后提出了一级精神症状的概念，认为患者如果有一级症状中的某项症状，且排除器质性疾病，即可诊断精神分裂症。共包括11项，具体内容是：思维化声（思维鸣响）；争论性幻听；评议性幻听；躯体影响妄想；思维被夺；思维被插入；思维扩散或被广播；被强加的感情；被强加的意志、冲动；妄想性知觉。其中第1～3项为特征性幻听，最后一项为特殊意义妄想，其他症状属精神自动症的被动体验。这些症状容易确定、临床使用可靠性高。

还有学者 Carpenter 曾用计算机统计找出了9项精神分裂症的多见症状：思维鸣响、内心被揭露感、不能和别人建立情感上的联系、情感淡漠、自知力缺乏、妄想泛化、思维不连贯、言谈不可信、荒谬的妄想。根据他的资料，80% 急性和亚急性精神分裂症具有5项以上的多见症状。

当前国际上影响较大的诊断标准是世界卫生组织制定的国际疾病分类第十次修订版（ICD -10）和美国精神障碍诊断和统计手册第四版（DSM－Ⅳ）。国内部分地区则采用中国精神障碍分类与诊断标准（CCMD）。

世界卫生组织制定的国际精神障碍诊断标注和分类方案（ICD）：ICD－10 有关精神分裂症的诊断标准与布鲁勒的传统概念相等同，症状标准包括了 Schneider 的一级症状及人格改变、特征性思维联想障碍、阴性症状和社会退缩。排除标准为意识清楚且智力保存。要求在上述各类症状中有两项，病程要求特征性症状至少在一个月以上的大多数时间肯定存在。疾病严重程度标准为社会功能受损、无法与患者进行有效交谈；排除标准为诊断精神分裂症时严格排除其他精神障碍。

【ICD -10 的精神分裂症诊断标准】

（1）症状标准：具备下述1）～4）中的任何一组（如不甚明确常需要两个或多个症状）或5）~9）至少两组症状群中的十分明确的症状。

1）思维鸣响、思维插入、思维被撤走及思维被广播。

2）明确涉及躯体或四肢运动，或特殊思维、行动或感觉的被影响、被控制或被动妄想、妄想性知觉。

3）对患者的行为进行跟踪性评论，或彼此对患者加以讨论的幻听，或来源于身体某一部分的其他类型的幻听。

4）与文化不相称且根本不可能的其他类型的持续性妄想，如具有某种宗教或政治身份，或超人的力量和能力（如能控制天气，或与另一世界的外来者进行交流）。

5）伴转瞬即逝或未充分形成的无明显情感内容的妄想，或伴有持久的超价观念，或连续数周或数月每日均出现的任何感官的幻觉。

6）思潮断裂或无关的插入语，导致言语不连贯，或不中肯或语词新作。

7）紧张性行为：如兴奋、摆姿势，或蜡样屈曲、违拗、缄默及木僵。

8）阴性症状：如显著情感淡漠、言语贫乏、情感迟钝或不协调，常导致社会退缩及社会功能下降，但须澄清这些症状并非由抑郁症或神经阻滞剂治疗所致。

9）个人行为的某些方面发生显著而持久的总体性质的改变，表现为丧失兴趣、缺乏目的、懒散、自我专注及社会退缩。

（2）严重程度标准：无。

（3）病程标准：特征性症状在至少一个月以上的大部分时间内肯定存在。

（4）排除标准

1）存在广泛情感症状时，就不应做出精神分裂症的诊断，除非分裂症的症状早于情感症状出现。

2）分裂症的症状和情感症状两者一起出现，程度均衡，应诊断分裂情感性障碍。

3）严重脑病、癫痫、药物中毒或药物戒断状态应排除。

【美国精神障碍诊断和统计手册（DSM）】

DSM－Ⅳ出版于1994年，此标准是以 Feishner 诊断标准和 Spitzer 研究诊断标准为基础发展起来的，国内多在临床研究时采用此标准。

1. DSM－Ⅳ的精神分裂症诊断标准

（1）特征性症状：在1个月内（如果得到有效治疗，可少于1个月）存在至少2项下述症状。

1）妄想。

2）幻觉。

3）言语紊乱（如，经常言语离题或言语不连贯）。

4）明显的行为紊乱或紧张性行为。

5）阴性症状，即情感平淡、言语贫乏或意志减退。

注：如妄想内容荒谬怪异，或幻觉是对患者的行为或思想做实况广播样的评议，或有2个以上的声音在互相对话，则仅需1项便已足够。

（2）社交或职业功能失调：自起病以来大部分时间内，一个以上重要功能（如工作、人际关系或自我照料功能）明显低于病前水平（儿童或少年期起病者，社交、学业或职业功能不能达到预期的发展水平）。

（3）病期：症状连续存在至少6个月，此6个月须包括至少1个月符合（1）标准的（急性期）症状，如经有效治疗，限期可少于1个月，可包括前驱期或残留期症状。在前驱期或残留期中，可能仅有阴性症状或（1）标准中2种或2种以上较轻表现的症状（如：古怪想法、不寻常的知觉体验）。

（4）排除分裂情感性精神障碍及心境障碍：①急性症状期没有重性抑郁发作、躁狂发作或混合发作。②虽然在活动期有心境发作，但其持续时间较急性期和残留期总时间短。因此可排除分裂情感性精神障碍及伴有精神病性表现的心境障碍。

（5）排除物质因素或躯体情况：病情并非由于物质因素（如成瘾、药物滥用或治疗药物）或躯体因素的直接生理效应所致。

（6）与全面发育障碍的关系：如有婴幼儿孤独症或其他全面发育障碍的病史，需要有至少一个月的明显的妄想或幻觉症状（如经有效治疗，病期可少于1个月），才能附加精神分裂症的诊断。

【中国精神障碍分类与诊断标准（CCMD）】

我国精神分裂症的诊断标准，在症状学标准中接受了布鲁勒的基本症状的概念以及附加症状中的某些病态体验内容如精神自动症、原发性妄想，也包括了Schneider的一级症状内容。克雷丕林的疾病分类学概念，在我国的诊断标准中也有一定的反映。

CCMD-3的精神分裂症诊断标准如下。

1. 症状学标准　至少有以下2项，并非继发于意识障碍、智能障碍、情感高涨或低落，单纯型分裂症另规定。

（1）反复出现的言语性幻听。

（2）明显的思维松弛、思维破裂、言语不连贯，或思维贫乏或思维内容贫乏。

（3）思想被插入、被撤走、被播散、思维中断或强制性思维。

（4）被动、被控制，或被洞悉体验。

（5）原发性妄想（包括妄想知觉、妄想心境）或其他荒谬的妄想。

（6）思维逻辑倒错、病理性象征性思维，或语词新作。

（7）情感倒错，或明显的情感淡漠。

（8）紧张综合征、怪异行为或愚蠢行为。

（9）明显的意志减退或缺乏。

2. 严重程度标准　自知力障碍，并有社会功能严重受损或无法进行有效交谈。

3. 病程标准

（1）符合症状学标准和严重程度标准至少已持续1个月，单纯型另有规定。

（2）若同时符合分裂症和情感性精神障碍的症状标准，当情感症状减轻到不能满足情感性精神障碍标准时，分裂症状需继续满足分裂症的症状标准至少2周以上，方可诊断为分裂症。

4. 排除标准　排除器质性精神障碍，及精神活性物质和非成瘾物质所致精神障碍。尚未缓解的分裂症患者，若有罹患本项中前述两类疾病，应并列诊断。

一、鉴别诊断

典型的精神分裂症病例，按照诊断标准操作，诊断并不困难。但在疾病早期或者精神症状尚未充分发展的阶段，明确诊断就存在一定的困难。所以在诊断精神分裂症时须与下列疾病鉴别。

（一）心境障碍

精神分裂症青春型，常有兴奋、话多，需与躁狂症鉴别。其区别在于躁狂症情感高涨、思维奔逸、行为增多，其精神活动互相配合、协调，症状富有感染力。部分躁狂患者，当其行为受到约束时，可能产生妄想，但其多持续时间短暂，缺乏系统、泛化、固定的妄想结构的特点，其内容与情感、行为一致。而精神分裂症则思维紊乱、情感反复无常、行为古怪奇特，精神活动呈现互不统一的不协调的精神运动性兴奋，具有杂乱、四分五裂的青春性兴奋特点。

精神分裂症单纯型的情感淡漠以及紧张型的精神运动性抑制，常常需要与抑郁症区别开来，尤其当抑郁症患者也出现听幻觉时。要注意到抑郁症的情感低落是一种负性情感增强的表现，患者情绪低沉，终日忧心忡忡，愁眉不展，悲观失望，抑郁症的幻觉常与精神抑郁内容相一致。如有自罪妄想的抑郁症，听到声音说他有罪，应该死等。与情感淡漠有本质区别。而且精神分裂症的情感淡漠常与思维贫乏、意志低下同时存在。

（二）偏执性精神病

偏执型精神分裂症，除了具有精神分裂症基本症状外，同时有各种系统的妄想，应与偏执性精神病进行鉴别。

偏执性精神病包括偏执狂、偏执状态与妄想痴呆。

偏执性精神病的临床突出症状是妄想。妄想多具有顽固、系统、持久的临床特征。其内容多不荒谬和现实生活有一定联系，与精神分裂症妄想的荒谬、离奇及脱离现实的临床特征截然不同。偏执性精神病从精神病理学角度来看，除妄想外，其他心理、社会功能多保持正常。而精神分裂症则是整个精神活动的损害。偏执性精神病的妄想具有治疗效果不佳，甚至持续终生，不出现精神衰退的特点，而精神分裂症的妄想，多数在各种抗精神病药物治疗后变得淡化，甚至消失。

（三）心因性精神障碍

部分急性起病的精神分裂症，病前具有明显发病诱因，疾病早期酷似心因性精神障碍，要注意鉴别。

心因性精神障碍的急性应激障碍是由急剧、重大精神刺激作用而发病的。不仅发病时间与精神刺激因素的时间密切相关，而且精神症状也与精神刺激因素有内在联系，其病程和预后也取决于精神因素是否能及早去除。而精神分裂症的临床症状经常与精神因素联系不密切。开始时，言语内容可能与精神刺激因素有些联系，但随病程发展逐渐背离，精神刺激去除后也不能使疾病获得缓解。

（四）神经症

不少单纯型精神分裂症早期具有类神经衰弱症状群。表面看上去酷似神经衰弱。曾有1例男性患者误诊为神经衰弱达3年之久，失去了早期治疗机会。

神经衰弱与精神分裂症的主要区别在于前者为轻性精神病，疾病无论多严重，大脑精神活动始终保持着完整性与统一性。患者虽周身不适，主诉颇多，但能坚持学习与上班工作，精神活动的社会功能保持良好，人际关系以及进行情感与思想交流全无障碍，对疾病关心，迫切求医。而精神分裂症则在"神经衰弱"症状群掩盖下，存在着精神分裂症的蛛丝马迹，如症状虽多，但缺乏应有的内心痛苦体验，无迫切求医的积极性，与其交谈能发现患者的谈话内容空洞，思维结构显得松散，缺乏主题，自知力也欠完整。偶可有呆愣、窥镜等行为异常或感知综合障碍等。

癔症与精神分裂症的共同点是临床表现症状均多种多样。但其疾病本质却迥然不同。青春型精神分裂症急性起病时，常突然表现兴奋躁动、话多，个别患者呈癔症情感暴发样表现，情感色彩显得较突出，确需进行鉴别。癔症患者全部都有明确的心理因素致病，各种症状都只有明显的暴发性，而精神分裂症发病多无明显诱因，大部分患者缓慢起病。癔症患者的症状多具有明显暗示性，通过暗示治疗可获得戏剧性效果。如经言语暗示后给一次电针或电痉挛治疗即可疾病痊愈，完全恢复常态。精神分裂症的兴奋、躁动等症状则较持久，暗示治疗无效。非经系统精神药物治疗不能使症状缓解。

强迫性神经症：有些精神分裂症，突出表现强迫症状，需与强迫性神经症进行区别（表3-1）。

表3-1　强迫性神经症与精神分裂症的区别

	强迫性神经症	精神分裂症
病因	多有明显精神因素	多无明显诱因
病前个性	强迫个性	分裂个性
症状特点	单调、而容易理解	同时两个以上症状荒谬不可理解
对症状的体验	深刻	不深刻
要求摆脱症状态度	迫切	不迫切
社会适应能力	良好	不良
病程	症状持久，病程冗长	症状多变，病程可短可长
预后	良好	差

（五）器质性精神障碍

精神分裂症青春型、紧张型急性起病，伴有意识障碍时，应注意与急性脑器质性精神病相鉴别。前者意识障碍程度往往较浅，持续时间短暂，后者则意识障碍较深，伴随意识障碍出现进行性加重的智能障碍。缓慢起病的精神分裂症以及精神分裂症慢性期的临床相酷似器质性痴呆。慢性脑器质性精神障碍以突出的进行性智能障碍为特点，而精神分裂症则以精神活动与内心体验及周围环境不协调为特征。两者表面相似，但有本质区别，必要时可用智力检查的方法进行鉴别。

总之，精神分裂症诊断与鉴别诊断的方法，目前多以临床表现、症状学特点进行综合分析。不少诊断标准可作为日常工作参考。典型病例的诊断并不困难，疑难病例则需经临床动态观察，根据病程演变、症状的转归，到一定时间后才能做出肯定诊断。如临床曾有病例经病程5年，3次住院才被确定诊断。

第五节　治疗

一、治疗原则

根据疾病不同阶段和临床症状特点，应掌握以下原则。

（1）早期及症状充分发展期：在精神症状活跃阶段，应采取药物或合并物理治疗充分治疗以尽快控制精神症状。药物包括第一代抗精神病药如氯丙嗪、奋乃静、氟哌啶醇等，第二代抗精神病药如氯氮平、利培酮、奥氮平等，物理治疗则包括电痉挛、经颅磁刺激等治疗。

（2）当精神症状减轻，疾病进入恢复阶段时，有针对性的治疗方案是药物治疗合并心理及工娱治疗，用来帮助患者认识症状，自知力恢复，解除因患精神病所带给患者的精神负担，鼓励他们积极参加活动，较好地配合治疗，以达到早日康复的目的。

（3）慢性阶段：精神分裂症慢性期，患者处于不同程度的精神缺损状态，有各种残留症状。如好发脾气或情感反应迟钝或对任何事缺乏意向活动（缺乏进取、上进心），零散的幻觉、片段的妄想等。设法加强这些患者与社会的联系，活跃患者生活，以延缓或避免进入精神衰退是治疗的总原则。因此，慢性阶段的合理治疗措施是必要的药物维持治疗合并有组织的工娱治疗及行为治疗。

总之，精神分裂症的治疗在急性阶段，以药物治疗为主。慢性阶段，必须药物维持治疗，心理社会康复指导也很重要。

二、治疗方法

（一）药物治疗

抗精神病药物，又称为神经阻滞剂，能有效地控制精神分裂症的症状。自20世纪50年代发现氯丙嗪，至现在临床上已普遍应用的第二代抗精神病药物，各种抗精神病药物都有控制精神分裂症症状的作用。

从临床治疗实践中也可以体会到某些药物对某些症状群，有相对选择性。

1. 急性期药物治疗首次发病或者缓解后复发的患者，抗精神病药物治疗力求充分和系统，已达到较高的临床缓解。一般急性期治疗需要 8 ~ 10 周。常用的抗精神病药物如下：

（1）氯丙嗪：在无躯体禁忌证情况下，氯丙嗪为控制兴奋的首选药物。立即控制兴奋，可采取静脉注射途径给药。常用剂量为盐酸氯丙嗪 50 ~ 100mg，溶于 0.9% 氯化钠 20mL 中。缓慢静注，每日 1 ~ 2 次，能有效地控制青春型精神运动性兴奋及偏执型受各种幻觉妄想支配而兴奋躁动。亚急性兴奋者，可用复方氯丙嗪（盐酸氯丙嗪与盐酸异丙嗪混合液）作臀部深层肌内注射，每次 50 ~ 100mg，每日 2 ~ 3 次。各种类型精神分裂症，兴奋控制后可改为口服法给药，作系统的疗程治疗。现临床工作中使用氯丙嗪静脉注射的情形已极为少见，多为口服或肌内注射治疗为主，安全性较高。

（2）氟哌啶醇：兴奋躁动同时伴肝功异常，或以行为障碍为突出症状者，应选用氟哌啶醇。开始可肌内注射 5 ~ 20mg，每日 2 ~ 3 次。

有效地控制精神分裂症的兴奋躁动，与使用抗精神病药物治疗同时，可辅助以一般镇静安眠药，如肌内注射或静注地西泮注射液 10 ~ 20mg 等。

氯丙嗪与氟哌啶醇不但能有效地控制兴奋，而且对精神分裂症的幻觉妄想也有良好效果。第一代抗精神病药物总体来说对阳性症状作用较为明显，而氟哌噻吨、舒必利还对阴性症状有一定的改善作用。

自 20 世纪 90 年代以来，出现了第二代抗精神病药物。这类药物的药理作用不仅限于 D_2 受体，同时作用于 $5 - HT_2$ 受体及其他受体。其特点是锥体外系不良反应明显低于第一代抗精神病药物。其代表药物为氯氮平。

（3）氯氮平：虽然其具有明显的抗精神病作用，且锥体外系不良反应轻，曾有多项研究显示，氯氮平是目前唯一一个对难治性精神分裂症有效的药物。但因其有引起粒细胞减少甚至缺乏的可能，而使其在临床的应用一波三折，故在使用此药治疗时需要定期监测粒细胞，一旦出现粒细胞减少，应立即停药。如果长期应用，有引起血糖增高、血脂代谢异常的可能性，比其他药物所致的风险更高，因此定期检查血糖和血脂也是必要的。由于氯氮平长期应用常引起难以处理的代谢综合征，因此，选用氯氮平治疗，应当慎重考虑。可将氯氮平作为三线用药。

（4）利培酮：是较早出现的新型抗精神病药物，特点是 $5- HT_2/D_2$ 受体平衡拮抗剂，除对阳性症状有效外，也能改善阴性症状。此药有片剂、口服液及长效针剂三种剂型，可适用于不同的患者，是目前临床上使用比较广泛的第二代抗精神病药。常见的不良反应有锥体外系不良反应和月经间隔延长或停经等。利培酮有长效注射剂，对依从性不良者可以应用。

（5）奥氮平：药理作用与氯氮平相似，但罕见粒细胞减少或缺乏的不良反应，也很少见锥体外系不良反应。对阳性和阴性症状均有疗效。在不良反应方面，应当注意体重增加、血脂代谢异常和镇静作用。该药物目前临床应用较多。许多患者急性期单用奥氮平即可较好地控制症状，对拒绝治疗的患者尤为适用。

（6）喹硫平：对精神分裂症的阳性症状的治疗作用较弱，但可改善情感症状，并对精神分裂症伴随的强迫症状有一定的改善作用。常见不良反应有镇静作用。

（7）阿立哌唑：结构和药理作用都较特殊，是 DA 和 5- HT 系统稳定剂。对精神分裂症的阳性和阴性症状及抑郁症状都有改善作用。无催乳素升高的不良反应，对糖脂代谢无明显影响。常见的不良反应有恶心呕吐，随用药时间加长而逐渐减轻或消失。女性患者使用阿立哌唑治疗后内分泌方面的不良反应较小。

（8）齐拉西酮：该药与餐同服可使其生物利用度增加到 100%，因此服药时间应在进餐时，或最晚不超过饭后半小时。其特点为对精神分裂症的阳性和阴性症状及抑郁症状都有改善作用。基本不影响糖脂代谢和体重。此药有胶囊、片剂和针剂三种剂型。针剂用于快速控制精神分裂症的兴奋、激越、冲动，疗效与氟哌啶醇注射液相当。常见不良反应有镇静作用，可引起嗜睡或睡眠失调，表现为入睡困难，昼间睡眠时间过长。

（9）帕利哌酮：为利培酮代谢物的有效成分，特点是起效迅速，每日一次服药，不良反应较少，有的病例可能出现和利培酮相似的不良反应，一般程度较轻。对改善患者的社会功能有一定作用。

（10）氨磺必利：具有独特的药理学特性，对精神分裂症阳性和阴性症状疗效较好，不良反应轻。

2. 继续治疗与维持治疗在急性期症状得到控制后，应继续使用抗精神病药物治疗，剂量维持时间目前尚无统一意见，但是近年来趋向于长时间用药，多数学者意见维持治疗不低于3年或5年，如果有复发的病史的患者应当长期用药。有关维持其治疗药物的剂量问题，争论的时间已经很久。选用第一代抗精神病药，其维持治疗的剂量可用急性期有效剂量的1/3～1/2。而第二代的维持治疗剂量就是急性期治疗的有效剂量。有的研究显示，在维持治疗期降低利培酮原用的有效剂量，复发率和再住院率都明显提高。可见维持治疗的药物剂量保持其急性期治疗量将减少患者病情的复燃与复发的概率。

维持治疗的目的在于减少复发或症状波动，有资料表明药物的维持治疗对预防本病的复发十分重要。有学者报道维持治疗三年的观察，发现抗精神病药物维持治疗组在预防复发上较安慰剂组高2～3倍。因间断治疗症状再现，恢复治疗后其疗效不如连续服药治疗。

在继续治疗与维持治疗阶段，对于有明显症状而拒绝服药，以及处于巩固疗效，预防复发的患者可使用长效针剂。长效针剂主要有：氟奋乃静癸酸酯、癸酸氟哌啶醇、哌泊噻嗪棕榈酸酯及棕榈酸帕利哌酮，这几种针剂均为每月注射一次。还有利培酮微球注射液，需要每月注射2次。另外，还有一种五氟利多片，可每周服用一次。

（二）心理治疗

除兴奋躁动、不合作的患者外，在精神分裂症的不同疾病阶段，均应配合药物给予心理治疗。

（三）工娱治疗

疾病恢复期及慢性期，要在药物维持治疗基础上，组织患者从事各种工娱治疗活动。

第六节　预后和预防

一、预后

对于某一具体患者，在最初发病时很难判断其预后。总体来讲，由于精神分裂症病因未明，缺乏有效治愈的方法，且具有慢性化倾向，预后较差。但是仍有一些因素会提示患者的预后。如：提示预后不佳的因素有以下几个方面。

1. 发病形式　发病急者预后较好，完全缓解的机会也较多。

2. 发病年龄　愈小，预后愈差。

3. 病前个性　强型性格预后较好，典型分裂个性者预后差。

4. 家族史　有阳性家族史者预后较差。

5. 症状特点　临床症状情感色彩丰富者预后较好。

6. 复发　次数愈多，预后愈差。

克雷丕林在建立"早发性痴呆"概念时，对本病转归结局的估计是悲观的，认为全部病例最终走向痴呆；布鲁勒命名为精神分裂症后，对预后结局的看法则较前乐观，他指出精神分裂症的转归结局，痊愈、轻度缺损、重度缺损、精神衰退各占1/4。近年来新型抗精神病药物的问世与广泛应用，改变了本病的病程及预后。那些发病后急骤进展、迅速出现精神衰退的病例已不多见，反复出现缓解，起病若干年后仍保持一定社会功能的患者数逐渐增多。

二、预防

对精神分裂症的预防，包含着两个内容，即预防发病和防止复发。

（一）预防发病

精神分裂症的发病与病前个性有密切关系。因此，幼儿期的心理卫生教育及个性锻炼，对去除发病因素有重要作用。

加强精神卫生科普宣传，提高人民群众的精神病常识，使精神分裂症能被早期发现，得到早期治疗。

优生优育，减少遗传因素对儿童的影响，以减少精神分裂症的发病率。如建议育龄期患者，处于症状活跃期时不宜生育等。

精神分裂症的一级预防尚未能实施以前，预防的重点应放在早期发现、早期治疗和预防复发上。

（二）预防复发

精神分裂症有明显复发倾向，经临床资料调查，导致复发的重要因素是患者不能按医嘱坚持服药。因此，反复向患者与家属强调维持治疗的重要性，说服动员患者坚持服药，是预防复发的重要措施。在维持治疗期间应当后续康复措施，以降低复发率，提高回归社会的机会。

另外，掌握患者复发前症状特点，及时调整治疗也是预防复发的有力措施之一。合理安排患者生活、学习，使患者过有规律的疗养生活，经常对患者做心理治疗，均对预防复发起积极作用。

微信扫码
◆临床科研
◆医学前沿
◆临床资讯
◆临床笔记

神经症

第一节　概述

神经症这一术语最早由英国医生 Cullen 于两个多世纪以前提出，在当时系指一大类无发热的躯体疾病，这与现在的神经症概念大相径庭。后来，美国创用了神经衰弱和精神神经症（神经官能症），欧洲则应用精神衰弱等名词来描述一类由心理因素导致的精神神经疾病。20 世纪初神经官能症在西方广为流传，至 20 世纪中叶才更名为神经症并逐渐确立了如下神经症的含义：神经症（neuroses）是一组精神障碍，主要表现为焦虑、抑郁、恐惧、强迫、疑病症状、分离症状、转换症状或各种躯体不适感以及精神活动能力下降、烦恼、紧张等症状。神经症起病常与心理、社会因素有关；患者病前大多具有一定的素质基础或个性特征；临床症状没有可证实的器质性病变或明显的神经系统病变作基础，并与患者的现实处境不相称；患者的现实检验能力未受损害，对疾病有相当的自知力，且社会功能保持相对完好；病程大多持续迁延，患者对存在的症状感到痛苦和无能为力，有较强的求治动机。

一、共同特征

神经症包括颇不一致的一组精神障碍，不仅临床表现不同，其致病因素、发病机制、病程预后及治疗方法也不尽相同。故很难用单一的或统一的理论模式予以阐明。但是这些不同的临床亚型却以一个共同的名称——神经症来命名，这是因为它们有以下诸多共同的特点。

（一）发病常与心理社会因素有关

大多数学者认为神经症的发病与心理社会因素有关。近几十年来，因社会工业化、人口城市化、居住稠密、竞争激烈、交通拥挤、社会动荡而导致的精神紧张日益普遍，这种精神紧张在神经症起病中的作用也日益突出了。

1. 生活事件　国内外许多有关生活事件的研究报告指出，神经症患者发病前，往往遭到比正常人更多的生活事件，并且这些事件多具有不符合主观愿望（负性），不可预期与不可控制的特点，容易造成严重的精神刺激，由此导致神经症的发病。俞绥娟对 84 例老年神经症患者进行生活事件量表调查得出同样结论，该组患者最近一年内有一种生活事件者 56 例（占 67%），两种以上生活事件者 28 例（占 33%），说明老年期神经症的发病与社会心理因素关系密切，负性生活事件如家庭失和、经济困窘、丧偶、人际关系紧张、慢性躯体疾病是常见诱因。刘金光对 240 位神经症患者的研究同样得出此结论，神经症患者在发病前一年内负性生活事件数目与严重程度均高于对照组（P<0.01）。谢蓓芳、林永清对 96 例神经症患者研究也认为生活事件是引起神经症的病因之一，并且其变化引起的应激强度，不仅取决于生活事件本身，更取决于个体对事件的认知评价和个体应对能力。因此，减少负性生活事件，提高个体应对能力，积极采取心理干预对策，对神经症的防治有着重要作用。张少平等的研究资料亦提示，在神经症患者中，各类生活事件及社会问题明显存在，有近半数以上（50.61%），其中家庭婚姻问题、亲人亡故、居丧、人际关系问题在神经症患中均极显著多于对照组（P<0.01）。庄希航研究 15 例神经症中 14 例有生活事件。总体上以紧张因素、经济问题发生频率较高。男性以紧张因素为多，其次为工作或学习问题；

而女性则以紧张、生活困难和结扎手术较多，这主要与男女性在社会家庭分别担任不同角色有关。

2. 社会因素　感觉与社会隔离可导致神经症的产生。个体很难脱离社会而单独生存下去。第二次世界大战期间曾在纳粹集中营中被长期拘役的幸存者几乎全部有焦虑、抑郁、紧张、失眠等神经症状，一个人单独迁移到一个完全陌生的社会中，是一种变相的社会隔离。他语言不通、感情无法交流，不适应当地的风俗习惯，便可产生许多适应不良的反应乃至神经症的症状，有人称之为"文化休克"（cul-tural shock）。近年来不少有关移民和难民的研究提供了这方面的证据。

现代文明的发展据说与神经症很有关联。一个原始部落和一个高度发达的文明社会之间，神经症的患病率是颇不相同的。林宗义在台湾的追踪调查表明，随着社会工业化的发展，神经症患病率明显上升。他发现神经症的患病率为 1.2%，十五年之后上升到 7.8%。台湾地区的四个少数民族患病率却仅是 0.8%。另一个引人注目的事实是社会文化背景影响着神经症的表现形式和亚型分布。一些学者认为情绪障碍在不发达社群多以躯体化症状表示，而较发达的社群则多以心理体验的方式表达。我国城市的神经衰弱多于农村，而农村的癔症则多于城市。我国的流行性癔症几乎只发生在边远山区。

社会阶层、经济状况、教育程度以及职业等与神经症有可能存在关联。一般认为从事高度紧张工作的人较易患神经症，如飞行领航员、火车调度员、闹市区公共汽车司机、话务员、急诊室和手术室的医务人员等。

3. 家庭因素　家庭是一个小社会，家庭是精神刺激的重要来源，也是社会支持的重要来源。家庭气氛与神经症的关系已经引起人们特殊的关注。在中国传统文化观念下形成的稳固的家庭结构和庞大的社会支持网是否是神经症过去少于现在、东方少于西方的原因之一，虽然尚待严格的研究去证实，但不良的家庭气氛确实能增加神经症的发生。王济中、周六枝调查发现神经症患者家庭亲密度、情感表达、独立性、成功性及娱乐性分值低于一般家庭。矛盾性、控制性分值高于一般家庭，表明家庭中缺乏爱心、情感表达受限或不当、专制、矛盾冲突、生活单调乏味、无成就感等对神经症的发生与发展有着一定的影响。国外也报道，神经症患者的父母较正常人的父母对子女缺乏情感温暖，并有过度的拒绝和过度保护。李相传，余西金，高华应用家庭环境量表中文版（family environment scale – chinese version，FES – CV）对 40 例神经症患者分组研究，结果为低文化组的母亲给子女营造的家庭环境表现为低亲密度、低情感表达和文化性差。也表明家庭环境对神经症的发生有影响。

父母教养方式是指父母在对子女实施教育过程中所通常采用的方法和形式。有研究显示，神经症患者与正常人比较，存在诸多不良的教养方式，认为父母教养方式与神经症的发病有一定关系。朱燕华等的研究发现，父母对子女采用严厉、惩罚、拒绝、否认和过分干涉的不良方式越多，则子女的学习成绩越差，消极的养育方式易使青少年形成人际敏感、抑郁、焦虑与不健康心理，是增加子女患神经症的危险因素。

4. 人际关系　董蓉、蔡晖对 305 例神经症患者发病原因分析得出：夫妻感情长期不和，上下级不和，家庭成员关系紧张，同事纠纷，共 165 例，占 53.18%；工作受挫，占 12.43%。孙彦杰等对 2 321 名各类人员的神经症患病率进行抽样调查，结果显示：同事关系和家庭关系紧张的神经症发病率是不紧张的近 3 倍，这是因为人际关系失和使人长期处于精神紧张状态。脑力疲劳，心理郁闷压抑，易导致神经症的发生。俞绥娟的调查中人际关系紧张 21 例：老年人自尊性很强，不愿听别人说人老没用，加上怀旧感，沉浸在年轻时的"辉煌"里把自己封闭起来。同时随着年龄的增长，心理适应能力下降，高级神经系统功能紊乱，内脏器官和免疫能力下降，社会应激源承受力差，如不能及时调适，会加深与他人之间的矛盾，激化人际关系。孙彦杰等对大学生神经症相关因素分析中也指出人际关系紧张是导致发病的一个诱因。

（二）患者常具有某种个性特征

异常性人格是导致神经症的一个重要因素。有许多学者认为，神经症患者在其病前有其人格问题。艾森克设计了一种问卷来测定神经质和内向性，发现神经质者易患神经症，外向者易患癔症，性格内向者易患焦虑症和强迫症。巴甫洛夫认为，神经类型属弱型的或强而不均衡的人，较易患神经症。且在神经类型弱型者中间，属于艺术型（第一信号系统较第二信号系统占优势）者易患癔症；属于思维型（第二信号系统较第一信号系统占优势）者易患强迫症；而中间型（两信号系统比较均衡）者易患神经衰弱。

当前，大量的研究表明，个体的人格特质对神经症的发病具有重要的影响，W. Meyer Gross 等认为：一个人是否患神经症至少一半取决于其人格。王惠梅、张冬梅、王鸿雁采用艾森克人格调查问卷（Eysenck personality questionnaire，EPQ）研究得出 N 值分值显著高于常模，提示神经症患者以癔症和焦虑性神经症为多。黄永新也利用 EPQ 得出神经质与总均分及所有的心理症状因子相关，精神质与总均分及少部分心理症状因子相关，内外向维度只与两个心理症状因子相关。且神经质与总均分的相关程度比精神质大，与人际敏感的相关程度比内外向维度大，与抑郁的相关程度比精神质、内外向维度大；而精神质与抑郁的相关程度比内外向维度大，与敌对、偏执的相关程度比神经质大。这说明神经质影响心理症状最大，精神质次之，内外向再次之。这与刘金光等得出的结论也是一致的。丁毅华等对 1 020 例 6 种神经症 MMPI（明尼苏达多相个性调查表）测查资料进行分析表明，神经症的基本人格倾向为神经质人格，如自我中心、过分要求、胆小依赖、天真幼稚、敏感多疑、情绪抑郁等。这说明神经症之间存在相对的人格差异。

简单概括，神经症患者具有如下性格特点：

（1）内向性格比较容易出现在神经症患者身上。

（2）神经症患者的劣等感强，他们不仅有劣等感，并且同时因为劣等感而感到处处不如人，并因此而痛苦。他们往往又不安于现状，往往还具有对抗心理和上进心，他们厌恶自己内向，自己不如别人，并想努力地克服自身的弱点，这样反而强化了他们的内心冲突，更增加了苦恼。因而，神经症患者不仅仅是有内向的性格，还具有一种极强的自我发展欲望。

（3）过分夸大自己的缺点和弱点，他们具有极强的完善欲，主观要求高，因而对自己的弱点和缺点也会尽力夸大，并因此而烦恼。

（4）感情理智：他们内向理智，总喜欢对自己的心身状况仔细地、有意识地做出分析，寻找产生的原因，也容易对自己感到不满。

（5）具有敏锐的感受性，他们更容易感到不安和痛苦。

（6）神经症患者没有反社会倾向，可以说他们不会成为罪犯。所以，他们是素质较好的人。

（7）神经症患者的性格相当复杂，而且易受到挫折。所以，他们不像正常人那样，接受某种刺激，并很快做出反应，同时也很快消失。他们往往对接受的信息进行大量的各种各样的处理，这样极易引起神经症样症状。

综上所述，可以看出病前的个性特征在神经症发病中的重要作用。甚至有人认为神经症是人格异常发展的结果，就是原有个性特征的显著化、极端化。但多数研究提醒我们，神经症不能简单地等同于个性异常或人格障碍。毫无疑问，具有某种特殊个性可能为神经症的发生提供了有利条件，但神经症不是特殊个性发展的必然结果，因为特殊个性并非神经症发生的必要条件和充分条件。大量临床事实证明，人格障碍与神经症是有区别的。前者是持续的人格特征，早年开始、相对固定，甚至持续终生，在同一个体，没有明显的人格异常和人格正常的相互交替；而后者有起病、发展和结局的疾病过程，在同一个体，患病与健康两个阶段明显不同。前者多给别人增加麻烦，且无自知之明；后者多给自己制造痛苦，因而寻求解脱。

（三）症状没有相应的器质性病变作基础

当各种神经症性症状或其组合见于感染、中毒、躯体疾患、内分泌或代谢障碍和脑器质性疾病时，我们称之为神经症样综合征，而不能诊断为神经症。由此看来，神经症被认为是一种功能性的精神障碍。功能性精神障碍与器质性精神障碍在精神医学领域里是一对常用的概念。后者是指一组由脑变性、脑血管病、颅内感染、颅脑创伤、颅内肿瘤、癫痫，或全身性感染、中毒、躯体疾患、精神活性物质直接引起的大脑功能紊乱（而不是个体对这些躯体疾病的心理反应）。而所谓"功能性精神障碍"则是指根据目前的科学技术水平，还不能发现肯定的相应的病理学和组织形态学改变的精神疾患。其实，这种区分只相对的、有条件的和权宜性的。很难设想，存在着没有物质变化的功能变化。随着科学技术水平的不断发展，随着对精神活动认识的不断深入，随着检测手段的不断进步，我们可以从细胞水平、分子水平乃至更深的层次去研究脑的功能，可望在超微结构方面有所发现，而所谓"功能性精神障碍"一族，将会日渐缩小，终至瓦解。

（四）社会功能相对完好

社会功能是指个体的生存能力、学习／工作能力以及人际交往的能力。神经症患者的社会功能相对完好可以从两个不同的角度去理解。

一是相对重性精神病而言，神经症患者的社会功能是完好的。因为他们基本上能生活自理、坚持学习、坚持工作，同时，他们的言行通常都保持在社会规范所允许的范围之内。

二是与正常人相比，神经症患者的社会功能只是相对完好，虽然他们能坚持学习、工作或与人交往。但是很吃力、效率低、适应性差，因而需要治疗。

（五）自知力充分

在精神医学中，自知力的评定仅限于对自身精神障碍的认识。精神病患者的自知力大都受到损害，自知力的变化是精神病病情评估的一个重要指标。神经症患者的自知力是充分的，他们的现实检验能力通常不受损害，他们不仅能识别他人的精神状态是否正常，并且也能正确判断自身体验中哪些属于病态，因此他们有痛苦感，有改变现状的求治要求。在这里，是否"承认"自己有病并不重要，因为出于某种利害关系（例如担心名声受影响），患者可能会否认医生做出的诊断。即使他们对医生的判断并不"心悦诚服"，甚至否认有病，只要他们仍有主诉症状，只要他们有极力摆脱症状的强烈要求，就可视为自知力的存在。自知力良好，现实检验能力存在，行为在社会许可的范围内，可被周围的人所理解，有强烈的求治愿望。

二、分类

随着研究进展，传统的神经症的概念和内涵正在发生着变化。我国的《中国精神疾病分类方案与诊断标准（CCMD）》、世界卫生组织（WHO）的《国际疾病分类（ICD‑10），精神与行为障碍》以及美国精神病协会（APA）的《精神障碍诊断与统计手册（DSM‑Ⅳ）》都分别对神经症进行了系统分类。

（一）APA 的 DSM 系统

美国有关神经症分类演变的步伐最快，动作最大。DSM‑Ⅳ中焦虑障碍和躯体形式障碍依然各自独立，其亚型也更完善。在接近神经症内容的焦虑项下不仅包含惊恐障碍（PD）、社交焦虑障碍（SAD）、强迫症（OCD）及广泛性焦虑障碍（GAD），还纳入了创伤后应激障碍（PTSD）等5种亚型。

（二）WHO 的 ICD 系统

由于 ICD 系统是一个国际分类系统，它必须照顾到世界各国的分类情况，尽管在神经症的分类中或多或少接受了美国的分类观点，但还是有一些折中。现行的 ICD‑10 中神经症已不作为一个独立的疾病单元，不过还有其影子，癔症的术语则被废除了。ICD‑10 建立了一类"神经症性、应激相关的及躯体形式障碍"，这一大类障碍大多与心理因素有关。其下亚型分为：恐怖（惧）性焦虑障碍、其他焦虑障碍（包含惊恐障碍和广泛性焦虑障碍）、强迫性障碍、严重应激反应及适应障碍、分离（转换）性障碍、躯体形式障碍（SFD）和其他神经症性障碍（包括神经衰弱）

（三）我国的 CCMD 系统

我国当前应用的是 2001 年版的《中国精神疾病分类方案与诊断标准（第3版）（CCMD‑3）》，其中保留了神经症的疾病分类单元，其下分5种临床亚型，即焦虑症、恐惧症、强迫症、躯体形式障碍和神经衰弱。我国这一分类变化采取了比较谨慎和传统的态度。早先 CCMD‑2 及修订版 CCMD‑2‑R 有关神经症的分类涵盖范围更广更杂一些，还包括抑郁神经症、器官性神经症、疑病症及癔症等。现根据国际上的分类趋势，将癔症从神经症中独立出来，但保留其名称；作为独立疾病诊断单元，抑郁性神经症视作轻性抑郁症（恶劣心境），归为抑郁症的亚型；而把器官性神经症和疑病症等归并在新建立的躯体形式障碍项下。

本章将按照 CCMD‑3 的分类对神经症各亚型及癔症进行逐一阐述。

第二节　抑郁障碍

抑郁障碍（depression disorders）是一种常见的精神障碍，以显著而持久的心境低落为主要临床特征，典型的抑郁心境表现为心境低落、思维迟缓、行为减少的"三低"症状，在心境异常的同时，躯体生理症状也非常常见。抑郁障碍是具有患病率高、自杀率高、致残率高等特征的全球性疾病。轻者可对社会产生一些负性生活事件的异常反应，社会功能损害轻；重者则可成为严重的复发性甚至慢性的功能致残性精神疾病。

【病因和发病机制】据目前的科研和临床证明，生物、心理与社会环境等诸多方面因素参与了抑郁症的发病过程。生物学因素主要涉及遗传、神经生化、神经内分泌、神经再生等方面，与抑郁症关系密切的心理学易患素质是病前性格特征，如抑郁气质。成年期遭遇应激性的生活事件，是导致出现具有临床意义的抑郁发作的重要触发条件。然而，以上这些因素并不是单独起作用的，目前强调遗传与环境或应激因素之间的交互作用以及这种交互作用的出现时点在抑郁症发生过程中具有重要的影响。

【诊断与鉴别诊断】

1. 临床表现

（1）心境低落：表现为显著而持久的情感低落，抑郁悲观。轻者闷闷不乐、无愉快感、兴趣减退，重者痛不欲生、悲观绝望、度日如年、生不如死。典型病人的抑郁心境有晨重夜轻的节律变化。在心境低落的基础上，病人会出现自我评价降低，产生无用感、无望感、无助感和无价值感，常伴有自责自罪，严重者出现罪恶妄想和疑病妄想，部分病人可出现幻觉。

（2）思维迟缓：病人思维联想速度缓慢，反应迟钝，思路闭塞，自觉"脑子好像是生了锈的机器""脑子像涂了一层糨糊一样"。临床上可见主动言语减少，语速明显减慢，声音低沉，对答困难，严重者交流无法顺利进行。

（3）意志活动减退：病人意志活动呈显著持久的抑制。临床表现行为缓慢，生活被动、疏懒，不想做事，不愿和周围人接触交往，常独坐一旁，或整日卧床，闭门独居、疏远亲友、回避社交。严重时连吃、喝等生理需要和个人卫生都不顾，蓬头垢面、不修边幅，甚至发展为不语、不动、不食，称为"抑郁性木僵"，但仔细精神检查，病人仍流露痛苦抑郁情绪。伴有焦虑的病人，可有坐立不安、手指抓握、搓手顿足或踱来踱去等症状。严重的病人常伴有消极自杀的观念或行为。消极悲观的思想及自责自罪、缺乏自信心可萌发绝望的念头，认为"结束自己的生命是一种解脱""自己活在世上是多余的人"，并会使自杀企图发展成自杀行为。这是抑郁症最危险的症状，应提高警惕。

（4）认知功能损害：表现为近事记忆力下降、注意力障碍、反应时间延长、警觉性增高、抽象思维能力差、学习困难、语言流畅性差、空间知觉、眼手协调及思维灵活性等能力减退。认知功能损害导致病人社会功能障碍，而且影响病人远期预后。

（5）躯体症状：主要有乏力、食欲减退、体重下降、身体任何部位的疼痛、性欲减退等。躯体不适的体诉可涉及各脏器，如恶心、呕吐、心慌、胸闷、出汗等。自主神经功能失调的症状也较常见。睡眠障碍主要表现为早醒，一般比平时早醒 2～3 小时，醒后不能再入睡，这对抑郁发作具有特征性意义。有的表现为入睡困难，睡眠不深；少数病人表现为睡眠过多。体重减轻与食欲减退不一定成比例，少数病人可出现食欲增强、体重增加。

2. 辅助检查　完善颅脑核磁共振、脑电图、甲状腺功能、内分泌检查等实验室检查，心理测试评定工具：HAMA、HAMD、SAS、SDS、SCL-90、MMPI 及神经心理测验，有助于诊断。

3. 诊断要点　抑郁症的诊断主要应根据病史、临床症状、病程、体格检查及相关心理测试结果，一般可以做出明确诊断。

4. 诊断标准　目前国际上通用 DSM-5 诊断标准：在同一个 2 周时期内，出现与以往功能不同的明显改变，表现为下列 5 种以上，其中至少 1 项是（1）心境抑郁或（2）丧失兴趣或乐趣。症状的诱因不可归为一般躯体疾病。

（1）每天大多时间存在心境抑郁。

（2）明显的丧失兴趣和乐趣。

（3）显著的体重下降或增加。

（4）失眠或嗜睡。

（5）精神躁动或迟滞。

（6）虚弱或精力不足。

（7）感觉没有价值感或过度自责。

（8）思考能力减弱。

（9）反复想到死亡。

5. 鉴别诊断

（1）继发性心境障碍：脑器质性疾病、躯体疾病、某些药物和精神活性物质等引起的继发性抑郁障碍，与原发性抑郁症鉴别要点：①前者有明确的器质性疾病或服用某种药物或精神活性物质史，体格检查有相应的阳性体征，实验室检查及其他辅助检查有相应的指标改变；②前者可出现意识障碍、遗忘综合征及智能障碍；③前者的抑郁心境可随着原发病的波动而波动。

（2）精神分裂症：精神分裂症的早期常出现抑郁症状，或精神分裂症恢复期出现抑郁发作；其鉴别要点：①精神分裂症的抑郁症状是以思维障碍和情感淡漠为原发症状，抑郁症是以心境低落为原发症状；②精神分裂症的思维、情感、意志行为等精神活动时不协调的；③精神分裂症病情未发作性进展，缓解期常有残留精神症状或人格缺损；抑郁症的病程是间歇发作性的，间歇期基本正常。

（3）心因性精神障碍：创伤后应激障碍常伴抑郁，其鉴别要点：①心因性精神障碍常在严重的、灾难性的、对生命有威胁的创伤性事件后出现的以焦虑、痛苦为主，无晨重夕轻的节律改变。②前者精神运动性迟缓不明显，睡眠困难为入睡困难，多有与创伤有关的噩梦、梦魇，常有重新体验到创伤的事件、反复闯入性回忆现象。

【治疗】

1. 治疗目标　抑郁发作的治疗要达到三个目标：提高临床治愈率，最大限度减少病残率和自杀率，关键在于彻底消除临床症状；提高生存质量，恢复社会功能；预防复发。

2. 治疗原则

（1）个体化治疗。

（2）剂量逐步递增，尽可能采用最小有效量，使不良反应减至最少，以提高服药依从性。

（3）足量足疗程治疗。

（4）尽可能单一用药，如疗效不佳可考虑转换治疗、增效治疗或联合治疗，但需要注意药物相互作用。

（5）治疗前知情告知。

（6）治疗期间密切观察病情变化和不良反应并及时处理。

（7）积极治疗与抑郁共病的其他躯体疾病、物质依赖、焦虑障碍等。

3. 药物选择

（1）选择性5-羟色胺再摄取抑制药（SS-RI）：代表药物氟伏沙明（每日100～300mg），帕罗西汀（每日20～60mg），氟西汀（每日20～60mg），舍曲林（每日50～200mg），艾司西酞普兰（每日5～20mg）和西酞普兰（每日20～60mg），早晨服用。需要从小剂量开始给药，以避免药物的初始敏感性。

（2）5-羟色胺和去甲肾上腺素再摄取抑制药（SNRI）：代表药物文拉法辛（每日75～225mg）和度洛西汀（每日60～120mg）。

（3）去甲肾上腺素和特异性5-羟色胺能抗抑郁药（NASSA）：代表药物米氮平每日15～60mg。

（4）三环类抗抑郁药：可作为一线药物，较多选用丙米嗪（每日50～300mg），可从小剂量每日12.5mg开始，逐渐加量，大多数病人日用量至少在每日150mg以上才见效。氯丙米嗪（每日95～200mg）也可使用，也要从小剂量开始。

（5）其他：四环类抗抑郁药和单胺氧化酶抑制药。

4. 心理治疗　常用的方法：支持性人际治疗、认知治疗、行为治疗、人际心理治疗、婚姻和精神动力学治疗等，帮助病人识别和更正认知歪曲，矫正病人适应不良性行为，改善病人的人际交往能力和心理适应能力，从而能减轻病人抑郁症状，调动病人积极性；其中对抑郁发作的疗效已经得到公认。

5. 电抽搐（MECT）治疗　有严重消极自杀企图的病人及使用抗抑郁药治疗无效的病人可采用改良电抽搐治疗。电抽搐治疗后仍需用药物维持治疗。

6. 重复经颅磁刺激（rTMS）　也是一种常见的治疗方法，主要适用于轻中度的抑郁发作。

【临床体会】

1. 随着诊断分类标准的修订，现已将抑郁状态、神经性抑郁症等病统一在抑郁障碍中，临床上仅将抑郁发作在 2 周以内者诊断为抑郁状态。

2. 抑郁障碍是一种具有患病率高、自杀率高、致残率高等特征的全球性疾病，轻者可影响病人的心身健康、社会交往、职业能力及躯体活动；重者可出现自杀、自伤，甚至杀害他人等危险行为；对个体的生活质量及全社会的影响不容忽视。

3. 对社会上的高危人群进行筛查，能够及时发现前驱期病情的抑郁症病人，尽快介入心理及社会干预，尽早进行必要的临床治疗可改善预后，提高病人的治愈率。

4. 抑郁障碍药物治疗要全面考虑病人的症状特点、年龄、躯体状况及药物的耐受性，做到因人而异的合理化用药。

5. 尽可能单一用药，在足量足疗程前提下，当换药仍无效时，可考虑应用 2 种不同作用机制的抗抑郁药物联合使用。

6. 药物剂量宜从小剂量开始逐步递增，尽可能采用最小的有效剂量，以减轻药物的不良反应，提高病人的诊疗依从性。

7. 目前我国临床一线的推荐用药为新型的抗抑郁药，如 SSRIs、SNRIs、NASSAs 等类型药物，临床一线的常见用药有舍曲林、艾司西酞普兰、西酞普兰、帕罗西汀、氟西汀、氟伏沙明以及文拉法辛、度洛西汀等药物。

8. 心理应激因素在本病发病过程中起到重要作用，因此，在药物治疗的基础上，辅以心理治疗，可以取得更佳的疗效。

9. 要积极治疗与抑郁共病的焦虑障碍、躯体疾病及物质依赖等疾病。

第三节　恐惧症

恐惧症，是对某一特定物体、处境或人际活动产生持续的、强烈的恐惧与紧张不安，通常伴有脸红、气促、出汗、心慌、颤抖、血压变化、恶心、无力，甚至昏厥等一系列自主神经系统的症状。虽明知所害怕的客体和处境并无危险，知道自己的情绪反应是过分的或不应该的、不合理的，但仍无法防止或控制。为了避免这种情况的发生，患者采取极力回避的行为，而这种行为不可避免地直接影响了患者的生活和工作，使他们的社会功能受到一定程度的损害。

CCMD -3 诊断标准为：

（1）符合神经症的诊断标准。

（2）以恐惧为主，须符合以下 4 项

1）对某些客体或处境有强烈恐惧，恐惧的程度与实际危险不相称。

2）发作时有焦虑和自主神经症状。

3）有反复和持续的回避行为。

4）知道恐惧过分、不合理，或不必要，但无法控制。

（3）对恐惧情境和事物的回避必须是或曾经是突出症状。

（4）排除焦虑症、精神分裂症、疑病症。

恐惧症包括 3 种类型：单一恐惧症、场所恐惧症和社交恐惧症。

一、单一恐惧症

（一）定义

单一恐惧症，又称特定恐惧症。是指一种对特定事物产生持续、过度的、不合理的恐惧。这种恐惧与实际危险或威胁不相符合。患者为此苦恼并进而影响患者社会功能。

（二）流行病学

大部分的人都有对各种各样事物害怕的情绪。有研究发现对蛇的恐惧和恐高症排在第一和第二位。特定恐惧症起始于儿童，大多数 12 岁之前起病，发病年龄与恐惧的类型有关，动物恐惧症起病于 7 岁，血液恐惧症平均在 9 岁，拔牙恐惧症大约在 12 岁，幽闭恐惧症平均发病年龄为 20 岁。女性多于男性，男女之比为 1:2.3。恐高症是一个例外，男女发生率接近。美国同病率调查（national comorbidity survey，NCS）显示，终生患病率为 11.3%。无种族差异。

尽管恐惧症会影响患者的社会和生活功能，但是只有很少数非常严重的患者才来就诊。因为这些人经常有办法避免恐惧症。一旦一个人得了恐惧症，那么，他将一辈子对这种事物感到恐惧（恐惧症是长期过程）。

（三）病因

1. 创伤性事件　患者在首次发病前可能会有某种精神刺激因素，资料表明有近三分之二的患者都主动地追溯到与其发病有关的某一事件。条件反射学说认为患者遭遇到某一恐惧性刺激时，当时情景中另一些并非恐惧的刺激（无关刺激）也可能同时作用于患者大脑皮质，两者作为一种混合刺激形成条件反射，所以今后重遇这种情景，即便是只有无关刺激，也能引起强烈的恐惧情绪。如美国学者华生曾运用条件反射形成的原理使一个原来不怕兔子的儿童产生了对兔子的恐惧，后来又用条件反射消退的原理使该儿童恢复正常。然而有部分患者，并无曾受恐吓的经历，还有些患者恐惧的对象时常变换，这些都是条件反射学说难以解释的。

很久以来，我们一直认为绝大多数的恐惧症是由于过去一件非同寻常的创伤性事件引起的。例如，如果你过去被狗咬过，你就会产生对狗的恐惧症。但我们现在知道，情况并不总是这样。虽然个体的直接经历（direct experience）是引起恐惧症的一个原因，但至少还有其他三方面的原因：对在某种特定情况下的恐慌发作经历；看到别人极度恐慌的经历；被别人告知的恐怖经历。

（1）恐慌发作经历：一些研究显示，恐惧症在刚刚开始发生的时候，并不一定是要对现实的危险产生机体真实的反应。例如，Munjack 对患有驾驶恐惧症的人进行了研究。他注意到，大约有 50% 的驾驶恐惧症患者在某次开车的时候突然感到一种莫名其妙的恐慌，觉得马上要失去控制撞上公路上其他人的车。自此就患上了驾驶恐惧症。

（2）看到别人极度恐慌的经历：我们也能通过替代方式学会恐怖。看到别人受伤的经历或是感到强烈的恐惧，足以对旁观者产生恐怖心理。Ost 描述了一次产生牙医恐惧症的经历。一个小男孩坐在学校牙医办公室外的休息室里等着，他的一个朋友正在接受治疗。虽然他看不清楚，但他能够很清楚地听见治疗室里传来的声音。里面的男孩因为疼痛而突然移动，造成牙钻损伤了他的面颊。坐在休息室里的小男孩听到后突然跳起来逃出门外，从此他便患了严重而持久的牙医恐惧症。

（3）被别人告知的恐怖经历：有的时候，再三被警告有潜在的危险时，也会使一些人产生恐惧症。Ost 描述了一名有严重的蛇恐惧症的妇女，她一生中从来没有见到过蛇。她在成长的过程中，反复被强调在草丛中的蛇是很危险的。所以为了提防蛇，人们提醒她穿上长筒靴。结果，她即使是在街道上行走的时候也穿起了长筒靴。

2. 人格因素　前人认为患者病前性格多为胆小、羞怯、被动、依赖、高度内向、容易焦虑、恐惧、并有强迫倾向等。如果自小就受到母亲过多的保护，成人之后，也容易发生恐惧症。有研究支持这些观点。恐惧症的发生，除有引发恐惧、紧张、不安反应的事物、情境、生活经历等病原物因素外，还与患者的个性心理特征有关。许多患者的个性心理特征，表现为自制力差、内向、腼腆、内心体验深刻、胆小怕事、怯懦、顺从、缺乏自信、孤独、优柔寡断、依赖、爱回避问题、不敢面对问题、爱面子、具有较强的羞耻心等。恐惧症是这些个性心理特征与不良的社会生活经验结合的结果。

3. 遗传因素 有证据表明，单一恐惧症具有较明显的家族聚集性。有人调查了50对同卵双生子和49对异卵双生子，了解双生子是否同患空间恐惧、小动物恐惧、社交恐惧、混合恐惧及疾病恐惧。结果发现同卵双生子比异卵双生子的恐惧同病率要高，提示遗传因素有一定影响。但也有研究并不完全支持遗传因素在恐惧症的发病中有何特殊作用，认为家族聚集性并不只是意味着遗传倾向，因为共同生活的经验以及相同的环境因素，也可能起着重要的致病作用。

4. 生理因素 当然，只有害怕的经历这一因素本身并不会产生恐惧症。有人发现恐惧症患者的神经系统的警醒水平增高，这种人很敏感、警觉，处于过度觉醒状态。其体内交感神经系统兴奋占优势，肾上腺素、甲状腺素的分泌增加。但这种生理状态与恐惧症的因果关系尚难分清。要知道，当紧张焦虑的时候，我们总是预见所害怕的事情要发生，结果就会尽量回避参与这种事情有可能会发生的场合。

5. 社会文化因素 在全世界范围内，绝大多数的社会中男性显示恐惧或是患上恐惧症都是不太容易被接受的。所以，大多数求治的患者都是女性。

中国文化中有一种特殊恐惧心理叫"怕冷"，有时候称为寒冷恐惧症（frigo phobia）或是"对寒冷的恐惧"。怕冷只能在中国传统观念中被理解。因为中国文化中有"阴"和"阳"的概念（Tan，1980年）。中医理论认为，人体必须阴阳调和才能保持身体健康。阴是指生命中冰冷、黑暗、风寒和消耗精力的方面。

（四）临床表现

现实生活中，每个人都会或多或少地害怕某种东西，但过后情绪就会平复。而恐惧症患者首先从程度上要严重得多，有时患者对别人都不害怕的事物感到恐惧，出现自主神经的症状，如心慌、出汗、气促、尿频、尿急、面色苍白或面色通红等。其次，通常患者为了躲开恐惧的客体，而采取明显的回避行为，进而会显著影响其日常生活。再次，患者能意识到自身的问题，尽管他们其中很少有人到医院就诊。最后，单一恐惧症的症状比较恒定，多只限于某一特定对象。但在部分患者，却可能在消除了对某一物体的恐惧之后，又出现新的恐惧对象。

常见的恐惧类型有：

1. 动物恐惧症 对某种动物或昆虫产生恐惧，并严重影响了人们日常社会生活时称为动物恐惧症。是最常见的单一恐惧症。例如，有些患者因为害怕蛇或老鼠，所以根本不敢阅读杂志，因为他们所感受到的恐惧心理与我们日常对这些动物的反感情绪不一样。

2. 流血－注射－外伤型恐惧症 这种类型的恐惧可见于至少5%的人群。大部分患者害怕与血液、注射和损伤有关的情境，如看牙科医生、缝针及其他的医疗操作等。流血－注射－外伤型恐惧症的患者在其心理反应上异于其他类型的恐惧症。通常患者的交感神经系统活动性增强，血压升高，但流血－注射－外伤型恐惧症患者心率和血压显著下降，最后出现晕厥。这是因为流血－注射－外伤型恐惧症的家族性要比其他类型恐惧症障碍强得多。放该类恐惧症的患者会将其对血液、外伤或者注射的强烈的血管迷走神经反应遗传给后代，这些都会造成血压下降和晕厥的倾向。

3. 自然环境恐惧症 最典型的自然环境恐惧症是对高度、暴风雨和水的恐惧。事实上，这些事物大部分有其危险的一面，所以对它们轻度或中度的恐惧心理是生存的需要。如果它们只是短暂的，那么就绝对不是恐惧症。恐惧症必须是长久而持续的，而且严重影响患者生活的各个方面。高空和深水恐惧症导致了患者不敢坐船，也不敢到深山里去避暑，因为那里常常有暴风雨。

4. 其他类型的恐惧症 恐惧症的其他类型数量众多。例如如果患者因为害怕得某种疾病，整天千方百计地避免与这种疾病接触，那么，他也许患有疾病恐惧症（illness phobia）。如果这种恐惧以极为严重的形式发生，那么疾病恐惧症的患者就会丧失其社会能力，因为他们会尽量避免和其他人接触，从来不到公共场合去，担心自己会感染上疾病。随着艾滋病的流行越来越严重，这种疾病恐惧症也越来越常见。很多人毫无理由地相信自己得了艾滋病，尽管艾滋病病毒检测的结果是阴性。因为害怕得艾滋病，他们避免去公共场所，而且绝对不和陌生人进行任何形式的接触。

（五）病程与预后

开始于儿童期的恐惧随着年龄增长倾向于自然消退。当症状持续到成年或较晚发病者，常常发展为慢性，但一般不会引起严重的功能损害。给予恰当的心理治疗，患者可以克服他们的恐惧和回避行为。但是有关特定恐惧症患者的自然病程以及长期预后的资料还比较少。经过治疗有改善的患者，一般不会再复发。

（六）诊断与鉴别诊断

1. 诊断　特定恐惧症害怕的对象常限于一个或少数特殊物体、情境或活动，患者总是尽可能地回避恐惧情境，这种害怕和回避的程度妨碍了他们的生活，或引起明显的苦恼。当不接触或不想到恐惧情境时，则无焦虑反应。颇具特殊性，一般诊断不难。

CCMD -3 的诊断标准为：

（1）符合恐惧症的诊断标准。

（2）害怕对象是场所恐惧和社交恐惧未包括的特定物体或情境，如动物（如昆虫、鼠、蛇等）、高处、黑暗、雷电、鲜血、外伤、打针、手术，或尖锐锋利的物品等。

（3）排除其他恐惧障碍。

2. 鉴别诊断

（1）正常人的恐惧情绪：正常人对毒蛇、猛虎人皆惧之；对黑暗、旷野、闪电雷鸣、居高临渊，人人都有不安全感；儿童妇女中害怕蜘蛛的也为数不少。如不加以区别，特定恐惧症的诊断势必移扩大化。因此，恐惧的程度与实际危险是否相称，症状是否严重及有无回避行为是鉴别的要点。症状所谓严重，是指患者感到强烈的难受，伴有明显的自主神经反应，以致明显影响正常生活。

（2）社交焦虑障碍：对某种情境和活动的回避是由于害怕丢脸或别人的负性评价，而不是害怕社交场合本身，只是害怕在这种情境中会产生的后果。

（3）惊恐障碍（伴或不伴有场所恐惧）：惊恐障碍和特定恐惧症都可有惊恐发作，或对某些特定情境的回避行为，鉴别有一定困难。惊恐障碍患者首次惊恐发作通常是不可预知突然发生的，随后回避这些场合是害怕再次惊恐发作。特定恐惧症患者通常是面对恐惧情境，或预期要与这些情境有接触时出现惊恐发作。伴有场所恐惧的惊恐障碍与特定恐惧症鉴别有以下几点可以参考：①害怕的焦点；②怕惊恐发作的类型和发作次数；③回避情境的数量；④伴发焦虑的程度。一般认为，典型的特定恐惧症患者非常清楚他的害怕对象，比伴有场所恐惧的惊恐障碍惊恐发作次数少，没有自发的惊恐发作，只是回避可以碰到恐惧刺激的场合，伴发的焦虑反应较轻。另外有些患者惊恐障碍和特定恐惧症共同存在。

（4）强迫症：强迫症的强迫性恐惧源于自己内心的某些思想或观念，害怕失去自我控制，并非对外界事物恐惧，害怕和回避特定活动和事物以避免害怕的后果（如避免用锋利的刀是预防有刺伤人的冲动）。

（5）创伤后应激障碍：创伤后应激障碍的患者回避和创伤事件有关的特定情境或事物是为了预防再度体验创伤性事件，常伴有抑郁等负性情绪。

（6）疑病症：疑病症是指患者对自身的健康状况或身体某一部位的功能过分关注，怀疑患了某种疾病，顾虑与其实际健康状况不符，医生的解释和客观检查结果，常不足以动摇其固有成见。疑病症总认为自己的怀疑担忧是合理的，因而对医生持怀疑态度。恐惧症则认为这种恐惧不必要，只是无法摆脱，故求助于医生以解脱困境。更主要的鉴别在于恐惧症所害怕的是患者身体以外的客体，而疑病症所担心的则是自身。

（七）治疗

大多数特定恐惧症常常不引起严重的功能损害而未给予治疗，因为大多数特定的恐惧情境很容易回避。即使症状很严重并明显影响正常活动，认知行为治疗和教育仍可以产生良好的效果。

1. 心理治疗

（1）暴露疗法：单一恐惧症的主要治疗方法是行为治疗的暴露法。通常治疗后患者的恐惧的强度和伴随的社交障碍都可得到很大改善，但很少能使恐惧完全消失，结果主要有赖于必要的反复长期练习。

让患者重复逐级暴露于恐惧情境，直到面临情境不再恐惧。如对狗恐惧的患者，可以先看狗的照片，然后在离开 10m 的地方观看放在笼子里的狗，逐渐移近，直至最终可以触摸狗。暴露次数越多效果越好，可以 1 周几次，每次可超过 2 小时。该治疗必须是在治疗者的严密监控下进行。因为如果一个人单独进行暴露治疗，往往使治疗进程进展得太快太强，反而会增加恐惧症的严重性。

对有流血 - 注射 - 外伤恐惧症的患者来说，因为他们常常伴随晕倒的情况，所以暴露训练必须遵守循序渐进的原则。患者在暴露训练中必须保持多个肌肉群的紧张，以维持足够的血压来完成这种训练。

（2）认知治疗：包括学会识别自己的焦虑想法，并用更加现实的想法取代。例如确信飞机会失事的患者可以用一些数据来证明。

（3）一般心理治疗：对患者进行放松训练、心理教育、保证、支持和帮助。让患者了解治疗的主要目的是减轻害怕和恐惧性回避，增强治病的信心。

另外，如果患者的害怕情绪还有其他意想不到的恐慌发作，那么，针对恐慌心理进行的治疗就会有助于对恐惧症的治疗。家庭成员也往往可参与治疗。其目的是可以帮助建构训练内容，并改变他们对患者的焦虑的反应。

2. 药物治疗　药物治疗特定恐惧症的研究很少，大多数认为药物治疗不是恰当的选择。但是一些初步研究表明，选择性 5 - HT 再摄取抑制药，如氟西汀和帕罗西汀，或抗焦虑药物，如地西泮等，可能对某些特定恐惧症患者有效，如与飞行有关的恐惧症。但从长远看来，药物治疗不能代替心理治疗。有惊恐发作者，应同时给予抗惊恐药物治疗。有些患者因即将从事某些重要事务，但由于恐惧而难以进行时才前来寻求帮助，可以短期应用苯二氮䓬类药物，目的是尽快缓和（或）消除焦虑症状，可以选择起效快，体内清除快的药物。除非绝对必要，不要服用镇静药。同时向患者说明，短暂服用苯二氮䓬类药物不是用来治疗特定恐惧症，而是用来临时缓解焦虑症状。

二、社交恐惧症

（一）定义

所谓社交恐惧症，是指当患者因进入社交活动中感到害羞、局促不安、结巴、脸红耳赤、无所适从、怕成为别人取笑的对象，从而产生不敢在人们的注视下操作、书写或进食；害怕与人近距离地相处，害怕参加以自己为中心的活动；不敢当众演讲，不敢与重要人物谈话等行为。他们并没有牵连观念，对周围现实的判断并无错误。只是不能控制自己不合理的情感反应和回避行为，并因而苦恼。患者恐惧的对象可以是生人，也可以是熟人，甚至是自己的亲属、配偶。较常见的恐惧对象是异性、严厉的上司和未婚（夫）妻的父母等。

（二）流行病学

社交恐惧症多起病于青春期，平均发病年龄在 15 ～ 18 岁。25 岁以后发病不常见。有多种多样表现形式，除个别患者外，症状只出现在和别人在一起的时候，而在独处时没有恐惧症状。男女发病率相近，而就诊于精神卫生机构的患者中男性多于女性，与低教育、低收入、低社会地位有关。社交焦虑障碍（SAD）的患病率各文献报道相差很大，美国同病率调查（national comorbidity sur-vey. NCS）显示，终生患病率为 13.3%，仅次于重性抑郁症和酒精依赖。瑞士 Wacher 等人研究 SAD 终生患病率为 16.1%。Furmark 等人研究其总时点患病率为 15.6%。其患病率悬殊的原因可能是诊断标准的差异，回避型人格障碍诊断的扩大，研究方法和时间段选定的差异等。SAD 的患病率无种族差异。

（三）病因

SAD 的发病与许多因素有关，包括遗传因素、环境因素、教养方式、父母影响、认知因素等。遗传和环境因素可能与 SAD 病因的关系更为密切，而神经生物学和心理因素与 SAD 的病理生理机制和治疗的关系更为密切。绝大多数的 SAD 模型认为生物学因素和心理易感因素之间存在着交互作用。目前认为，SAD 病因尚未明确，各种因素相互作用，相互影响，共同起作用。

1. 遗传因素　Kendler 等在美国一项大样本女性双生子研究显示，SAD 单卵双生子同病率为 24.4%，双卵双生子同病率为 15.3%，遗传度估计为 30%。Jerome Kagen 等研究表明，一些婴儿生下来就有一种气质或者是易于压抑和害羞的特征，具有这种特征的婴儿在接受玩具或者其他普通刺激的时候，表现得更加容易焦虑、易哭。现在已经有证据表明，过分压抑自己行为的人有更大的概率产生社交恐惧症的行为。

2. 神经生物学因素　有研究发现，社交恐惧症患者在面对愤怒的面孔时，其杏仁核的活动水平会高于正常人（Stein, Golden, Sareen, Zorrilla, BroWn, 2002 年）。对 SAD 患者基底神经节和纹状体变化的神经影像学研究，提供了这些区域有多巴胺功能障碍的初步证据。神经解剖学发现，中枢神经系统 4 个主要的多巴胺通路中，大脑皮质和中脑边缘（纹状体腹侧、伏隔核）通路障碍与 SAD 关系密切，而漏斗结节和黑质纹状体通路较为次要。Tiihonen 等利用 123I 标记的可卡因类似物通过 SEPCT 检测发现，SAD 患者比正常对照的纹状体内多巴胺回吸收位点密度减低。

3. 家庭 - 教养方式因素　社交恐惧的父母向孩子传达一种负性社交体验，而不能向孩子灌输积极的社交经验。社交焦虑的父母对孩子通常是排斥的，感情冷淡，或过度保护。研究表明父母社交回避模式影响儿童的社交回避，他们帮助孩子参加集体活动和处理社交焦虑的能力有限。父母儿童之间关系的质量也会影响儿童的社交焦虑。一些研究者认为，社交恐惧症患者的父母比恐慌性障碍患者的父母更易有社交恐怖现象，更多地关注别人的观点，从而将这种关注传给了他们的孩子。Fyer、Mannuzza、Chapma、Liebowet：&Klein 报告说，社交恐惧症患者的亲戚比非社交恐惧症患者的亲戚发生社交恐惧症的危险要高（16% : 5%）。

4. 心理因素　Beck 等认为认知偏差、夸大威胁或低估自己处理威胁的能力可导致焦虑。他们认为自己缺乏社交技巧和能力的培养锻炼，缺乏社交技巧给别人造成不好的印象，以致引起别人不好的反应，导致尴尬的处境。其实，这些患者对自己的表现有不正确的判断，有的患者他们在社交过程中的行为其实是恰当的，但患者却认为自己的表现不对，所以是患者对自己的评价不恰当。

在社交过程中，患者的自我贬低起着重要作用。不少患者对自己要求过高，恨不能以自己超群的口才和举止得到所有人的称赞与喜欢，这就不可避免反复造成自我挫败，终于一见人就紧张害怕。还有的患者社交的动机不纯，希望自己在别人心目中造成某种特殊的印象，所以才可能会感到紧张不安甚至恐惧。

形成社交恐惧症的另一个因素，就是一个人的人格特性。如果一个人倾向于控制别人对他的印象，或者特别爱面子，似乎所有的人都喜欢他这个人才有面子，或者完美主义倾向强烈，恨不得在别人面前表现得完美无缺。那么，这种人便容易患社交恐惧症。

5. 社会文化因素　国内临床上见到的恐惧症中，以社交恐惧症为最常见。这大概与下述种情况有关。与西方人相比，我国人是特别爱面子的。领导对下级最常提出的忠告是：要注意影响。家丑不可外扬，是我们大家都极力遵守的信条。然而，父母和长辈又往往不尊重晚辈，甚至当众丢他们的脸。父母和师长往往忽视对孩子们社交能力的培养。生下来不久就交给祖母或外祖母抚养的孩子，这一点尤其严重。很多人还不懂得，从小到成年，一个人只有经常与同龄人相处，人格的健全成长才有保证。孩子们只有在与同龄人相处的过程中，才能学会独立而不依赖他人，自尊而又尊重他人。几乎完全在父母或老人身边长大的人，不是任性、蛮横不讲理或看不起别人，便是依赖、怯懦而孤僻，也许两者兼而有之。总之，不能平等待人，就不会社交。

社交是需要长期实践和学习的，那些从小到大少与社会环境接触的人患病概率高。他们不能平等待人、不会社交，在社交中不能认清自身位置、场合及应变技能。现在，独生子女越来越多，每一个家庭都住封闭式公寓的单元房子里，很少有与同龄人游戏的机会，这种情况值得引起人们重视。

综上所述，上述生物学、心理学和社会学三因素之间的相互作用导致了社交恐惧症的产生。

（四）临床表现

社交恐惧症可以有各式各样。一种常见的形式是怕看别人的眼光，怕人家看出他的表情不自然，或者感到别人的目光很凶恶或者从别人的眼光中能看出别人对他的鄙视、厌恶甚至憎恨。有的患者具有"表演焦虑"，他们通常能进行正常的社会交往，但是一旦要在公众面前做点什么，就会感到焦虑，而且老是觉得有可能做出一些让自己尴尬的事情来。这最常发生于在公众面前演讲时的情境。

另外一些常见的情形是在餐馆吃饭、在收银员面前签名、在公共洗手间小便。这些人在私下的时候，其进餐、写字或者排便等行为没有任何困难。但一旦在别人注意或感到别人注意的时候，他们的行为就会发生障碍。

社交恐惧症有泛化的可能，开始可能恐惧某一人，如老师或恋爱对象等，以后泛化为恐惧周围人，甚至恐惧自己的家庭成员。这种泛化的趋势也是病情加重的趋势和标准。DSM－Ⅳ将那些对于几乎任何社交场合都感到极其害羞的痛苦的患者归为一个亚型——"社交恐惧症泛化型（social phobia general-ized type）"，偶尔也称作"社会性焦虑障碍（social anxiety disorder）"。

有些学者建议分为如下三种类型可以提高诊断的正确性：①仅害怕公共场合说话（公开讲话恐惧症，又称特异性SAD）；②害怕公共场合说话外加一到两种其他场合（非广泛性SAD）；③害怕多种场合（广泛性SAD）。

（五）病程与预后

SAD通常为隐渐起病，无明显诱因。也有一次经历羞辱的社交经历后急性起病者。倾向于慢性病程，平均病程大约20年。社交恐惧症病程已持续一年以上者，如不经治疗，以后5年内的变化不会很大，但在更长的时间以后会有些逐步改善，此病多发生于青春期前后，而这一阶段对于学业发展、人际交往和职业选择具有很重要的影响。因此会导致明显的社会或职业功能损害。近年来，随着治疗方法的改善，预后有所改观，不少已病多年的患者在心理治疗和药物治疗下，在不到半年的时间内可基本痊愈或显著进步。

（六）诊断与鉴别诊断

1. 诊断　DSM－Ⅳ和ICD－10均将SAD列为焦虑障碍的一个亚型，而CCMD－3仍将SAD列为神经症中恐惧症的一个亚型，其诊断标准为：

（1）符合恐惧症的诊断标准。

（2）害怕对象主要为社交场合（如在公共场合进食或说话、聚会、开会，或害怕自己做出一些难堪的行为等）和人际接触（如在公共场合与人接触、怕与他人目光对视，或怕在与人群相对时被人审视等）。

（3）常伴有自我评价低和害怕批评。

（4）撤除其他恐惧障碍。

2. 鉴别诊断

（1）正常的社交焦虑：大多数人都有正常的社交焦虑或回避的经历，害怕在公共场合演讲，这种害怕如果没有妨碍其社会或职业功能则不应诊断为SAD。

（2）场所恐惧症：场所恐惧症也经历害怕的反应和回避一些特定的社交场合。但场所恐惧症患者的回避主要是因为：患者害怕在人群中或社交场合会有惊恐发作或害怕失去控制，而不是对这些场合本身的害怕。而SAD患者的回避是因为害怕被人评论或受到审视。

（3）广泛性焦虑障碍（GAD）：GAD患者的焦虑是持续存在"自由浮动性焦虑"或"广泛性焦虑"。可包括对社交情境的担心。而恐惧症伴有的焦虑，多是境遇性的、针对性的、发作性的，事过境迁，焦虑即可减轻或消失。

（4）抑郁症：抑郁症和SAD患者的认知是相似的，他们都认为自己社交无能，或不能恰当地做事情。SAD的认知只限于社交场合，抑郁症患者的负性认知体验是全面性的。

（5）强迫症：也有对社交场合的回避，原因是害怕别人发现其强迫性动作。强迫动作，强迫思维是鉴别诊断的要点。

（6）妄想性障碍：一些SAD患者社交恐惧信念可能很坚定，如认为自己的体味异常，或身体的某部分变形或丑陋引起别人的注视或否定评价。如果存在这样的妄想，可以附加妄想性障碍的诊断。

（七）治疗

目前SAD的治疗研究已取得长足进步。在药物方面，20世纪60年代曾使用三环类抗抑郁药物（TcAs），70年代曾使用单胺氧化酶抑制药（MAOIs），80年代使用选择性5－HT再摄取抑制药（SS-RIs），目前仍是一线用药。心理治疗方面，主要采用认知行为治疗，其中认知行为集体治疗被证明疗效与苯乙肼相当。

1. 药物治疗

（1）单胺氧化酶抑制药：到目前为止，不可逆非选择性单胺氧化酶抑制药——苯乙肼被认为是最为确定的并且可能是最为有效的治疗 SAD 的药物。但是因为具有一些严重的不良反应，如失眠、体位性低血压、性功能下降、体重增加等，与含酪胺的食物相互作用还可导致致命的高血压，使该类药物的临床地位降至 SSRIs 类之后。目前仅用于难治性病例的治疗。

吗氯贝胺是一种可逆性单胺氧化酶抑制药，有研究报道 47% 的患者有很明显的改善（吗氯贝胺治疗社交恐惧症的国际多中心研究组），而一项小规模的研究报道有效率仅为 17.5%。与苯乙肼相比，该药的特点是耐受性好，可用于对不良反应敏感的患者。

（2）选择性 5-HT 再摄取抑制药（SSRIs）和其他抗抑郁药：SSRI 为 SAD 治疗的常用一线药物。

已获美国 FDA 批准的是帕罗西汀、舍曲林、氟伏沙明和文拉法辛，但其他 SSRI 也有类似疗效。常用剂量在改善焦虑症状的同时，能明显提高患者的生活质量。其他抗抑郁药文拉法辛是 5-HT/NE 再摄取抑制药，最近一项开放研究用文拉法辛治疗对 SSRIs 类药物无反应的患者，结果提示文拉法辛能明显改善焦虑症状，减少回避行为，且耐受性好。这项试验对于明确 SAD 病因亦有一定意义。奈法唑酮是一种 5-TH 受体拮抗剂和 5-TH 再摄取抑制药，初步试验显示治疗 SAD 有效率为 70%，尚需对照实验进一步证实。

（3）β-受体阻断药：β-受体阻断药对非广泛性 SAD 很有效。在非广泛性 SAD 症状表现前 60～90 分钟服用即可产生效果，减轻与应激和焦虑有关的自主神经系统症状（如心跳加快、颤抖、出汗等）。优点是应用方便，很少损害注意和协调能力，没有药物依赖性。但对广泛性 SAD 通常无效。但是此类药对社交恐惧症的总体疗效并不优于安慰剂。且心动过缓和低血压者应避免服用该类药物。

（4）苯二氮䓬类（BDZ）：优点是起效快，可明显减轻社交恐惧症的症状，但长期使用有形成依赖的风险，也可导致过度镇静、运动协调障碍和记忆问题，而 SAD 又为需长期治疗的慢性疾病，故该类药物不作为一线用药。目前常用方法是小剂量与抗抑郁药或心理治疗联用以缓解初始症状，这类药物慎用于酒依赖和药物依赖的患者。

2. 心理治疗

（1）认知行为治疗（CBT）：认知行为治疗是一种有时间限制，定位于现在的一种心理治疗方法。目的是培养患者认知和行为能力，逐步调节并适应人际关系及内心冲突。认知行为治疗方法有暴露疗法、认知重建、放松训练和社交技能训练。

（2）认知行为集体治疗（CBGT）：RickHeimberg 和同事采取了一种认知行为集体治疗计划（cogni-tive behavioral group therapy，CBGT），让一群患者聚在一起，相互在其他人面前复述或者模拟能够引起恐惧的社交场合。例如，当一个人对在公众面前演讲极度恐惧的时候，大家就集体扮演他的听众。同时，治疗学家采用一种集中的认知疗法，揭露或者改变社交恐惧症患者脑海中想象的那种自动或者无意识产生的危险知觉。这些治疗方法比有关焦虑和社交恐惧症的教育以及对于应激事件的社会支持有效得多。更重要的是，经过 5 年的随诊表明，治疗获得的效果仍旧存在。

另一些研究提示：以暴露为基础的行为复述或者对能引起焦虑的社交场合的模拟，在治疗中比认知疗法的作用重要。但是无论什么治疗方法，最终都需改变患者社交恐怖的认知过程才能有效（Hoffman）。

（3）心理治疗和药物治疗的比较：两项重要研究对心理治疗与药物治疗做了比较。第一项是将单胺氧化酶抑制剂（MAO）与认知行为集体治疗（CBGT）做了对比。在这项研究中，133 名患者随机分在苯乙肼（phenelzine）、认知行为集体治疗（CBGT）、安慰剂或者教育支持组（这是作为心理治疗的安慰剂组，因为它不含有认知行为疗法），结果表明，前两组的治疗效果类似，而且相对于安慰剂组的优势非常明显；但是，当治疗停止后药物治疗组的复发很常见。第二项是对不同治疗方法相结合的评估。这项研究将心理治疗与药物和增加社会交往（自我暴露）的指导、安慰剂和增加社会交往的指导相比较。患者在治疗前、治疗中、治疗后、治疗 3 个月后、治疗 12 个月后进行随访发现：心理与药物治疗均有效。但心理治疗在每次评估时均优于药物治疗。这项研究因其治疗效果而引人注目（大多数患者均被治愈或仅有极少症状存在），不过这样的治疗效果需要被更多的研究证实。研究专家发现药物治疗和心理治疗都改变了情绪中枢在相同脑区域的功能。

三、场所恐惧症

（一）定义

场所恐惧症（agoraphobia）这个词本身最早是由 Westphal 提出的，在希腊语里的意思是对市场的恐惧。患者主要表现为不敢进入商店、公共汽车、剧院、教室等公共场所和人群集聚的地方，担心忍受不了那种场合下将要产生的极度焦虑，他们希望待在一个安全的地方或至少和一个自认为安全的人在一起。当他们认为一个地点或人物是"安全"的时候焦虑程度就会降低。所以有的患者根本不敢出门，对配偶和亲属的依赖突出。这种表现形式在西方最常见，妇女患者尤多，多在 20 ~ 30 岁起病，恐惧发作时还可伴有抑郁、强迫及人格解体等症状。

（二）流行病学

美国同病率调查显示，终生患病率为 5.3%。

女性多于男性，男女之比为 1 : 2.2。起病在成年早期，发病高峰年龄在 18 ~ 30 岁之间，30 岁后首发少见。无种族差异。

（三）病因

场所恐惧症目前病因仍不明确，但对焦虑发作、发作扩展以及持续反复的原因进行了相关研究和探讨。

1. 惊恐发作　在一项研究中，有 75% 的场所恐惧发作是在首次惊恐发作发生一年之内。尽管以前认为场所恐惧症伴惊恐发作是独立性疾病，但美国分类系统把场所恐惧症作为惊恐障碍的一部分，这一观点目前争论比较大。但是毫无疑问，惊恐发作是场所恐惧症的很重要的构成部分。

2. 认知因素　焦虑发作的形成是由于患者不恰当地害怕特定场景的某些方面或在特定场景中偶然出现的某些躯体症状。尽管广场恐惧症患者表现出这种害怕，但还不能确定它是先于障碍出现还是障碍的结果。

3. 生物学因素　可能与神经递质功能异常有关，如 NE、5- HT 和 GABA 等。另外场所恐惧症患者比其他人产生肾上腺素容易得多，或许能说明生物因素起作用。

4. 家庭因素　广场恐惧症可能由于家庭问题而持续存在，但 Buglass 等进行的一项很好的对照研究显示，广场恐惧症患者组并不比对照组的家庭问题更多。临床观察提示症状有时可由于其他家庭成员的过度保护态度而持续存在，但并非所有的病都有这个特点。

5. 应激事件　场所恐惧症可能与应激事件有关，反复遭受应激事件的人常常发生一些恐惧症状。有时，场所恐惧症是紧随恐惧性事件后发生，如被大火包围，或被禁锢于电梯中等，这些人经常会发生场所恐惧症状；但是许多有这种经历的人并不发展为场所恐惧症，可能是易患素质、生物因素、心理因素等共同起作用。

（四）临床表现

患者主要表现为害怕单独离家外出或独自留在家里；不敢到喧闹拥挤的地方，如商店、剧场、车站、餐馆等；害怕乘坐公共交通工具，如火车、公共汽车、飞机、地铁等；不敢坐电梯，不敢站在桥上等；害怕到空旷的场所，如旷野、公园。由于患者担心从这些场合脱离是困难的，令人尴尬的，或不可能的，为此产生极度焦虑，紧张不安，出现明显的头晕、心悸、胸闷、出汗等自主神经系统症状，发作时常伴有抑郁、强迫、人格解体或晕厥。一些患者尚能面对这种情境，但非常不情愿而且恐惧。若有人陪伴面对这些情境会减轻患者的恐惧。许多患者对此常难以忍受，在一种难以控制的冲动驱使下从恐惧情境逃离到安全的地方，大多数患者都是逃回家中，随之出现回避行为，严重者甚至不敢出门，显著影响其社会及家庭功能。

有些患者是在典型的场所恐惧的情境中，在惊恐发作后发展成为场所恐惧症的。也有的患者在这样的情境中只是感觉不舒服，而没有或者在以后有惊恐发作。在患者经历过惊恐发作或惊恐样症状后，场所恐惧症逐步发展，而惊恐症状可以继续发生，也可以停止。例如，如果患者回避害怕的情境，焦虑就减轻，惊恐症状发生的频率就会减少甚至消失。然而，由于存在对惊恐的预期恐惧，即使惊恐发作或惊恐样症状消失了，场所恐惧症也会持续存在。也有患者同时有场所恐惧症和惊恐发作，可考虑两者为共病状态。场所恐惧症患者可伴有抑郁症状、人格解体和强迫障碍以及酒精或药物滥用。通常是由焦虑和回避使正常生活受到限制所致。人格解体曾被认为是广场恐惧症的一个亚型，即恐惧焦虑人格解体综合征，但目前还没有确定。

（五）病程与预后

场所恐惧症是一种慢性迁延性疾病，疾病的严重程度经常波动。早期干预可以降低症状的严重程度。如果不治疗，场所恐惧症可发展成为一种慢性致残性疾病。回避会对患者的工作和人际交往及社会功能造成明显的影响。大部分患者对心理和药物治疗有效。

（六）诊断与鉴别诊断

1. 诊断　患者害怕单独外出，害怕和厌恶到喧闹拥挤的场所，伴有预期焦虑和回避行为，可伴有或不伴有惊恐发作。场所恐惧症按 CCMD-3 诊断标准为：

（1）符合恐惧症的诊断标准。

（2）害怕对象主要为某些特定环境，如广场、闭室、黑暗场所、拥挤的场所、交通工具（如拥挤的船舱、火车车厢）等，其关键临床特征之一是过分担心处于上述情境时没有即刻能用的出口。

（3）排除其他恐惧障碍。

2. 鉴别诊断

（1）社交焦虑障碍：社交焦虑障碍患者也有回避外出或公共场合，但主要是害怕被人审视或别人的负性评价；而场所恐惧症患者的回避是害怕不能从这些场合逃脱，或害怕惊恐发作。

（2）特定恐惧症：其恐怖的对象比较单一，一般局限于某一特定的事物或情境，不泛化，一般不伴惊恐发作。

（3）创伤后应激障碍：患者也常回避某些场所，但这些场所与其严重的精神创伤事件密切有关，回避的目的是为了避免触景生情。

（4）离别焦虑障碍：离别焦虑障碍的儿童常对某些场所产生恐惧、回避，其主要是害怕离开家庭和亲人，而不是害怕所处场所本身。

（5）强迫症：强迫性的恐惧情绪原本属于强迫症中的一个类型，后来因为临床表现具有特征性，故独立成为恐惧症的诊断。因此恐惧症患者或多或少都具有一些强迫性格甚至强迫症状，可根据主要症状进行鉴别。

（6）颞叶癫痫：颞叶癫痫可表现为阵发性恐惧，但其发作并无具体对象。意识障碍、脑电图改变、神经系统体征均可资鉴别。

（七）治疗

场所恐惧症的治疗主要是心理治疗和药物治疗相结合，针对某个患者的特定问题，治疗措施各有不同，因人而异。

1. 心理治疗

（1）一般心理治疗：进行心理教育，给予支持与帮助。治疗的目的在于减轻患者的预期焦虑，鼓励患者重新进入恐惧的场所，增强治疗的信心。让患者认识到对所回避情境的恐惧是过分的，不合情理的（如"我害怕得要昏过去"），判定更可能发生的结果（"我害怕但我不会昏倒"）。

（2）行为治疗：其中暴露疗法是非常有效的一种治疗方法。可采用逐级暴露疗法，可先进行放松训练和缓慢呼吸练习。向患者讲明在面对某些情境时焦虑会产生，但也会在几分钟后消失，只有暴露于这种环境中，才能克服恐惧。设计一系列步骤以增强在恐惧情境中的自信，从低级开始逐渐增大难度，重复练习，直至消除恐惧。

暴露合并对焦虑进行处理比单独暴露疗法的长期疗效更好，除了能减轻恐惧性焦虑和惊恐发作，还可使回避行为有实质性和长期地改变。

伴有惊恐发作的场所恐惧症可选用认知行为治疗。暴露疗法可以达到 70% 以上的效果，但是有许多患者中断治疗或不能完成整个疗程，可能与不能承受暴露疗法的痛苦有关，这些人可以试用认知疗法，但是克服恐惧最终还是要面对这些恐惧情境。

2. 药物治疗三环类抗抑郁药（TcAs）、单胺氧化酶抑制药（MAOIs，如苯乙肼、吗氯贝胺等）、选择性 5 - HT 再摄取抑制药（SSRIs，如帕罗西汀、氟西汀、舍曲林等）治疗场所恐惧症都有效果。由于 SSRIs 类药物安全性和耐受性好，是首选药物。TCA 和 MAOIs 可以用于对 SSRIs 没有效果的患者。苯二氮䓬类药物（如阿普唑仑、罗拉、氯硝西泮等）也有效果，但有潜在成瘾性。抗抑郁药的治疗剂量一般与治疗抑郁症的剂量相似。有惊恐发作的患者，首先应选用抗惊恐药物治疗。

药物应作为行为治疗的替代或辅助疗法，特别是在当惊恐发作频繁或严重时。在英国还常选用抗抑郁药。目前还不能确定应维持用药多长时间，但鉴于广场恐惧症与抑郁障碍类似，处方中常要求抗抑郁药需使用 9 个月到 1 年。任何药物都应逐渐减量，阿普唑仑减量时尤应缓慢。

第四节 焦虑症

焦虑症是一种以焦虑情绪为主要临床表现的神经症，其焦虑的发生往往并非因为实际威胁的存在，而是一种不可名状的、难以理喻的主观过虑。其临床表现主要为头晕、胸闷、心悸、呼吸困难、口干、尿频、尿急、出汗、震颤和运动性不安等。本症有两种临床亚型：急性焦虑和慢性焦虑。20 世纪中叶，焦虑一词曾在神经症中泛滥。直到 1981 年，我国的分类方案才将焦虑症单独列出。据 1982 年全国 12 个地区流行病学调查统计我国焦虑症的患病率为上 1.48%。在神经症专科门诊中，焦虑症占神经症总数的 16.8%。

一、慢性焦虑

慢性焦虑，又称广泛性焦虑或自由浮游性焦虑，是焦虑症最常见的表现形式。

（一）流行病学

美国在任意一年里总人口中大约有 4% 符合 GAD 的诊断标准。这也是一个不小的数目，它使得泛化性焦虑障碍成为最普遍的焦虑障碍。

流行医学调查临床抽样的两个样本中，大约有 2/3 的 GAD 患者是女性，但这种性别比例也许只限于发达国家，在刚刚提到的南非的调查中，男性更易发生 GAD。

然而，大多数的研究表明，GAD 的发病较之其他焦虑障碍更早、更具有渐进性。许多患者终生感到焦虑和紧张。GAD 只要发生了，就是长期的。一项研究发现，在两年的随访中，只有 8% 的可能完全摆脱各种症状。另外一项研究发现，与恐慌性障碍相比，GAD 患者更易在 5 年之内再次出现症状。

GAD 在老年人中十分多见。Flint 报告，GAD 在老年人中的发病率高达 7%。根据 Judith Rodin 和她的同事的研究，老年人更易于担忧健康状况的恶化或在其他生活事件中感到力不从心。

（二）病因

1. 遗传因素 这个结论来自于显示 GAD 在家族内流行的研究（Noyes，Clarkson，Crowe，Yates&McChesney; Noyes 等）。双生子研究支持这个设想。Kendler、Neale、Kessler、Heath 和 Eaves 发现，比较异卵女性双胞胎而言，如果其中一个发生了 GAD，同卵双胞胎的另一个女孩更容易发生 GAD。但在近期的研究中，Kendler 等确认，真正和遗传相关的不仅是 GAD，而是总的焦虑的倾向。有理由设想，如果完成了所有的相关研究，GAD 会被证实至少和焦虑这种特性具有等量的遗传成分。

2. 神经生物学因素 有研究发现，GAD 患者的反应并不像以恐慌为主的焦虑障碍患者那么强烈。实际上，数个研究发现，GAD 患者比其他类型的焦虑障碍患者在诸如心跳、血压、皮肤导电性和呼吸频率等生理指标上更弱。因此，GAD 患者也被称为"自主神经限制者"。利用认知科学的新技术，我们发现 GAD 患者尽管周围自主神经系统的激活在 GAD 患者中被限制了，但他们在脑电图中有明显的 β

波活动，这反映了额叶，尤其是左侧大脑半球中紧张的认知过程。这个发现使 Borkovec 和 Inz 认识到，GAD 患者在疯狂而紧张的思维过程或担忧是不伴图像的过程方面更强（图像属于右侧大脑半球的活动）。这可以逃避由图像带来的与威胁有关的负面影响。所以他们变成了持续性担忧者（chronic worriers），并伴有不灵活的自主神经系统反应和非常严重的肌肉紧张。

3. 分子生物学因素　有研究证明去甲肾上腺素、5- 羟色胺、γ- 氨基丁酸、乳酸盐、苯二氮䓬受体都对焦虑的发生起各种作用。尚有研究发现，广泛性焦虑症患者的血浆肾上腺素、促肾上腺皮质激素及白细胞介素 Ⅱ 均高于正常对照组，而皮质醇却低于对照组。待焦虑症状缓解后，上述各生理指标均恢复至正常。

4. 应激事件　临床观察发现，广泛性焦虑障碍的出现常与应激事件有关。当应激问题持续存在时，而威胁性的应激事件尤与焦虑障碍有关（丧失性事件更多的与抑郁相关）。国外研究发现，之前一年内有 4 件或更多的应激生活事件的男性符合 DSM – Ⅱ –R 广泛性焦虑障碍诊断标准者，是仅有 3 件或更少应激生活事件的男性的 8 倍。

5. 人格因素　广泛性焦虑障碍可见于焦虑回避性人格障碍患者，但也可见于其他人格障碍患者。广泛性焦虑障碍也与焦虑人格特质有关，但未发现这些特质可加重这种障碍。

综上所述，有些人从遗传上就有一种易于紧张的倾向性，然后又在早期重要的生活体验中产生了一种认为事情无法控制而且可能有危险的感觉。强的压力使他们不安而警醒，这就诱发了严重的担忧和继之而来的生理改变，进而发展为泛化性焦虑障碍。这是一个最新的模型，因为它综合了认知科学的发现和由中枢神经系统与周围神经系统得到的生物学数据。

（三）临床表现

我们中的大多数人都会有某种程度的担忧，但我们可以把问题放在一旁，进行下一项任务。即使面对一个很大的挑战，担忧的情绪也会随事情的完成而终结。但慢性焦虑症患者却与之不同，主要表现以下特征。

（1）对日常中的一些问题总会无端过分担忧，不时担心未来可能发生的，甚或是未可预料的某些危险，这种担心和忧虑很难控制。并且持续时间更长。担心所涉及的范围很广。

（2）表现为易激惹：做事时心烦意乱、没有耐心；与人交往时紧张急切、极不沉稳；遇到突发事作时惊慌失措、六神无主，极易朝坏处着想。

（3）躯体性焦虑症状经常存在，其特征性表现是肌肉紧张、精神不安、易疲劳（也许是由于慢性的肌肉过度紧张）、头（通常为双侧和前额或枕部）和肩部、背部的疼痛。

（4）某些患者诉说记忆力差，但这是由注意力下降所致。如果发现患者的确存在记忆力损害，那么应仔细寻找除焦虑以外的其他原因。

（5）睡眠紊乱：这包括入睡困难和持续的担忧。睡眠常常是间断的，不能解乏，伴有不愉快的梦境。有些患者出现夜惊，表现为突然醒来并感到极度的焦虑。早醒不是广泛性焦虑障碍的特征，它更多地提示患者存在抑郁障碍的可能。

（6）自主神经功能亢进：常表现为出汗、心悸、口干、上腹不适和眩晕，有些患者因为这些症状而寻求帮助，并不会主动提及焦虑的心理症状。

（7）过度换气：可导致眩晕、肢端刺痛以及自相矛盾的气促感。

（8）其他特征：包括疲倦、抑郁症状、强迫症状和人格解体，这些症状都不是广泛性焦虑障碍最突出的特征。如果这些症状很突出，那么应考虑其他的诊断。

（四）病程与预后

焦虑障碍持续 6 个月以上者预后差。一项研究显示，80% 的患者在 3 年以后症状仍然存在。一项对伴焦虑障碍的内科患者的研究显示，67% 的患者在 6 年内得到明显的改善或恢复（Yonkers 等）。Marks 等对 300 例焦虑症患者随访 1 ~ 20 年，近 50% 的患者痊愈或好转，另一个研究报道，约 1/3 的患者病程持续 6 年以上。

事实证明，焦虑症常常可能引发或并发其他的疾病或问题。如躯体疾病、抑郁症、精神活性物质滥用。这时候，治疗更为复杂，预后也会差一些。

（五）诊断与鉴别诊断

1. 诊断

（1）符合神经症的共同特征。

（2）以持续的广泛性焦虑为主要临床征象，表现符合下述 2 项

1）经常或持续的无明确对象或无固定内容的恐惧，或提心吊胆，或精神紧张。

2）伴有自主神经系统症状和运动性不安。

（3）不符合强迫症、恐惧症、抑郁症的诊断标准。

（4）排除甲状腺功能亢进、冠心病、高血压等躯体疾病的继发性焦虑；排除兴奋药物过量，镇静催眠药物或抗焦虑药物的戒断反应。

2. 鉴别诊断

（1）抑郁障碍：常常同时存在，有时叫人难分主次。纵向的病史调查、横向的症状评估，有助于对两者的鉴别。通常诊断是根据两种症状的严重程度和出现的先后顺序而决定的。两者鉴别困难时，西方国家当前倾向诊断为抑郁障碍。理由之一是抑郁更可能导致绝望、自杀，后果严重。一个较严重的诊断错误是将重度抑郁障碍的激越型误诊为广泛性焦虑障碍。

（2）精神分裂症：精神分裂症患者有时在其他症状没有被识别前主诉焦虑。常规询问焦虑患者他们认为引起其症状的原因可减少误诊。精神分裂症患者对此可能会给出不寻常的回答，由此可发现先前未表现出的妄想观念。除了焦虑之外如果还伴有其他的精神病性症状，不诊断为焦虑症。

（3）神经衰弱：焦虑症常被误诊为神经衰弱，这种现象在我国综合医院中比较普遍。早在 1895 年，弗洛伊德就发表了他那篇著名的文章《从神经衰弱中分出一种特殊症状群即焦虑性神经症的说明》。神经衰弱可以有焦虑症状，但不突出，不持久。神经衰弱最基本的症状是脑力活动减弱、注意力很难集中、记忆力差、易兴奋又易疲劳。而焦虑症却是突出的焦虑体验、明显的自主神经功能失调及运动性不安。

（4）痴呆：可能是早老性或老年痴呆者最早的异常主诉，此时临床医生可能没有发现相关的记忆损害或将其认为是注意力差的结果。因此，对有焦虑表现的中年或老年患者应进行记忆评估。

（5）物质滥用：一些人通过服用药物或酒精来减轻焦虑。药物或酒精依赖患者有时认为药物戒断症状是焦虑症状，并服用抗焦虑药来控制。临床医生应警惕这种可能性，特别是患者的焦虑在早晨醒来时（酒精和药物戒断症状可能发生的时间）最为严重的情况。晨起最重的焦虑还提示抑郁障碍。

（6）躯体疾病：一些躯体疾病可能具有会被误认为是焦虑障碍的症状。对所有的患者都应该考虑到这种可能性，尤其当焦虑没有明显的心理原因或既往没有焦虑症病史时。

二、急性焦虑

急性焦虑又称惊恐发作。是一种发作性的、突如其来的严重惊恐状态。

（一）流行病学

惊恐发作相当常见。占人口总数大约 3.5% 的人，在他们的一生中可能有某个时候符合惊恐发作的诊断标准，其中 2/3 是女性。采用 DSM－Ⅱ－R 的标准，一般人群中惊恐发作的年患病率男性大约为 1.3%，女性大约为 3.2%。但是这些病例包括伴广场恐惧症的惊恐障碍，且在一般人群中符合惊恐障碍标准者大约有一半也符合广场恐惧症的标准。

惊恐发作往往出现于成年早期——从十五六岁直到大约 40 岁的区间。首次发生的平均年龄在 25～ 29 岁之间。大多数首发的不可预料性恐慌发作是在青春期或之后。事实上，青春期比年龄更能预示不可预料型恐慌发作的发生，因为我们发现青春期后的女孩比青春期前有更高的恐慌发作的发生率。PatWysocki 等对老年人焦虑进行了研究。他们发现，在老年人口中，焦虑的主要对象往往是健康和有活力者。

如前所述，更多的广场恐惧症患者是女性。现在看来，最可能的一种解释是文化上的。大家更能接

受女人说害怕或不敢去某些地方，而男人被认为要更坚强、更勇敢，要尽力克服它。有研究表明，惊恐发作伴广场恐惧症性回避的程度越重，女性患者的比例越高。惊恐发作伴轻度广场恐惧症的患者中72%是女性；但如果是伴中度广场恐惧症，比例就上升为81%；如果是伴重度广场恐惧症，比例为89%。

那么，发生严重恐慌发作的男性可能会以一种文化上能够被接受的方式来应对：大量饮酒。以至于很多人会一步步走向严重成瘾的深渊。

惊恐发作在世界不同的地方表现形式千差万别。在非洲的莱索托，发现惊恐发作（还有泛化性焦虑障碍）的发病率与北美相同或略高。在一项更全面的调查中，惊恐发作的发病率在美国、加拿大、波多黎各、新西兰、意大利、韩国和中国台湾都非常相似，只是在中国台湾略低一些。大约60%的惊恐发作的人有过夜间发作的经历。实际上，恐慌发作最容易出现在凌晨1：30 ～ 3：30之间。对患者进行脑电图（EEG）监测，发现患有惊恐发作的患者多在慢波睡眠相。对此的解释就是，当在这段睡眠时相时，躯体会产生一种"放手（letting go）"的感觉，这种感觉会使患有惊恐发作的人非常害怕。

根据流行病学数据，Weissman和她的同事发现，20%的惊恐发作患者曾试图自杀，惊恐发作患者试图自杀的危险性和有严重抑郁症的患者相似。这个发现是惊人的，因为惊恐发作非常常见，医生一般都没有注意到这些患者自杀的可能性。研究者还发现，惊恐发作患者即使没有伴发抑郁症还是有自杀的危险。

（二）病因

1. 遗传因素　惊恐障碍具有家族性等，同卵双生子的同病率大于异卵双生子，这提示家族聚集性是由遗传因素所致。但Kendler等的研究发现其遗传易感性仅为30% ～ 40%，遗传方式还不明确。

2. 生物学原因　已有研究表明，引起惊恐障碍患者惊恐发作的化学物质多种多样。化学物质如乳酸钠对惊恐障碍患者比对健康人更容易诱发惊恐发作。苯二氮䓬类受体拮抗剂氟马西尼、胆囊收缩素和5-羟色胺（5- HT）受体激动剂mCCP。亦能引起惊恐发作。关于发病机制的学说还有突触前膜α-肾上腺素受体的异常，这种受体正常时可限制脑内控制焦虑的脑区域突触前神经元的活动；另外还有苯二氮䓬类或5 - HT受体功能的异常。

3. 心理原因　认知假说是基于发现有惊恐发作的患者比没有惊恐发作的焦虑患者更为担心严重的躯体或精神疾病出现。David Clark的影响认知理论更详细地说明了在惊恐发作可能的认知过程。Clark强调，这些患者以一种对待灾难的方式体验正常的生理感觉。例如，惊恐发作的患者在锻炼后，会将快速的心跳归因为是危险的，并感到突然发生的焦虑。继而，由于交感神经系统的兴奋，这种焦虑又产生了更多的生理感觉，这些继发的感觉使患者感到更加危险。这样，一个恶性循环就形成了，并最终导致恐慌发作。因此，Clark强调，认知过程是恐慌性障碍中最重要的过程。

另一种假说认为，恐慌障碍与心理动力学原因有关，早期丢失东西或分离性焦虑可能使某些人成年后更易发生这些障碍。丢失东西或分离性焦虑是一个孩子在对分离的恐惧和真正与亲密的长辈（如父母）分离时可能感受到的。依赖性的人格倾向经常是患有广场恐惧症的人的特征。这些特征被设想为对早期分离的一种可能的反应。

4. 过度换气　另有次要的假说认为过度换气是造成惊恐障碍的原因。虽然主动的过度呼吸可导致惊恐发作是毫无疑问的，但目前还不能证明惊恐障碍是由不自主的过度换气所引起的。惊恐障碍患者吸入二氧化碳后比对照组更易出现惊恐，因此可认为惊恐障碍患者对窒息感非同寻常的敏感，并表现为惊恐焦虑。

（三）临床表现

急性焦虑发作时具有濒死体验、失控感以及强烈的恐惧，但始终意识清楚，或奔走或惊叫、惶恐万状、四处呼救。通常起病急速，终止也迅速。一般在5 ～ 20分钟内，很少超过2小时。

1. 自主神经功能失调　惊恐发作时伴有严重的自主神经功能失调，主要有3个方面。

（1）心脏症状：胸闷、心动过速、心跳不规则。

（2）呼吸系统症状：呼吸迫促、呼吸困难或出现过度换气。

（3）神经系统症状：头痛、头昏、眩晕、晕厥和感觉异常。也可以有出汗、腹痛、全身发抖或全身瘫软等症状。

2. 预期性焦虑　多次惊恐发作后，患者会产生担心发作的预期性焦虑，可能表现在以下几个方面：

（1）有些患者改变了自己的行为，显示了他们对恐慌发作感到的痛苦。他们会不愿意去某些特定的地方或不做家务活，因为他们害怕如果太积极地活动会有再一次的发作。

（2）有些患者使用药物和（或）酒精来应对可能再次发生的恐慌。

（3）还有一些患者会表现出另外一种类型的回避行为，我们称之为内感性回避（interoceptive a. voidance）或者对内在生理感受的回避。这种行为包括从可能引起某些生理激活的场景或活动中离开，而这种生理激活与恐慌性发作时的表现类似。一些患者不愿锻炼，因为锻炼可以使心血管系统活性增强或使呼吸加快，而这使他们想起了恐慌发作；另外一些患者可能不愿洗桑拿或到任何可能引起出汗的屋子里去。

对惊恐障碍的研究发现其有焦虑和抑郁的长期波动病程。研究发现，患者的非自然原因死亡率和男性中因心血管疾病所致的死亡率高于一般水平。大多数研究自杀的文献通常都将自杀看成是抑郁障碍所致，其实很多时候也可能是焦虑的结果，特别是惊恐发作。Lepine 等发现，在连续 100 例惊恐障碍门诊患者中，42% 曾有自杀企图。

（四）诊断与鉴别诊断

1. 诊断

（1）符合神经症的共同特征。

（2）以惊恐发作症状（间歇期可无焦虑症状）为主要临床相，症状特点符合下述三项

1）无明显原因突然发生的强烈惊恐、伴濒死感或失控感等痛苦体验。

2）发作时有严重的自主神经症状。

3）发作不可预测，发作时意识清晰，事后能回忆。

（3）每次发作短暂（一般不超过 2 小时），发作时明显影响正常活动。

（4）1 个月内至少发作 3 次，或首次发作后继发害怕再发作的焦虑持续 1 个月。

（5）特别要注意排除因心血管病、低血糖、内分泌疾病、药物戒断反应和癫痫所致的类似发作。

（6）不符合癔症和恐惧症的诊断标准。

2. 鉴别诊断

（1）躯体疾病：惊恐发作可见于二尖瓣脱垂、甲状腺功能亢进、自发性低血糖、颞叶癫痫等。必须熟悉这些疾病的特有症状和体征，以资鉴别。必要时进行有关疾病的特殊检查。

（2）药物或精神活性物质：药物引起的焦虑症状不再罕见，只要询问时不忽略服药史，鉴别不难。可卡因、大麻、海洛因的服用或戒断都可引起自主神经功能紊乱，甚至出现典型的类惊恐发作。

（3）恐惧症：乳酸钠诱发惊恐发作的试验，发现 103 名恐惧症中有 63 名出现惊恐发作，远远高于正常人对照组。另一些研究发现，惊恐发作患者也易出现对某些环境、场合的恐惧与回避。DSM－Ⅳ已将这两种病组合成三种情况：①惊恐障碍伴有广场恐惧；②惊恐障碍不伴广场恐惧；③广场恐惧不伴惊恐障碍史。我国仍主张明确区别这两类疾病，发作时有特定恐惧对象并伴回避行为的是恐惧症，符合恐惧症的诊断不再诊断为惊恐发作。

三、治疗

多数医生认为，多数的焦虑症患者需要综合的治疗方式。一般是药物治疗和心理治疗联合运用。

（一）心理治疗

（1）放松疗法：不论是对广泛性焦虑症或惊恐发作均是有益的。当个体全身松弛时，生理警醒水平全面降低，心率、呼吸、脉搏、血压、肌电、皮电等生理指标出现与焦虑状态逆向的变化。许多研究证实，松弛不仅有如此生理效果，亦有相应的心理效果。生物反馈疗法、音乐疗法、瑜伽、静坐气功的原理都与之接近，疗效也相仿。

（2）认知疗法：很多焦虑症患者病前曾经历过较多的生活事件，病后又常出现所谓"期待性焦虑"，即总是担心结局不妙。在这种过分警觉的状态下，可产生对周围环境、人物的错误感知或错误评价，因而有草木皆兵或大祸临头之感。帮助患者解决这些问题可以试用认知疗法。例如在针对慢性焦虑症患者的心理治疗中，运用建立在老庄哲学理论基础之上的中国道家认知疗法，倡导清静无为、顺其自然的养生之道，非常有助于缓解焦虑情绪。急性焦虑患者的治疗中，认知治疗可减轻对焦虑的躯体反应的害怕，向患者解释心悸（预示将将出现心脏病发作）或眩晕（预示着将丧失意识）与惊恐发作有着相同的良性起源，由此可动摇患者的信念。

（3）弗洛伊德认为焦虑是神经症的核心，许多神经症的症状不是焦虑的"转换"，便是焦虑"投射"。这些症状的出现换来焦虑的消除。通过精神分析，解除压抑，使潜意识的冲突进入意识，症状便可消失。

（4）近来报告的对短期心理治疗方法的创新疗效明显。当我们对泛化性焦虑了解得越来越多时，我们发现，帮助这类患者使他们更关注于真正有威胁的事可能会有用。因为现在我们知道，GAD 患者似乎在逃避焦虑的"感觉"和与图景相关事物的负面影响。临床心理医生就设计了这样的治疗方案，帮助患者在情绪层面上处理信息，并应用图景，从而使患者体验焦虑。当然，治疗中还要教会患者如何深度放松以对抗紧张。Borkovec 和他的同事发现，这种治疗方法与安慰剂疗法相比，不但在治疗后，而且在一年的随访中都有显著的优势。

（二）药物治疗

1. 苯二氮䓬类　目前苯二氮䓬是临床上广泛使用的抗焦虑药物，其中地西泮片剂的使用最为普遍；奥沙西泮抗焦虑作用最强；氟西泮有良好的镇静催眠作用；氯硝西泮不仅能抗焦虑、催眠，还有抗抽搐作用，阿普唑仑、艾司唑仑与氯硝西泮药性相似。惊恐发作的持续时间都很短暂，常无须处理即已缓解平息。需即刻处理者，或伴发于场所恐惧者，可以劳拉西泮治疗，可快速控制发作症状。

但是，苯二氮䓬类药物会带来某些危险，首先，它们可能会损害认知和运动两方面的功能。在老年人中间，它们可能与摔倒引起的髋骨骨折有关。更加重要的是，苯二氮䓬类药物会产生心理和生理两方面的依赖性。所以现在有理由达成广泛的共识，对苯二氮䓬类药物最明智的使用方法就是短期应用，以缓解与一个暂时性的危机或带来很大压力的生活事件相关的焦虑。

2. 抗抑郁药　某些三环抗抑郁药和单胺氧化酶抑制药也有抗焦虑作用。治疗时从小剂量开始，渐加到有效剂量。但这类药物的不良反应较多，而且起效也较慢。TCA 对 PD 的疗效较肯定，其中丙米嗪的研究和临床使用较多，但氯米帕明（clomipramine）、阿米替林（amitriptyline）和多塞平也同样有效。由于 TCA 的不良反应较多，且对心脏有毒性作用，故现在常为对一线药物反应欠佳者的替代药物。SSRIs 和 SNRIs 治疗惊恐发作也有较好的效果，不良反应相对较少，但满意的疗效大多要在 12 周以后才出现（Oehrberg 等）。美国食品药品监督管理局（FDA）批准治疗 GAD 的药物为帕罗西汀和文拉法辛，批准治疗 PD 的药物为帕罗西汀和艾司西酞普兰。其他 SSRIs 和 SNRIs 类药物也同样有效。PD 患者对药物治疗较敏感，药物应从半量开始，如帕罗西汀起始宜为一日 10mg，这样可防范患者发生紧张不安的惊颤反应。部分患者使用低剂量即有较好的反应，但多数患者需逐渐增加至常用剂量才会显效。

治疗除着眼于缓解焦虑外，应尽快、及早改善患者的躯体焦虑症状和睡眠障碍。因 BDZ 对后者的效果优于新型抗抑郁药，通常宜采用 SSRI 或 SNRI 加 BDZ 的联合治疗，即在治疗早期，前一两个月应两药合用，待躯体症状和睡眠障碍改善后，再逐渐撤去 BDZ。具体药物的选择可依据临床情况而定。

3. 其他药物治疗

（1）β-肾上腺素阻断药，如普萘洛尔，不论对慢性焦虑症或惊恐发作均有疗效，治疗惊恐发作时通常配伍用药，如地西泮与普萘洛尔；丙米嗪与普萘洛尔均能取得满意效果。每日剂量从 10mg 到 100mg 不等。因个体之间的有效剂量和耐受量均差异很大，所以治疗时须严密观察，根据个体的不同情况及时调整药量。

（2）丁螺环酮、坦度螺酮不属于苯二氮䓬类的抗焦虑药物，没有抗痉挛、松弛肌肉和镇静的作用，不良反应较轻微。常用于焦虑症状较轻、较单纯、并不伴有明显躯体焦虑症状、睡眠影响也不突出的患者。用于混合性焦虑抑郁患者的疗效可能较 BDZ 单用好，与其他抗焦虑、抗抑郁药合用则具有增效作用。需要注意的是，丁螺环酮和坦度螺酮起效很慢，且 BDZ 治疗无效的焦虑患者，改用上述药物反会加重 BDZ 的撤药反应。

（3）其他药物如曲唑酮，因其具有抗焦虑和镇静作用，也常用于 GAD 尤其是与其他抗焦虑药合用作为增效剂；应用某些新型抗抑郁药发生性功能障碍时，某些男性患者加用曲唑酮也许性功能会改善。

第五节　强迫症

强迫症是以反复出现强迫观念、强迫冲动或强迫行为等为基本特征的一类神经症。其核心症状为强迫观念，而强迫行为常是继发的。患者大多对这种强迫症状有一定的认识能力（自省力），明知其不合理，但却无法控制，无力摆脱，由于强迫与反强迫的冲突，可导致明显的焦虑和抑郁。

一、流行病学

国外报告的患病率为 0.1‰ ~ 2.3‰，我国为 0.3‰。一项大型的流行病学调查表明，强迫症的终身患病率为 2.6% 左右，近期的重新分析证实了这个比例。在神经症专科门诊中占 12%。强迫症与强迫人格有一定关系，Kringlen E 报告 72% 的患者病前即有强迫人格，我国报告为 26%。大多数流行病学研究提示，强迫症男女性患病率相等。但又有研究发现，对于儿童强迫症患者，男孩比女孩要多。这似乎是因为男孩的强迫症表现得早。在青少年中期男女比例几乎就相等了，到了成年人，女性则占明显优势。平均发病年龄从青少年早期到 25 岁左右，但是一般男性的最集中发病年龄（13 ~ 15 岁）早于女性的最集中发病年龄（20 ~ 24 岁）。女性更多地表现为强迫性洗涤及回避行为，而男性更多地表现为仪式性检查。一旦出现了强迫症，则可能会发展为长期慢性病。

从 Aaudsley 医院连续收治的住院强迫症患者中发现，强迫症多发生在高智力和高社会阶层的群体。然而，由于求医行为的不同，这种发现可能有偏倚，需要谨慎解释。

二、病因

（一）遗传因素

强迫症患者与双亲的同病率为 5% ~ 7%（Rudin），远远高于普通人群。当然，这个数字并非完全意味着遗传的作用，因为它无法排除环境因素（同一家庭）的影响。一小样本的双生子研究发现，同卵双生子的同病率高于异卵双生子（Rasmussen 和 Tsang，1986 年），这提示至少部分家族性是与遗传有关的。

（二）脑功能障碍

有人发现部分强迫症患者有脑损伤史，而且许多器质性疾病也易产生强迫症状，如脑炎、癫痫及颞叶损伤的患者。

计算机断层成像（CT）和磁共振成像（MRI）目前还没有发现强迫症患者存在一致的特异性脑结构异常。数项采用正电子发射断层扫描（PET）进行的研究发现，患者的眶额叶皮质的代谢活动增加，可能还包括尾状核和前扣带回。尽管研究结果尚不完全一致，但总体结果提示眶额叶皮质、前扣带回、基底节和丘脑的部分结构存在异常。这些结果支持涉及这些结构的神经环路末梢可能存在异常活动的假说。

（三）神经生物学因素

影响 5–HT 功能的药物对强迫症状有效提示强迫症患者可能存在 5–HT 功能的异常。最新的对照研究发现，首诊的强迫症患者脑脊液中的 5–HT 含量和血浆中的 5–HIAA 含量显著低于对照组（王国强、张亚林），强烈提示强迫症患者中枢 5–HT 功能不足。但作用于强迫症患者 5–HT 系统的各种药物的效果不一，提示强迫症是在病理生理方面具有异源性的一种障碍。McDougle 和 Goodman 认为大多数患者的强迫症是经 5–HT 受体所介导的，但是有些患者有多巴胺能系统的问题。

（四）经典精神分析理论

弗洛伊德最初提出强迫症状是由攻击或性本能的无意识冲动所致。这些冲动可能引起极度的焦虑，但通过压抑和反应形成的防御机制可减轻焦虑。这个观点切合于许多有攻击和性幻想的强迫症患者，他们压制自己的攻击和性冲动。

（五）认知理论

强迫症患者存在两种主要的认知模式，即强迫症的初级认知歪曲和二级认知歪曲。强迫症患者的初级认知评价来自于对侵入性思维的评价，二级评价来自于对自己应对能力的估计不足从而导致错误的应对方式（强迫行为及回避）。初级认知歪曲的特点是对不良后果发生的概率有异乎寻常高的评估，因而，对危险及负面后果产生过高的预测，精神中预想到现实中更容易发生威胁性事件。强迫行为是为了减轻在此错误判断基础上的威胁。强迫症患者低估应对能力的二级认知歪曲导致不确定感，害怕失去控制并产生焦虑，导致仪式行为或思维反刍以应对这种焦虑不安。认识强迫症的认知特征是强迫症认知治疗的心理学基础。

（六）社会心理因素

强迫症患者的家庭常常过度地要求其成员僵化地遵循社会道德和习俗，使患者形成过高的道德期望和行为的完美主义者。可以说，过度的内化了社会文化的理想化的人格并不能与人格的其他方面和谐的整合起来。他们对微小的过失和失败感到极度地焦虑和不安，发展了以强迫行为作为应对社会性焦虑的方式。

尽管强迫症可能隐匿或突然起病，但 Mckeen 等发现，强迫症患者较对照组在发病前有更多生活事件。在这项研究中，生活事件包括亲人死亡，过多的心理刺激和头部外伤等，也有一些正性生活事件。这些发现与强迫症的生物学理论和行为学理论一致。

三、临床表现

描述强迫症状的英文词通常有两个，obsession 指强迫性观念、表象、情绪和冲动；compulsive 则主要指强迫性动作和行为。有人认为，obsession 是原发症状，compulsive 是继发症状。

（一）强迫观念

1. 强迫怀疑　强迫怀疑是对自己行为的正确性或已完成的事情产生怀疑，尽管经过多次核实，甚至自己也清楚这种怀疑没有必要，但却不能控制及摆脱。如患者怀疑不清洁或被污染，写信后怀疑地址是否写错和信封是否封好，外出时怀疑房门是否锁好，是否把存折带出，做饭后怀疑煤气开关是否关好等。在此基础上，常伴有强迫行为，如门锁好后反复检查几遍、把全身里外衣服检查几遍、写信后反复检查多次等，严重时影响工作和日常生活。

2. 强迫回忆　由自主地反复回忆以往经历，虽系琐事，也明知没有任何实际意义，但无法控制，感到苦恼。

3. 强迫性穷思竭虑　强迫性穷思竭虑在临床上比较少见。患者对一些自然现象或日常生活中的一般事情，反复思考，寻根问底，明知道毫无意义，但却难以控制。如一个会计师苦苦思索了十年：眉毛为什么长在眼睛的上面而不是眼睛的下面？自知毫无意义却欲罢不能。

4. 强迫联想　患者脑子里出现一个想法或看到一句话，便不由自主地联想起另一个想法或语句，如果出现的想法或语句与原来相反，称对立性思维，如想起"战争"立即联想到"和平"，如想到"富有"立即想到"贫穷"等，由于违背了患者的主观意念，常使其感到苦恼。

5. 强迫表象　患者脑子里反复呈现形象性内容，如脑子里经常出现生殖器、性行为、自己脱光衣服被人围观的情境，其形象的内容可以和强迫观念有某些联系，也可并存。

（二）强迫情绪

强迫情绪是对某些事物的担心或厌恶。明知不必要或不合理，自己却无法摆脱。如某患者的寝室里丢了一块香皂，患者担心失主会怀疑自己，一直耿耿于怀，十多年后还写信询问那位失主香皂是否找到，反复声明此事与己无关，并列举若干证人证言，自知如此十分荒唐，却非如此不能释怀。有的患者总是担心自己行为会失去控制，做出伤天害理之事，担心自己会伤害别人，或看到某个人立即产生强烈的厌恶感等。

（三）强迫意向

患者感到有一种冲动要去做某种违背自己心愿的事。明知这样做是荒谬的、不对的，但是却控制不住这种意向的出现。例如母亲抱着心爱的婴儿站在阳台上就想往下跳。这些冲动常常是伤害性的，或者是不合时宜的。尽管这种冲动十分强烈，但患者有自知力，因此不会出现相应的行为。

（四）强迫行为

1. 强迫检查　强迫检查的目的，是为了减轻由于强迫性怀疑引起的焦虑，所采取的措施。例如反复检查门是否锁紧、煤气是否关好、账目或稿件是否有错，因而重复检查验证，严重时检查数十遍也不放心。

2. 强迫洗涤　担心受到细菌感染以及毒物、脏物的污染而反复洗手、洗澡、反复洗涤衣物，甚至把皮肤、衣服洗破也不能停止。有的患者要求家人一同彻底清洗手、衣物等。明知过分，但无法自控。

3. 强迫计数　患者不自主地计数一些事物，反复数高楼大厦的门窗、数楼梯、数电杆、数地面砖，为此常常误了正事。明知这样做毫无意义，但却无法摆脱，因而痛苦不堪。

4. 强迫性仪式动作　患者经常重复某些动作，久而久之程序化。可以表现在患者生活、工作的各个方面。例如患者将日常生活像设计计算机程序一样安排了一系列的仪式动作，如早晨起床要先穿上衣，再穿裤子，然后穿袜子和鞋，并且必须先从左边开始，就是左臂、右臂、左腿、右腿、左脚、右脚，下地后先刷牙，再洗脸，然后梳头，刷牙要先左后右，梳头要先用左手梳左边再用右手梳右边等等。许多患者的仪式往往非常复杂费时，但他必须严格按照程序做事，如稍有偏差或意外被打断，患者便会认真地将一切从头来一遍，否则就会焦虑不安，一整天都过不好。患者知道这样做毫无意义，但却非做不可，自感痛苦却又不能自我控制，无力自拔。

5. 强迫性迟缓　患者往往因仪式动作而动作迟缓，以致影响了正常生活、工作，上班经常迟到，使患者感到很苦恼。极端严重的，可有社会功能的损害。

四、病程与预后

大约67.7%的患者的病情在1年后可有一定程度的改善。持续1年以上的病例，有些病程反复波动，有些则转为慢性。如果患者出现症状之前有诱发事件、社会和职业适应良好，且症状是发作性的，那么预后较好；如果有人格障碍和发病于童年，则预后较差。有些病例可能非常顽固，据报道在住院的强迫症患者中，有3/4的人症状持续13～20年以上。部分患者的症状呈间歇性发作，每次持续半年至2年，其后完全缓解若干年，经历较大的生活事件后症状又复燃。另一项研究发现，大约50%的强迫障碍会持续50年以上。

五、诊断与鉴别诊断

（一）CCMD-3的诊断标准

1. 症状标准　符合神经症的诊断标准，并以强迫症状为主，至少有下列一项。

（1）以强迫思想为主，包括强迫观念、回忆或表象，强迫性对立观念、穷思竭虑、害怕丧失自控能力等。

（2）以强迫行为（动作）为主，包括反复洗涤、核对、检查或询问等。

（3）上述强迫观念、强迫行为的混合形式。

（4）患者称强迫症状起源于自己内心，不是被别人或外界影响强加的。

（5）强迫症状反复出现，患者认为没有意义，并感到不快，甚至痛苦，因此试图抵抗，但不能奏效。

2. 严重标准　社会功能受损。

3. 病程标准　符合症状标准至少已3个月。

4. 排除标准

（1）排除其他精神障碍的继发性强迫症状，如精神分裂症、抑郁症或恐惧症等。

（2）排除脑器质性疾病，特别是基底节病变的继发性强迫症状。

（二）鉴别诊断

强迫障碍必须与其他有强迫症状的障碍相区别。

1. 抑郁障碍　强迫障碍常间断伴有抑郁的发作，此时强迫症状会加重，这种情况下抑郁障碍可能会被忽略。抑郁症患者在病程中常有一过性的强迫症状，这时若抑郁症的临床症状在整个病程中占主要地位，应诊断为抑郁症，若抑郁症状和强迫症状均达到临床诊断标准，应做出两病的诊断。

2. 精神分裂症　抵抗的程度可疑、强迫思维的内容异常或仪式行为特别怪异时，强迫障碍可能貌似精神分裂症。诊断时不宜仅从症状的荒谬与否来判别。主要是看患者有无自知力，是引以为苦，还是淡漠处之；患者与环境、现实是否保持一致；以及患者有无精神分裂症的特征性症状。

3. 广泛性焦虑症　广泛性焦虑症患者表现为对日常生活中的事件过分担心，焦虑易与强迫症混淆，鉴别的要点是这种担心、焦虑的体验是否具有强迫观念的性质，广泛性焦虑的内容多不固定，患者较少有强迫症患者的自我抵抗，自我失谐性等特点，结合广泛性焦虑的其他特征，如自主神经系统症状和运动方面的特征可鉴别。

4. 疑病症　患者在对自己躯体症状的错误解释的基础上，反复认为自己患有某种严重的疾病，患者可以四处求医以寻找自己患病的依据，一般不伴有强迫性的仪式行为。疑病可以认为是以反复涌入的患有严重疾病的一种强迫观念，但多数患者并无自我抵抗，并不认为这种疑病观念是没有必要的，并不构成强迫观念的核心症状，因此目前疑病症被认为是强迫谱系障碍。若患者同时伴有仪式性的检查、洗涤以减轻疑病带来的焦虑，这时给予强迫症并发疑病症的诊断。

5. 脑器质性疾病　器质性疾病也可出现强迫症状，20 世纪 20 年代曾流行的昏睡性脑炎的慢性病例中曾出现过这些症状。

六、治疗

（一）药物治疗

1. 三环类抗抑郁药　第一种用于 OCD 治疗的药物为氯米帕明，它是抑制 5- HT 再摄取的 TCA，具有明确的抗强迫作用。丙米嗪及多塞平也均有一定的疗效，但氯米帕明疗效仍为最好。氯米帕明在治疗 OCD 时可能会需要较大剂量，应密切注意治疗过程中的不良反应。

2. 选择性 5- 羟色胺再摄取阻滞剂（SSRIs）　已上市的 5 种 SSRI 药物均获美国 FDA 批准用于 OCD 的治疗，不良反应较三环类抗抑郁药少。SSRI 中的有些药物如氟伏沙明和舍曲林，由于能激动神经元内的 σ 受体，可能有利于对 OCD 的治疗。

在使用抗抑郁药对 OCD 的治疗中需注意以下几点：①药物需采用高剂量，相对用于抑郁症治疗的剂量要高；②临床疗效出现较晚，不是 2 周左右，可在 4 ~ 5 周以后；③通常疗效不完善，大多只是不同程度的症状减轻，仅少部分病例或许可达缓解；④长程治疗，药物必须长期应用，也许维持治疗时可适当减低剂量，但停药后很易复发。

3. 氨 5- HT 药物　对某些难治性 OCD，可合并应用拟 5- HT 药物提高疗效，如加用碳酸锂、曲唑酮等。晚近提出 OCD 中可见 DA 功能增加，及 D_1、D_2 参与强迫行为的发生机制，从理论上阐明抗精神病药物对 OCD 有利，故现常在单用 SSRI 无效或疗效不佳时，以低剂量非典型抗精神病药与之配伍，可提高部分病例的疗效。

（二）心理治疗

1. 行为治疗　适用于各种强迫动作和强迫性仪式行为，也可用于强迫观念。用系统脱敏疗法可逐渐减少患者重复行为的次数和时间，如在治疗一名强迫性洗手患者时，规定第 1 周每次洗手不超过 20 分钟，每天不超过 5 次；第 2 周每次不超过 15 分钟，每天不超过 3 次。以后依次递减。第 6 周时，患者已能正常洗涤了。每次递减洗手时间，起初患者均有焦虑不安表现，除了教会患者全身放松技术外，还可配用地西泮和普萘洛尔以减轻焦虑。

2. 认知治疗　强迫症的认知治疗是建立在对强迫症认知模式基础上的，了解强迫症的认知模式是认知治疗的基础。所有的治疗性接触中，治疗师首先设置本次治疗的主题，证实和确定患者的认知歪曲，向患者解释认知，情绪与行为的关系，自我监测的意义，布置作业，向患者表明通过作业练习的重要性。其目的是增强患者自信以减轻其不确定感；强调务实态度以减轻其不完美感。现在有研究正在检验药物和心理联合治疗的效果。迄今为止最大的一项研究，将暴露和预防仪式行为（exposure and ritual prevention，ERP）、氯米帕明药物治疗以及这两者的联合应用做了比较。结果表明，无论是否合并药物疗法，ERP 方法都比单纯的药物治疗有效。单纯 ERP 治疗约 85% 有效，而单纯药物治疗有效率只有 50% 左右。联合疗法并不能证明有更好的效果。

3.　电抽搐治疗　适合于强迫症并发严重抑郁和自杀念头，不能耐受药物治疗者可考虑电抽搐治疗。

4.　精神外科治疗　经上述治疗方法仍无改善，带来严重社会功能损害及严重的而持久的精神病者可考虑精神外科治疗。

强迫症的治疗问题仍然是一大难题，研究方向主要集中在提高疗效、促进社会功能康复、减少残疾。除药物治疗以外，应加强对认知行为治疗、家庭治疗、小组治疗的研究。近年来，对强迫症的精神外科治疗又被提出来。除传统的毁损性精神外科治疗以外，发展了非毁损性的深部脑电刺激治疗。

微信扫码
◆临床科研
◆医学前沿
◆临床资讯
◆临床笔记

第五章

应激相关障碍

第一节　概述

20 世纪 30 年代，W.B. Cannon 首先将应激（stress）的概念引用到生理学的研究中。那时候，应激泛指超过一定的临界阈值后，破坏机体内环境平衡的一切物理、化学和情感刺激。他提出内环境稳定（homeostasis）学说，认为机体处于紧张状态时，自主神经会自动地进行调节，从而既能适应新的环境又能维持体内的平衡。20 世纪 50 年代，H. selye 研究发现，无论外界刺激的性质如何，机体的反应都是非特异性的，他将应激反应过程分为 3 个阶段：警觉期、抵抗期和衰竭期。大多数情况下，应激只表现出第一阶段和第二阶段的反应。即使出现了第三阶段的反应，如果得到适当的休息和补给，通常也是可逆的。因此，应激反应不等于应激障碍。应激对机体有双重作用。应激可以极大限度地动员机体内部的潜在资源和应对机制，增强对疾病侵袭的防御能力，提高对外界环境的适应能力。只有应激反应超出一定强度和（或）持续时间超过一定限度，并且这些反应对个体的社会功能产生严重影响时，才构成应激相关障碍。在中国精神障碍分类与诊断标准（CCMD-3）中，应激相关障碍指的是一组主要由心理、社会（环境）因素引起异常心理反应，导致的精神障碍，也称反应性精神障碍。包括急性应激障碍、创伤后应激障碍、适应障碍及其他或待分类的应激相关障碍。决定本组精神障碍的发生、发展、病程及临床表现的因素有：

（1）生活事件和生活处境：如剧烈的超强精神创伤或生活事件，或持续困难处境，均可成为直接病因。

（2）社会文化背景。

（3）人格特点、教育程度、智力水平及生活态度和信念等。

（4）不包括癔症、神经症、心理因素所致生理障碍及各种非心因性精神病性障碍。

第二节　急性应激障碍

急性应激障碍（acute stress disorders），又称急性应激反应，这是由于患者在遭遇急剧、严重的精神刺激后立即（1 小时之内）引起的一过性精神障碍。历时时间短，应激源消除后几天至 1 周内，精神状态可完全恢复正常。最长不超过 1 个月。引起急性应激反应的刺激往往是极其严重的，灾难性的，如严重自然灾害、意外事故或不幸等。

一、病因

突如其来且超乎寻常的威胁性生活事件和灾难是发病的直接因素，应激源对个体来讲是难以承受的创伤性体验或对生命安全具有严重的威胁性。应激源为多种多样，大体上可分为下列几项。

1. 严重的生活事件　如严重的交通事故；亲人突然死亡，尤其是配偶或子女；遭受歹徒袭击、被奸污或家庭财产被抢劫；突然发现已罹患严重疾病等创伤性体验。

2. 重大的自然灾害　如特大山洪暴发；大面积火灾或强烈地震等威胁生命安全的伤害。

3. 人为灾难 例如战争、种族冲突、恐怖袭击等。

上述各种应激源，无疑是发病的关键所在。但事实上并非所有人面对同样的应激性事件都会有同种程度的反应，只是其中少数人会出现精神障碍。这一差异表明了个人的素质、既往经历以及应对风格也都影响着发病。因此，在分析具体病例时，要把应激源的性质、严重程度、当时处境和个性特点等进行综合性分析及考虑。此外，整个机体健康状况也有关系，若同时存在躯体重病或器质性脑病，急性应激反应发生的危险性可能随之提高。

二、临床表现

急性应激反应发病急剧，一般当遭受超强应激性生活事件的影响后几分钟出现症状，临床表现有较大的变异性。

（一）意识障碍

部分患者的初发症状表现为"茫然"或"麻木"状态。可出现一定程度的意识障碍。主要表现为意识范围缩小，注意力狭窄、定向力障碍，以及言语凌乱、情感失调、动作盲目。

（二）精神运动性抑制

部分患者偶有自发只言片语，词句凌乱不连贯，令人难以理解。病情继续发展，可见对周围环境的进一步退缩，有的患者可呈现木僵状态，这种木僵状态称心因性木僵。此时，患者自发活动明显减少，可在长时间内毫无动作，保持呆坐或卧床不起。虽有时睁眼，协调眼部运动，但缄默不语。这是常见的临床相。

（三）精神运动性兴奋

部分患者在遭受强烈的精神打击之后显得激越性活动过多，表现为十分兴奋，情绪激动、话语激越、动作张扬、甚至出现伤人毁物的行为，并伴有恐惧性焦虑和自主神经系统症状，如心动过速、震颤、出汗、面部潮红等。

（四）精神病性症状

部分患者可能在强烈的精神刺激之下直接出现精神病性症状，如幻觉、妄想及严重的情感障碍。这些症状虽然比较严重，但反映的内容与精神刺激却是紧密相关的，因而比较容易被人理解。在 CCMD-3 中，将这种情况称为"急性应激性精神病"或"急性反应性精神病"。

（五）其他精神症状

部分患者既不表现为精神运动性抑制，也不表现为精神运动性兴奋，而以负性情绪为主。如在精神打击之后表现出恐惧、焦虑、抑郁、沮丧、绝望，或深感委屈、悔恨、抱怨、甚至愤怒，因而有可能出现自伤自杀或伤人毁物的行为。

三、诊断和鉴别诊断

（一）CCMD-3 诊断标准

1. 症状标准 以异乎寻常的和严重的精神刺激为原因，并至少有下列 1 项。

（1）有强烈恐惧体验的精神运动性兴奋，行为有一定盲目性。

（2）有情感迟钝的精神运动性抑制（如反应性木僵）；可有轻度意识模糊。

2. 严重标准 社会功能严重受损。

3. 病程标准 在受刺激后若干分钟至若干小时发病，病程短暂，一般持续数小时至 1 周，通常在 1 个月内缓解。

4. 排除标准 排除癔症、器质性精神障碍、非成瘾物质所致精神障碍及抑郁症。

（二）鉴别诊断

1. 急性器质性脑综合征 要注意排除那些并非由重大的精神刺激，而是由其他因素所致的突发性或短暂性精神障碍，如癫痫所致的精神障碍、精神活性物质所致的精神障碍、中毒性精神障碍、颅内或躯体感染所致的精神障碍等。器质性脑综合征常见丰富生动的幻觉,尤其是幻视;其意识障碍有忽明忽暗的波动特点;整个临床相也多在夜晚加剧。此外,还可观察到相应的阳性体征和实验室检查异常结果,且病程较长。

2. 癔症 癔症虽然也常常是精神刺激诱发的,但是刺激源往往是一些常见的生活事件,精神刺激的强度远远达不到"异乎寻常的急剧和严重"的程度。并且,癔症表现更为多样化,并有夸张或表演性,给人以做作的感觉。病前性格有自我中心、富于幻想、喜好文艺等特点。癔症发作具有暗示性,且多次反复发作。

3. 情感性障碍 情感性障碍也可在应激源作用下发病,其主要症状以情感异常占优势,疾病过程以双相为多见,且病程较长,有循环发作趋向。

四、治疗

(一)支持治疗

由于急性应激障碍是一种短暂的处境,因此,支持性治疗对之往往适用。在经历创伤性事件后,许多患者会向自己的亲友或朋友倾诉,或是与处理躯体损伤的医务人员进行交谈。则这些首先与患者接触的人员应适时的对其表达出关心、温暖和理解,通过陪伴和积极的关注传递一种安全感和希望。

(二)心理治疗

本病由强烈的应激性生活事件引起,因此心理治疗就有重要意义。在患者能接触的情况下,建立良好的医患关系,与患者促膝交谈。治疗内容为对症状表现进行解释,讲明应激事件在一生中是难免的,关键问题在于帮助患者怎样有力地应付这些心理应激,如何发挥个人的缓冲作用,避免过大的创伤。同时给患者最好的社会支持,尽快缓解其应激反应。还要调动患者的主观能动性,摆脱困境,树立战胜疾病的信念,促进康复,重新恢复正常社会生活。对某些生活或工作中的实际问题,也应设法予以解决。治疗的重点应该是如何提高应对策略而不是如何消除创伤性事件。在某些环境中,患者需要帮助来对付愤怒感。有证据表明,认知行为治疗比支持性咨询更为有效。

(三)药物治疗

这虽是对症治疗,但在急性期也是采用的措施之一。特别是对那些表现激越性兴奋的患者,应用适当的精神药物后,使症状较快的缓解,便于进行心理治疗。如患者有严重的焦虑,可服用 1 ~ 2 天抗焦虑药物;如有严重的睡眠障碍,则可服用 1 ~ 2 晚的催眠药物。药物剂量以中、小量为宜。对处于精神运动性抑制状态患者,若不能主动进食,还要给予输液,补充营养,保证每日的热量和其他支持疗法及照顾。

(四)环境治疗

为了减弱或消除引起发病的应激处境不良作用,应尽可能离开或调整当时的环境,消除创伤性体验,对整个治疗有积极意义。环境治疗的另一含义,包括对患者康复后生活和工作方面的指导和安排,必要时重新调换工作岗位,改善人际关系,建立新的生活规律等。要根据患者的具体情况,协同有关方面进行安排,这对预防有良好作用。

第三节 创伤后应激障碍

创伤后应激障碍(post‐traumatic stress disorder,PTSD)是由异乎寻常的威胁性或灾难性的心理创伤所致的延迟性和持续性精神障碍。这类极端应激源的例子包括自然灾害(如洪水与地震等)、人为灾难(如大型火灾、严重的交通事故、战争、强奸或者对身体的严重伤害)。凡是亲身经历或亲眼看见了这些惨绝人寰的灾难场面的人,几乎都可能出现强烈的震撼、极度的恐惧和巨大的痛苦。但创伤性事件是 PTSD 诊断的必要条件,而不是 PTSD 发生的充分条件。也就是说,虽然大多数人在经历创伤性事件后都会出现程度不等的症状,但只有部分人最终成为 PTSD 患者。流行病学研究发现,是否患病还与以下因素有关:存在精神障碍的家族史与既往史、童年时代的心理创伤(如遭受性虐待、10 岁前父母离异)性格内向及有神经质倾向、创伤事件前后有其他负性生活事件、家境不好、躯体健康状态欠佳等。

一、流行病学

PTSD 的早期研究主要以退伍军人、战俘及集中营的幸存者等为对象，后逐渐在各种人为和自然灾害的受害者中展开。在美国越战退伍军人及其他高危群体中所报告的 PTSD 患病率多在 3% ~ 58% 的范围内，少数报告患病率在 90% 以上。对一般人群的创伤后应激障碍患病率的估计主要来自美国。其他国家的差异在一定程度上与其自然或人为灾害的发生频率不同有关。如果按 DSM－Ⅳ 的诊断标准，月患病率在男性为 1.2%，在女性为 2.7%；终身患病率在男性为 5% ~ 6%，在女性为 10% ~ 12%。我国还没有社区普通人群 PTSD 总体发病率的报道。

一般说来，不同的人群或个体，不同应激事件所致 PTSD 的患病危险性亦不相同。调查发现，经历过满足诊断标准的创伤性事件的人，患有 PTSD 的比率如下：强奸，32%；其他性攻击，31%；躯体攻击，39%；家人或朋友被杀，22%；其他犯罪的受害者，26%；非犯罪类的创伤（天灾人祸，事故，受伤等），9%。

我国军队医务工作者的流行病学调查，结果显示军人 PTSD 患病率为 0.485%，其中，陆、海、空军和学员的 PTSD 患病率分别为 0.484%、0.58%、0.84% 和 0.227%，特殊兵种或在执行抗灾任务后的军人 PTSD 发病率显著高于和平时期军人 PTSD 横断面调查的结果。

目前，我国由自然灾难和突发事故引起的心理创伤已越来越引起心理学界重视。有些流行病学研究报告的数据，如，张本等对唐山大地震所致孤儿的 PTSD 的调查显示发病率为 23%。徐唯等的研究表明，特大爆炸事故后 PTSD 的发生率高达 78.6%。

二、病因

（一）应激源

诊断 PTSD 的必要条件是存在异乎寻常的应激性事件。PTSD 最初起源于战争创伤后，其原因通常为异乎寻常的战斗事件。后来战争创伤的概念扩展到其他事件，如大的灾难、躯体的攻击、暴力性侵害等。成为病因的压力可以是来自躯体的或情感的，可以是单独的或重复的，范围可以从自然灾害、事故到刑事暴力、虐待、战争，这种压力既可以是直接经历，如，被打伤，也可以是间接经历，如目睹卧轨自杀的火车司机和重大事故的旁观者。DSM－Ⅳ 的作者将此类事件描述为卷入实际或威胁性的死亡或者严重的伤害，或者对自身或他人的躯体完整性构成威胁。在一个对火山爆发幸存者的研究中，学者发现那些经受应激事件最强烈的人群出现 PTSD 的比例最高，DSM-Ⅳ 对应激源重新定义后增加了体验到的应激事件的数目，许多医学事件，如孕妇生产、流产、患癌症或住院等也可导致 PTSD。还有一些人经历了长时间的精神痛苦，在没有特殊事件发生时也会出现 PTSD。但即便如此也不是所有人都形成 PTSD，这说明某些个体的易感性起着一定的作用。这类易感性既可能来自遗传，也可能是后天获得的。

（二）遗传因素

双生子研究表明，创伤后应激障碍的易患性的差异部分来自于遗传。True 等对越战期间在美国军队服役的 2 224 对单卵和 1 818 对双卵男性双生子进行了研究，在均衡了战争暴露程度后，遗传差异可解释 33.3% 的自述 PTSD 易患性上的变异，而其自述的儿童及青少年期的生活环境则对这类变异没有明显的影响。

还有研究表明，PTSD 患者家族史中精神障碍发病率是经历同样事件未发病或无此经历者的三倍。在双胞胎研究中，PTSD 患者的同胞较创伤后未患 PTSD 的同胞 PTSD 发病率增高。

（三）神经内分泌因素

PTSD 患者有神经内分泌的异常。研究发现，PTSD 患者的去甲肾上腺素系统敏感性增强，而关于肾上腺素受体 2 的下调以及 5- 羟色胺系统敏感性增强的证据较少。皮质醇水平会在应激反应时上升，而 PTSD 患者的皮质醇水平则会下降。这种变化不属于正常下降反应，因为研究发现，在紧接交通事故发生后出现皮质醇下降的人更容易出现创伤后应激障碍。在交通事故后皮质醇高于平均水平的人，以后更容易出现抑郁。

（四）其他因素

（1）童年期创伤使 PTSD 的发病率增高。创伤来自家庭、同龄伙伴及社会，其中家庭暴力是 PTSD 重要的、普遍的易感因素，它可以导致受害儿童发生 PTSD 或使该儿童在以后成为 PTSD 的高危个体。

（2）病前某些人格障碍，如依赖型人格障碍、边缘型人格障碍以及反社会型人格障碍等均可妨碍人们成功应对创伤而导致 PTSD。病前患其他焦虑谱系障碍的人对 PTSD 高度易感。

（3）另外，研究表明，消防、公安、执法、灾难营救、维和人员、危机干预工作者及急诊医务人员易患创后应激障碍。

（五）心理学因素

1. 对恐惧的条件反射　某些创伤后应激障碍的患者在闻到与创伤性环境有关的气味或听到相关的声音时，会出现对创伤事件的生动回忆。该现象可能与经典的条件反射理论有关。

2. 认知理论　认知理论认为，创伤后应激障碍是由于正常的情绪加工工程超负荷，致使记忆以未经加工的形式持续存在，并闯入患者的意识领域。支持这一观点的证据是 PTSD 的患者多有对创伤事件的不完整的凌乱回忆。对同样创伤事件的反应有着个体差异则是因为每个人对该创伤及其效应的评估不同。同理，对早期症状的不同评估也可以解释为什么某些人的症状会长期存在。交通事故后对闯入思维的负性解释（如我将要疯了）预示着创伤后应激障碍将持续一年以上。Ehler 和 Clark 对 PTSD 的认知模式进行了回顾。

3. 精神动力学理论　精神动力学理论强调以前的经历决定了对严重应激事件反应的个体差异。其基本思路是合理的，但缺乏科学证据的支持。

4. 维持因素　如上所述，对早期症状的负面评估可成为 PTSD 症状持续的部分原因。还有人认为维持因素包括对创伤情境提示物的回避（这妨碍了条件反射的解除和认知的重新评估），以及对焦虑想法的压抑。目前已知，患者对焦虑想法的压抑只能加重其症状。

三、临床表现

PTSD 的主要临床表现可分为三组：第一组为反复体验创伤性事件；第二组为回避与情感麻木；第三组为高度警觉的症状。

（一）反复体验创伤性事件

这种症状表现为患者以各种形式反复闯入性地、痛苦地记忆起这些事件。有挥之不去的闯入性回忆；有夜半惊醒的灾难性噩梦；有触景生痛的反射性联想；还有可能出现错觉、幻觉或幻想形式的事件重演的生动体验，此症状又称"闪回"（flash back）。出现上述症状时，不仅会引发其强烈的心理反应（恐惧、焦虑、抑郁等），还会引起明显的生理反应，如面色苍白、心悸、呼吸急促、出汗、战栗等。这种反复体验性症状给个体带来了很大痛苦，一方面个体难以控制症状的发生时间和次数，另一方面它们会引发个体强烈的痛苦感觉，就像再次经历创伤事件一样。

（二）回避与情感麻木

这是 PTSD 的核心特征，反映了个体试图在生理和情感上远离创伤。为了避免痛苦再现，患者总是回避与不幸遭遇有关的那些人和事。如不去与灾难性事件有关的那些地方，不见与灾难性事件有关的那些人，不淡与灾难性事件有关的那些事，不参加与灾难性事件有关的那些活动。患者常常阻止自己的创伤性回忆，或否认或淡忘，即"选择性遗忘"。回避的同时，还有被称之为"心理麻木"或"情感麻痹"的表现。患者会表现出反应迟钝、兴趣减少、情绪平淡、行为退缩。如不爱与人交往、对亲人视同陌路，对世界变化漠不关心、无动于衷，对未来失去信心、得过且过。轻则抱听天由命的态度，严重时可能万念俱灰，以至自杀。事实上，创伤患者有能力体验和表达患病前的所有情感，情感上的麻木并非创伤体验导致，而是 PTSD 患者对负性情感刺激常做出过度的回避反应所致。对创伤记忆的回避可以暂时缓解痛苦，但是却强化了回避性行为。类似的，情感分离是为了切断侵入性创伤记忆与痛苦情感之间的联系，但是严重时会阻碍个体与他人建立正常联系，享受日常生活，保持创造力，以及计划未来等多个方面。

个体为了避免回忆起创伤和与之相联系的痛苦经历，往往以一种单调固定的方式生活。有些学者认为情感麻木代表了 PTSD、抑郁和分离症状的重叠。

（三）高度警觉的症状

这一症状在创伤暴露后的第一个月最普遍、最严重。主要表现为持续的警觉性增高：患者感到紧张不安、担惊受怕，似乎危机四伏；注意难以集中，周围任何的风吹草动，都可能分散患者的注意力；因为情绪持续的紧张，患者往往易激惹，稍受刺激就产生反应，且反应过度，如易怒、易委屈、易伤感；另外就是入睡困难和睡眠不深，对睡眠环境要求苛刻，风声鹤唳、草木皆兵，稍有打扰，患者就会从睡眠中惊醒，甚至过分安静的环境有时也会让某些患者感到紧张而无法入睡。在危机中，这样的反应是适应性的。但是，在安稳的情境中，过度的警觉性会扰乱个体的正常生活，使人感到衰竭，破坏机体健康。

（四）其他症状

患者也可能出现适应不良的应对反应，如持续的攻击性行为、过度饮酒或用药以及故意自伤和自杀等。

抑郁症状很常见，负罪感也常见于灾难的幸存者。在经历创伤性事件后，有些幸存者会重新痛苦地思索人生的目的与意义。此外有人认为分离症状与人格解体也是重要症状。

四、诊断与鉴别诊断

（一）诊断

1. CCMD -3 诊断标准　由异乎寻常的威胁性或灾难性心理创伤，导致延迟出现和长期持续的精神障碍。主要表现为：

（1）反复发生闯入性的创伤性体验重现（病理性重现）、梦境，或因面临与刺激相似或有关的境遇，而感到痛苦和不由自主地反复回想。

（2）持续的警觉性增高。

（3）持续的回避。

（4）对创伤性经历的选择性遗忘。

（5）对未来失去信心：少数患者可有人格改变或有神经症病史等附加因素，从而降低了对应激源的应对能力或加重疾病过程。精神障碍延迟发生，在遭受创伤后数日甚至数月后才出现，病程可长达数年。

2. 症状标准

（1）遭受对每个人来说都是异乎寻常的创伤性事件或处境（如天灾人祸）。

（2）反复重现创伤性体验（病理性重现），并至少有下列 1 项：①不由自主地回想受打击的经历；②反复出现有创伤性内容的噩梦；③反复发生错觉、幻觉；④反复发生触景生情的精神痛苦，如目睹死者遗物、旧地重游，或周年日等情况下会感到异常痛苦和产生明显的生理反应，如心悸、出汗、面色苍白等。

（3）持续的警觉性增高，至少有下列 1 项：①入睡困难或睡眠不深；②易激惹；③集中注意困难；④过分地担惊受怕。

（4）对与刺激相似或有关的情境的回避，至少有下列 2 项：①极力不想有关创伤性经历的人与事；②避免参加能引起痛苦回忆的活动，或避免到会引起痛苦回忆的地方；③不愿与人交往、对亲人变得冷淡；④兴趣爱好范围变窄，但对与创伤经历无关的某些活动仍有兴趣；⑤选择性遗忘；⑥对未来失去希望和信心。

3. 严重标准　社会功能受损。

4. 病程标准　精神障碍延迟发生（即在遭受创伤后数日至数月后，罕见延迟半年以上才发生），符合症状标准至少已 3 个月。

5. 排除标准　排除情感性精神障碍、其他应激障碍、神经症、躯体形式障碍等。

（二）鉴别诊断

1. 急性应激障碍　急性应激障碍起病急、病程短。而且可能出现一定程度的意识障碍、甚至短暂的精神病性症状。而 PTSD 起病延迟，症状典型，病程通常持续数月之久。急性应激性障碍的主要症状与 PTSD 的预测因素有一定程度的重叠，从防治的角度来看，可以促使有可能发展成 PTSD 者就医，利于促进对 PTSD 的早期识别，也可以预测是否会发生迟发性 PTSD。

2. 适应性障碍　适应性障碍虽然也在明显应激事件后发病，但这些事件往往也不是灾难性的，大多是生活环境的改变或社会地位的变化。而且有充分的理由推断，在适应性障碍的发病中，患者所遭遇的生活事件和他的人格基础几乎起着同等重要的作用。

3. 神经症　神经症的起病通常也与心理社会因素有关，但其应激事件的严重性较之 PTSD 要轻微得多，既不是异乎寻常，更不是灾难性的，往往是一些司空见惯的生活事件。同时，神经症大多是隐袭起病、病程迁延，临床表现与应激源也没有太紧密的关联。

4. 其他精神障碍　抑郁障碍有兴趣下降、与他人疏远隔离、感到前途渺茫等表现，但单纯的抑郁障碍不存在与创伤性事件相关联的闯入性回忆，与梦境，也没有针对特定主题或场景的回避。同样，以上这些特点也使 PTSD 区别于广泛性焦虑障碍。然而，PTSD 与焦虑、抑郁并存的情况很常见，若患者的临床相符合相应的诊断标准，应给出所有诊断。对病史的详细询问有助于了解各障碍间的相互关系。

5. 躯体性疾病　考虑 PTSD 诊断时不能忽视器质性的问题，要注意在遭受创伤性事件时是否有头部外伤、一过性意识丧失等情况。

6. 精神活性物质所致精神障碍　乙醇、药物滥用障碍有可能诱发或加重 PTSD 症状。乙醇、药物急性中毒状态或戒断状态有时很难与 PTSD 区分，需注意观察，在乙醇、药物的效应消除后再作判断。

五、治疗

（一）早期治疗

几乎所有创伤经历者都经历过一种或多种短暂性的应激症状，短期内这些症状可作为一种适应性的功能，通常可缓解，而某些患者的急性应激相关症状不缓解，演化成 PTSD。专家们提出了早期干预的 9 个主要因素，为创伤患者恢复到最佳状态提供了理论基础，这些因素包括：①对安全感、食住等基本需要的供给；②帮助对灾难的理解、减轻生理上的警觉和提供教育支持等心理上的援助；③对是否还需要其他治疗的评估；④监测援救和恢复的环境，包括应激源是否仍存在，是否提供了充足的服务等；⑤主动出击和传播信息，通过网上或媒体传播关于创伤和康复的知识；⑥对管理者、组织者提供技术帮助、咨询和培训，使其有能力重建社区结构，加强家庭康复和社区安全；⑦帮助康复和恢复，包括小组干预或家庭干预；⑧对幸存者进行评估，确定易感性、高风险个体及群体；⑨提供治疗，包括通过教育减轻症状和改善功能。早期干预的目标应针对不同的个体、社区、文化需要和特征而制定，精神卫生人员应被纳入到重大事故或灾难处理小组中，使精神卫生服务整合到灾难处理的计划之中。这在汶川大地震的抗震救灾过程中得到了很好的体现。

（二）心理治疗

1. 心理治疗一般原则

（1）对于急性 PTSD 主要采用危机干预的原则与技术，侧重于提供支持，帮助患者接受所面临的不幸与自身的反应，鼓励患者面对事件，表达、宣泄与创伤性事件相伴随的情感。治疗者要帮助患者认识其所具有的应对资源，并同时学习新的应对方式。治疗中不仅要注意 PTSD 的症状，还要识别与处理好其他并存的情绪，如相当比例创伤性事件的幸存者有强烈的内疚与自责。及时治疗对良好的预后具有重要意义。

（2）慢性和迟发性 PTSD 治疗中除采用特殊的心理治疗技术外，为患者及其亲友提供有关 PTSD 及其治疗的知识也很重要，还需要注意动员患者家属及其他社会关系的力量，强化社会支持。

2. 心理治疗

（1）认知行为治疗：认知行为治疗包括暴露疗法、认知重建疗法、焦虑管理法等。治疗者常常通过行为矫正技术来改变患者不合理的认知观念达到缓解 PTSD 症状。

该治疗由以下几个部分组成：

1）了解对严重应激的正常反应，以及直面与创伤事件有关的情境和回忆的重要性。

2）对症状的自我监控。

3）暴露于回避情境。

4）对创伤事件的印象回忆，将之与患者的其他经历整合为一体，这种回想一开始多是片段性的，不能及时地与其他记忆内容清楚地联系起来。

5）通过讨论支持或不支持评估和假设的证据来进行认知重构（cognitive reconstructuring）。

6）愤怒处理，针对仍对创伤事件及其诱因感到愤怒的人。荟萃分析认知—行为治疗的有效值为：观察者的评估为 1.89，患者自己的评估为 1.27。而用安慰剂后，观察者的评估 0.77，患者自己的评估为 0.51。有效值 I 相当于相关治疗中一个标准差的改善。

（2）精神动力学治疗：心理动力学心理治疗重在修正无意识的冲突，这些冲突被认为是由创伤性事件重新激活的。Horowitz 提出了应激反应的 3 个阶段：①初始阶段：主要是对事件感到痛苦，和强烈的愤怒、悲伤。②否认阶段：作为对创伤性事件闯入记忆的防御，受害者表现对事件的记忆受损或对使人想起事件的情景或物品注意力下降，使用幻想抵消对现实事件的感知。③闯入阶段：过度警觉，加强的惊跳反应，睡眠障碍，闯入的和反复的与创伤相关的想法。如果这些阶段没有得到很好的疏通，会发展出 PTSD。Horowitz 提出一个简短的精神动力学治疗模型，治疗针对患者的适应阶段，特别是针对否认阶段和闯入阶段。有效的治疗依赖于对创伤事件的重新解释、改变破坏性的归因方式和发展更现实的解释。

（3）眼动脱敏与再加工（eye movement desensitization and reprocessing，EMDR）：EMDR 最初由 Shapiro 创立，是一种针对 PTSD 的心理治疗，EMDR 主要是对记忆的意象、消极想法和躯体感受进行工作，它旨在促进创伤事件的信息加工过程，促进创伤相关的负性认知重构。目前 EMDR 包括 8 个治疗阶段：

采集一般病史和制订计划；帮助患者稳定情绪和进行必要的准备；对记忆的意象、消极想法和躯体感受进行评估；通过眼动进行脱敏和修通；植入阶段；躯体扫描阶段；结束阶段和治疗效果的再评估险阶段。

EMDR 不仅有限动脱敏的成分，也包括暴露和认知的成分。

EMDR 治疗中，要求患者双目睁开，眼睛跟随治疗者移动的手指向两侧快速移动，与此同时，要求患者想象创伤时的情景，注视着这段创伤性记忆；重新体验负性的认知，并将与创伤相关的认知和情感语言化。Shapiro 提出 EMDR 加速了信息处理，导致了创伤性记忆的适应性解决，其提出在 EMDR 治疗中产生了一种神经生物状态，这与快速动眼相睡眠很类似，这种状态可减轻由海马调节的关于创伤性事件的记忆发作强度，同时也可减轻相关的记忆和负性情感。

如果患者在处理 EMDR 治疗过程中的体验有困难时，或治疗者认为其会出现困难时，可同时使用 EMDR 和催眠疗法。使用催眠治疗主要有两方面的作用，第一个作用是激活内部的功能以便使患者能够成功地进行 EMDR 治疗，第二个作用是促使创伤体验的公开处理。

3. 药物治疗 PTSD 的药物治疗能缓解某些症状，减少患者的痛苦体验，通常作为心理治疗的辅助措施，增加患者对心理治疗的依从性。

（1）抗抑郁药：综合有关文献，单胺氧化酶抑制剂和三环类抗抑郁剂对闯入性回忆与噩梦疗效较显著，5-羟色胺再摄取抑制剂对回避与麻木效果较好。尚无药物对 PTSD 的各组症状都能产生满意疗效。在运用抗抑郁剂治疗 PTSD 时，剂量与疗程同抗抑郁症治疗，治疗时间和剂量都应充分。有人建议缓解后还应给予 1 年维持治疗。

（2）抗惊厥药物：PTSD 中睡眠障碍通常对抗抑郁药物反应不良。新型抗惊厥药物常可用来加速睡眠，治疗后大部分患者（77%）睡眠持续时间有中度或以上的改善，噩梦频率明显降低。根据患者症状特点，其他可以考虑选用的药物包括：抗焦虑剂、情感稳定剂、β－受体阻断药、甲状腺素等。除非患者有过度兴奋或暴力性的发作，一般不主张使用抗精神病药物。

4. 心理治疗合并药物治疗 PTSD 的首选治疗尚无一致意见，比较肯定的是心理治疗合并药物治疗的效果更佳，有文献报告有效率达 70%。PTSD 患者往往感到外部世界不安全、不可预测、无从把握。

因此，稳固的治疗关系在 PTSD 治疗中格外重要。如果心理治疗者考虑在治疗中合并用药，最好在治疗的计划阶段就与患者讨论有关问题。对于服药，不同患者可能会赋予其完全不同的意义，做出不同的反应。有的认为服精神科的药是种耻辱，有人会觉得医生用药应付他，有人认为医生开药是心理治疗无法收效的不得已之举。这些情况都值得考虑，治疗者也确有必要自我审视，明确自己开处方时的真正动机和意义。认识评价治疗手段对患者的意义与认识评价症状一样重要。忽视这一方面，就难以维持良好的治疗关系和保证积极的治疗进程。

微信扫码
◆ 临床科研
◆ 医学前沿
◆ 临床资讯
◆ 临床笔记

偏执性精神障碍与急性短暂性精神病

第一节　偏执性精神障碍

一、概述

偏执性精神障碍的历史可以追溯到19世纪初，德国医生Heinroth首先描述了一类以持久的妄想为特征的病例，他用希腊词语para noya为其命名，意思是"自身以外的精神"。1863年，另一德国医生Kahlbaum将这类病例正式命名为paranoia（偏执狂），他认为这是一类以系统性的被害妄想或夸大妄想为特征的慢性精神疾病，与不良人格特征有关，而在持续的病程中并没有幻觉等其他精神病性症状，而且不会导致精神衰退。

Kraepelin先是使用dementia paranoides（偏执性痴呆）来描述只有严密而系统化的妄想症状，不具有幻觉等其他精神病性症状的障碍，并将这类障碍与他定义的早发痴呆（preacox dementia）相区别。

其后他又以paraphrenia来定义伴有幻觉的偏执性精神障碍，认为这是介于精神分裂症和偏执性痴呆之间的一种类型。Bleuler则将其命名为paranoia schlzophrenla（偏执狂分裂症），肯定这类患者的症状中也可以有幻觉。现在的观点认为，这类障碍患者即便有幻觉，也历时短暂且在总体临床相中表现并不突出。北欧和东欧的学者常常使用"偏执性精神病性反应"（paranoid psychotic reaction）来命名这类障碍，他们认为这些患者通常是在各种应激状态下慢性起病的，属于"反应性"或"心因性"精神障碍的范畴。

可以说迄今还没有任何精神障碍有过像偏执性精神障碍这样复杂的概念与病名变迁。在最近几十年里，该障碍就曾有过"偏执性精神病""偏执性障碍""妄想障碍"等诸多病名，其诊断亚型或相关问题的名称更是令人眼花缭乱，如"偏执狂""类偏狂""偏执状态""妄想痴呆""Capgras综合征""嫉妒偏执狂（Othello综合征）""Clerambault综合征""Fregoli综合征""敏感关系妄想（Sensitiver Beziehungswahn）""诉讼妄想症""改革家妄想症""移民精神病""监狱精神病"和"文化精神病"，等等。

历史上，偏执性精神障碍曾作为精神分裂症和情感性精神病之外的第三大类功能性精神疾病，在分类学上具有非常重要的地位，自1890年以后的精神科医生通常都对该病持有如下一些共识。

（1）该障碍以妄想为特征，病情相对稳定。

（2）是一种原发性障碍，而非继发于其他精神疾病。

（3）属于慢性障碍，许多患者的症状可以持续终身。

（4）妄想具有逻辑结构性和内在一致性。

（5）属于单狂性质的障碍，即妄想主题单一而且持续。

（6）除了单一妄想的特质，不同患者的疾病症状具有不同的内容，包括被影响、被迫害、夸大等。

（7）患者常自我夸大，对自身重要性有不切实际的认识。

（8）无智能障碍，且偏执症状并非继发于抑郁，但在病程中可能会出现情感症状。

（9）可以出现幻觉，且幻觉可使某些患者的妄想症状加重。

（10）妄想的存在不会干扰患者的总体逻辑推理，一般也不会导致行为紊乱。

（11）许多患者是在明显的异常人格基础上发展成为该障碍的。

（12）发病率不详，但该障碍由于表现特殊，常令人印象深刻。

（13）致病理论很多，但确切病因仍存在争议。

1950 年以后，该障碍在欧美国家的诊断学地位曾一度逐步下降，1970 年，Winokur 建议将此类障碍更名为"妄想障碍"（delusional disorder），但直到 1987 年美国 DSM – Ⅲ –R 中才再次将其作为一个独立诊断单元，并以"妄想障碍"命名。其后的 ICD – 10 和 DSM – Ⅳ 也都采用了这个概念。CCID –3 命名为偏执性精神障碍，其内包括偏执狂和偏执状态。

有关偏执性精神障碍有两个误解需要得到澄清：一个误解是认为该病较为罕见，临床医生的确不常见到该症患者，因为患者很少主动求治，实际上，在精神科医生最后见到这类患者之前，他们可能在社会上其他很多地方表现过症状了（比如在信访部门、劳动保障部门等）。另一个误解是，认为该病很难治疗，但实际上，随着现代精神药理学的进展以及心理治疗方法的极大丰富，该病的治疗已经有了很大的改观。

二、流行学、病因、病程

该病的患病率不详，据国外统计，其时点患病率为 0.03%，终身患病概率为 0.05% ～ 0.1%，但也有人认为该病较为常见，可占精神科患者数的 1% ～ 4%。该病男女患病比例总体上相仿，但多数学者认为可以因妄想内容（亚型）的不同而有性别差异，比如国外有统计发现钟情型以女性较为多见、嫉妒型和被害型则以男性较为多见。在起病年龄上，学者们的观点是基本一致的，即这类障碍大多在中年以后起病，起病年龄多在 35 ～ 55 岁。从病前社会功能看，已婚者较其他重性精神疾病患者多，但患者多数出自较低的社会经济阶层。该障碍在特殊人群（如海员、军人、聋哑人、移民等）中较常见。常并发的精神障碍包括抑郁症、强迫症，以及偏执性、分裂样或焦虑性人格障碍等。

该病病因至今未明，研究发现与遗传因素的关系不如其他精神障碍来得密切，有人发现患者的一级亲属中分裂症和人格障碍比例较高；此外，调查发现该病与偏执型人格障碍有一定联系，约 40% 的中年以后起病的偏执性精神障碍患者的病前人格可以达到偏执性人格障碍的诊断标准。该病与分裂样人格之间的关系则不太密切。心理社会刺激因素可能是该病较为重要的诱发因素。

该病的病差差异较大，从数月到持续终身。但按照 ICD –10 的标准，病程至少要持续 3 个月以上才符合该障碍的诊断。其病程特点可以是缓解与复发交替，但无论怎样，该病预后普遍较差，相对来说，嫉妒型的预后较被害型为佳。此外，研究表明初次发病在 6 个月以内缓解良好者总体预后显著好于病程 6 个月以上者。因此在国外通常将 6 个月作为划分"急性"与"持久性（或慢性）"偏执性精神障碍的分界线。

三、临床表现

偏执性精神障碍的主要临床表现是系统的、占支配地位的、通常是不泛化的、非离奇怪异（nonbizarre）的妄想，而人格特征相对保持完整，长期患病后精神状态不发生衰退。这里，"占支配地位"有两重含义：其一，妄想症状在患者的精神活动中占据支配地位，因而常常会左右其思维活动和行为；其二，妄想症状在患者的精神症状中占支配性地位，很少或几乎没有其他精神病性症状。对于"怪异"或"离奇"（bizarre）的理解，有人认为，妄想症状本身都是荒谬而脱离现实的，但实际上，临床上本病许多患者的妄想如果仅从其内容本身看，可能是现实世界中"能够"发生的事物（尽管作为妄想，它并不真的如患者所坚持的那样"已经"发生），比如患者坚信受到他人迫害（被害妄想）、其配偶有外遇（嫉妒妄想）等。这类妄想虽脱离现实，但并不怪诞。相反，如果患者的妄想内容是在他体内被人安装了窃听器，且安装过程并未通过任何手术方式，或者是有人整天在用电磁波影响其举止行为（物理影响妄想），这就可以理解为是"怪异"或"离奇"的妄想。这一点在区别偏执性精神障碍和精神分裂症时尤为重要。

该障碍的妄想内容通常是单一的，一般不会泛化。美国直到在 1990 年以前还只把表现为被害和嫉妒妄想的患者诊断为该障碍，如 DSI－Ⅲ 诊断标准的第一条就是："持久的被害妄想或嫉妒妄想"；而我国和许多欧洲国家的学者则认为各种非怪异妄想均可见于此障碍。现行的 DSM－Ⅳ 已经作出了改变，按照妄想内容的不同将此障碍分为被害型（以被害妄想为主）、嫉妒型（嫉妒妄想为主）、夸大型（夸大妄想为主）、疑病型（疑病妄想为主）和钟情型（钟情妄想为主）等主要亚型。

尽管偏执性精神障碍患者人格和适应能力相对保持完好，在不涉及妄想时行为和外表可完全正常，但其心理社会功能还是可能有很大变化，例如，牵连观念在这类患者中一般较为常见，而妄想信念本身也可能直接导致社会功能的减退（如患者因害怕被"迫害者"暗害而不敢外出工作）。此外，虽然智力和职业功能受损不明显，但社交和婚姻功能可能受损较严重。此外，患者还有时会出现较为明显的情绪或行为问题，如激惹、烦躁，以及暴力、诉讼、反复就诊等行为。

四、诊断和鉴别诊断

（一）诊断

本病以系统妄想为主要症状，其他心理活动可保持正常，病程持久而不衰退。典型病例诊断并不困难。过去根据妄想结构的严密程度及有无幻觉存在区别为偏执狂与偏执状态（或类偏狂）。但有时临床上会遇到两者的鉴别困难，并且也无实际价值，因此目前分类倾向已不再加以区分，而总称为偏执性精神障碍，这种方法比较切合实际。

这里需要提一下"偏执状态"的名称使用问题，目前仍存在不同理解，有的医生理解为偏执性精神障碍中的一个亚型；有的医生使用此名称时具有过度诊断的意义，例如某患者存在以妄想为主要症状的精神病，但究竟归人反应性或分裂症等感到困惑时，就暂时使用"偏执状态"名称作为诊断，这种做法虽比较方便，但为了避免诊断概念上的混乱，建议还是按照标准化名称进行诊断。认为属于偏执性精神障碍范畴的不必再区分出此亚型；如果临床以妄想为突出症状，在疾病归类上有困难时，根据 CCID－3，可以诊断为"精神病性障碍"（29，F28）而避免诊断为"偏执状态"。

妄想是这类疾病最常见、也最典型的症状表现，对临床医生来说，发现或识别偏执性精神障碍者的非怪异奇特的妄想有时也非常困难，一方面可能多少有些现实性因素掺杂其中，另一方面这类患者常有着很强的自我保护，不愿暴露其妄想。近年来人们开发了一批专门用于评估妄想症状的工具，如"妄想体验维度量表（DDE）""信念固定性评定量表（FBS）""妄想特征评定量表（CDRS）""MacAr-thur Maudsley 妄想评估表（MMDAS）"等，使用这些工具可以从不同的维度检查患者的妄想信念，如 DDE 可以评估妄想的确信度、压力感受度、泛化度、系统性、怪异离奇度等；MMDAS 可评估确信度、负性情感、行动程度、节制程度、先占观念、泛化度以及易变性等 7 个维度。Kendler、Appalbaum 等通过因子分析将这些维度归纳为 2 因子模型：①妄想卷入（也称强度与广度因子）：包括确信度、泛化度、先占观念、系统性与易变性等。②妄想构成（也称情感与行动因子）：包括怪异离奇度、压力感受度、负性情感、行动程度与节制程度等。这样，妄想的严重程度与妄想支配下的行为便可以很好地得到解释或预测，例如持被害妄想的患者如果在负性情感和行动程度上得分较高，就很可能会表现出暴力攻击行为；而持物理影响妄想的患者如果负性情感得分低而节制程度得分高，则很可能不会有妄想支配下的行为表现。不过，对于具偏执特征的精神疾病患者来说，一旦明确是妄想，则患者对自身症状的自知力对于诊断、鉴别诊断、治疗和预后判断等意义可能就显得更加重要，目前也有一些工具可用于这方面的评定，如"自知力评估量表（SAUMD）""Brown 信念评估量表（BABS）"等。这些工具在鉴别诊断中的作用也已受到重视，如 BABS 不仅用于精神病性障碍的评定，而且也可被用来评估强迫症等非精神病性障碍的病态信念，从而有助于它们之间的鉴别，而且该量表对于评定药物治疗的疗效也有较大的参考价值。

（二）鉴别诊断

最需要进行鉴别的有下列疾病。

1. 偏执性人格障碍 当偏执性人格障碍出现超价观念时，有时与妄想的鉴别甚为困难；而且一旦诊断失误，通常紧跟着就会发生一系列法律纠纷（主要是涉及侵犯人权问题）。由于超价观念与妄想不仅存在理论上差异认识，而且在实践工作中各人对具体情节的掌握和判断可以不相一致，因此各临床医生间出现诊断倾向的见仁见智情况是经常发生的。为此，当遇到这类临床问题时需抱着严谨态度，切忌草率。诊断时注意下列几点。

（1）全面调查：包括患者的病前人格特征及成为异常想法起因的客观事件真相等。调查对象包括患者家属、单位领导及同事、知己朋友等，对调查结果要进行客观、全面评价。此外，要尽可能多地把患者的书写材料收集起来，这对于诊断往往具有重要参考价值。

（2）细致检查：关键要让患者充分暴露想法内容，由于不愿暴露真实想法是这类患者的普遍特点，因此检查者要有非常的耐心和精湛的技巧去发现症状，当患者愿意暴露想法时要"一鼓作气"到底，务必让其把想法暴露无遗，而且要了解各细小环节。不要带着框框去进行一问一答式的检查，或者经常转移话题，这常是检查这类患者时的失败原因。患者在暴露想法过程中，切忌去进行解释，说服，始终要掌握多听、多引导的原则。

（3）客观分析：检查者要站在客观立场，用客观态度去进行分析。症状分析的重点是鉴别超价观念与妄想。对于具体病例还可通过分析其想法的合理程度及其所提出解决问题的要求方式等去进行鉴别，例如偏执性人格障碍的想法多环绕现实生活中的事情，如职称晋升、经济待遇、居住条件、工作环境等，所要求解决的限于具体的人和事；而偏执性精神障碍者的想法脱离实际，认为有许多关系人物环绕着此具体事件勾结起来对他进行迫害，因此他要求解决的不限于具体的人和事，而是要"戳穿政府阴谋"，"追究集团黑手"等。

（4）完善记录：要把所发现的精神症状客观地、完整地记录下来，不要仅记录症状术语，一定要把患者的原话记录下来，这样才可能在发生诊断异议时经得起考验。

2. 精神分裂症　分裂症妄想型患者，其他心理活动也可相对保持正常，与本病的鉴别主要根据如下。

（1）妄想的严密性和现实性：分裂症的妄想缺乏严密结构，内容也可以较荒唐、离奇，在旁人听来，不需深入了解，就会感到其想法不切实际；妄想对象也相对广泛。而妄想结构严密系统，对象相对固定是偏执性精神障碍的基本特征。

（2）幻觉的频度和内容：分裂症的妄想可继发于幻觉，尤其是听幻觉；幻觉发生频繁，而且有与妄想缺乏联系的幻觉内容，例如争论性、评论性、命令性幻觉等。偏执性精神障碍可有幻觉，但不占重要地位，内容多与妄想内容有关。

（3）思维形式障碍与及被动体验：分裂症患者可有怪异的思维推理及各种被动体验。偏执性精神障碍者却不存在。

（4）情感和意志状态：分裂症患者情感相对淡漠，随着时间的推移，其意志状态也会相对减退。偏执性精神障碍者情感保持协调，在妄想影响下意志亢进。

3. 反应性精神障碍　主要是与反应性妄想症的鉴别，因为偏执性精神障碍的起病常有一定的生活事件作为心理诱因，妄想内容又多涉及现实内容，故需与反应性妄想症发生鉴别上的困难。鉴别可根据以下几点。

（1）生活事件的强烈程度：反应性妄想症的生活事件程度较为强烈，足以引起精神障碍；而偏执性精神障碍的生活事件程度较为一般，充其量不过起到诱因作用。

（2）妄想特点：反应性妄想症的妄想对象局限，缺乏严密的推理过程，妄想缺乏系统性；偏执性精神障碍的妄想对象经过层层推理后逐渐扩大，包括涉及的相关人员，结构亦愈加严密和系统。

五、治疗

1980 年以前，偏执性精神障碍的药物治疗涉及许多抗精神病药物，而 1980 年以后，绝大多数这类患者在西方国家是使用匹莫齐特（pimozide）治疗，而且往往是单一用药治疗。Munro 等通过对 209 例的荟萃分析发现，总计达 80.8% 的患者对治疗有效。其中，90.9% 的患者用匹莫齐特治疗有效，而用其他抗精神病药物治疗组仅 67.9% 有效，两组之间有极显著差异。此外，也有研究发现洛沙平、氯氮平等药物对以妄想为主的精神病性症状有较好疗效。

匹莫齐特剂量范围每日 2 ~ 40mg，常用剂量在每日 2 ~ 16mg。研究还发现，躯体化型偏执性精神障碍的药物疗效较其他亚型好，但其中一个重要的原因可能在于，该亚型的患者对治疗的依从性较其他亚型佳。因此，依从性是该病治疗中一个极其重要的因素。

治疗一般需要先有一个疗程使患者信任医生并答应接受药物治疗的试验。患者往往会采用各种各样的方式拒绝服药，但医生冷静地坚持劝说往往还是能使一些患者最终配合治疗。匹莫齐特剂量可从每日 1 ～ 2mg 开始并缓慢增加，这样可减少因不良反应而中断治疗的风险，并提高依从性。一般在几日之内可以看到一些微小的变化，如激越性降低、信心有所提高、睡眠改善或对妄想的先占观念减少等。据观察，持续足量治疗 2 周后，妄想会有显著的减轻，少数患者需要 6 周或更长时间。一旦患者对医生产生了信任，则其依从性会非常高，与其之前的拒绝治疗态度一样显著。

此外，国外的观察还发现，一旦这类患者开始康复，则其康复速度会很快而且彻底，患者的社会功能也会恢复得很好，因此有专家甚至认为，某些患者病前存在的偏执性人格特征可能不过是偏执性精神障碍本身长期的前驱期而已。

第二节　急性短暂性精神病

指一组起病急骤，以精神病性症状为主的短暂精神障碍，又称急性短暂精神病性障碍（F23）。多数患者能够缓解，因此预后通常良好。这组疾病包括分裂样精神病、旅途性精神病、妄想阵发等。

一、疾病的临床特征

（一）分裂样精神病

分裂样精神病的概念由 Langfeldt 于 1939 年首次提出，指一组症状与典型的精神分裂症相同但病程未达到诊断标准要求的精神障碍。病程标准在诊断这类障碍中显得非常重要，但不同的诊断体系要求却颇为悬殊，有的要求 1 个月以内、有的要求在 6 个月以内，我国目前对这一概念的描述是病程不足 1 个月，或者社会功能受损不明显，但具有精神分裂症明显症状的精神病性障碍。照此定义，该症的临床意义更像是作为一过度诊断，或者是精神分裂症的早期阶段。但也有人认为其是"急性精神分裂症"或"预后良好的精神分裂症"。

据国外报道，该病的终身患病率约 0.2%，年发病率为 0.01%。其中 2/3 的病例发展成为精神分裂症或者分裂情感性精神病，约 1/3 可在数月内经过治疗缓解或一直未达到分裂样的程度。与精神分裂症相比，该病患者病前的社交、职业社会等功能较好，起病也较急。其临床特点包括分裂症的各种症状，如特征性的思维联想障碍、情感不协调、言语行为紊乱、幻觉、妄想及紧张症状群等。疾病过程中患者的社会功能或职业功能可以不受明显影响，但也可以在某些方面出现缺损。患者可表现出某些心境障碍的症状，但遗传学研究表明其与分裂症之间的联系明显超过与心境障碍的联系。多数患者仅有 1 次发病，但该病也可以多次发作，发作之间可以出现缓解完全或不完全的间隙期，但每次发病均不超过 1 个月。

（二）旅途性精神病

以一过性精神病性症状为常见的临床相，因该病的防治具有特殊性，故我国的诊断标准中将其单独分类，以利于开展相关研究。国际上主要的分类系统（如 ICD、DSM）中均没有此诊断。该病均发生于旅途之中（少数可紧接在旅途结束时发病），起病突然。以长途火车旅行最为多见，也见于远洋航海，洲际航空以及长途汽车的旅行中或刚刚结束旅行时。患者多为青壮年男性，多生活于边远农村，首次出远门者多见。发病率和患病率资料不详。发病与精神刺激、躯体状态及环境因素等综合作用有关，其典型的心理社会因素包括初次出门，对目的地陌生，前途未卜，或旅途单调枯燥，不安全感等；病前人格特质可能也与发病有关。

该病的发生也与环境因素密切相关，这些环境因素包括过度超载、活动空间受限、通风不良、颠簸摇晃、气压变化、温度湿度异常、供水不足、照明缺乏等。躯体状态如体质虚弱、过分疲劳、慢性缺氧、水电解质紊乱、酸碱失衡或原有慢性躯体疾病等也是诱发因素。

该病的一过性精神表现常见的有意识模糊，定向力部分障碍；恐惧性的错觉及幻觉；被追踪、被监视的猜疑以及被害妄想；情感异常如紧张性惊恐发作等；冲动性攻击伤害行为；事后不能回忆或者大部分遗忘。病程短者，上述症状仅持续数小时，有的也可持续 1 周左右，多数可自行缓解。

（三）妄想阵发

又称急性妄想发作，以突发的妄想为主要临床相，可伴有幻觉及言语行为紊乱，但不如妄想症状那么突出，而且其内容紧密围绕妄想信念。起病急骤，缓解彻底，但可以复发，预后一般良好。

该病大多起病于青壮年，儿童或老人少见。病前人格多无特殊异常，且发病前多无明显心理社会应激诱因或躯体诱发因素。起病突然，数日内迅速达到高峰，部分病例数小时内症状就趋明朗。临床上以妄想为主要症状，妄想结构较偏执性精神障碍者松散，且内容变幻不定，类型多种多样，可为被害、夸大、嫉妒、宗教妄想等。发作时可出现迷惑、恍惚等，部分患者可表现得似乎既生活在现实世界、又生活在妄想世界中，但他们并没有意识障碍。发病期间可伴有错觉及短暂的幻觉，以幻听多见，偶见人格解体，这些症状均可以从其妄想信念加以解释。可伴有兴奋激越、欣快喜悦或忧郁焦虑等情感体验。言语行为紊乱也常是妄想的支配，少数病例可出现紧张症状群。发作时患者对病态表现缺乏批判能力，社会功能严重受损，难于接触，不能自理生活，有些病例可出现暴力攻击或其他危险行为。明显的妄想症状一般持续数小时到数周，持续病程一般不超过 3 个月。常易复发，但对症处理后可较快缓解，一般预后良好。

二、诊断和鉴别诊断

根据 CCM-3，诊断急性短暂性精神病需符合下列条件。

1. 症状标准　存在精神病性症状，符合下列 1 项以上。

（1）片断妄想或多种妄想。

（2）片断幻觉或多种幻觉。

（3）言语紊乱。

（4）行为紊乱或紧张症。

2. 严重标准　日常生活、社会功能严重受损或给别人造成危险或不良后果。

3. 病程标准　符合症状标准和严重标准至少已数小时到 1 个月。

根据此诊断标准进行理解，分裂样精神病即使有多次发作，无论总病程多长，仍宜诊断为分裂样精神病，而不是根据总病程长短去"进位"，多次发作后就改变诊断为精神分裂症。需与下列疾病进行鉴别。

1. 癫痫精神运动性发作　可出现与本类障碍的类似临床表现，根据过去癫痫发作史、EEG 检查进行鉴别。

2. 精神活性物质或非成瘾物质所致精神障碍　可出现上述精神病性障碍，因此病史调查要细致，如发现有相应背景，首先要进行排除。

3. 脑器质性和躯体性精神障碍　可出现意识障碍和精神病性症状，进行必要的病史了解和检查，有助于鉴别。

三、治疗

1. 精神药物治疗　精神病性症状明显时，必须使用抗精神病药物，如氯丙嗪、奋乃静、氟哌啶醇、氯氮平等，其他新型抗精神病药也适用。由于该类疾病起病急骤、病程短暂，所以以选用起效迅速、作用强烈的药物为合适，必要时采用注射用药。妄想阵发有发作性特点，所以在一定时期内给予维持治疗有时必须；使用卡马西平等药物是否能防止复发，有待探索。苯二氮䓬类药有镇静及改善睡眠效果，可以合并抗精神病药同时使用。有抑郁症状者可用抗抑郁剂。

2. 心理治疗　尤其对于旅途性精神病适用，因为该病发作常有较多的环境、心理因素存在。

人格障碍及意向冲动控制障碍

第一节　人格理论及人格障碍

对人格问题，欧美许多学者长期来进行了深入细致的研究，并提出各种不同的理论，其中大多数是心理学家，由于与精神科临床实践工作较少联系，除了研究工作需要外，一般精神科医生很少在实际工作中应用。因此，只介绍与临床精神科有关的若干学说理论。

一、人格理论

（一）人格

在我国是精神医学用语，心理学者则称为"个性"，它主要以个人性格为核心，并与其先天素质或气质、高级神经活动类型、日常人际活动习惯模式，以及个人心理特点等因素综合形成。因此每人的人格和其面貌一样，各有不同。社会上通俗所谓的"人格高尚"或"人格卑劣"等词，突出了道德含义，则不在精神医学范畴之内。

有的学者提出：人们的人格具有以下的特性：①独特性与共性：指每人的人格既有其独特性，也存在着和同一社会群体的人格共同性。②稳定性与可塑性：前者即所谓的"江山易改，秉性难移"；但在良好的教育与心理指导下，也可使患者不良的人格缺陷有所改善；即人格的可塑性。③与社会的统一性：个人的人格是在周围社会环境的文化及教育影响下形成的，即社会对人格的制约性，也就是人格与社会的统一性。④其他：还有人格的整体性、功能性、自然性等。C. G. Jung曾提出面具人格（persona），是指人们为了适应外在环境而表现的人格，可与其内在人格不同。但并非双重人格，也不能理解为伪君子。他认为在日常生活中，人们都可有这种面具人格。

（二）气质

俗称为秉性、脾气或性情。也是人格的重要组成部分。

1. 古希腊Hippocrates与Galen理论　即提出人体内有4种液体——血液、黏液、黄胆汁与黑胆汁。每一种液体和一种气质类型相对应。后来，Pavlov将其采纳为高级神经活动类型的名称。

2. 20世纪20年代精神病学家Kretschmer理论　根据其临床观察，认为人们的体型与气质有关，他分为：①矮胖型（pyknic type）：易患高血压或躁郁症。②瘦长型（asthenictype）：易患肺结核或精神分裂症。③力士型（athletic type）：以肌肉发达为特征，多见于癫痫症患者。④发育异常型（dysplastic type）：多见于精神发育迟滞的患者。另外，Kretschtmer还根据人的气质特点而分为：精神分裂气质型（schizothymic type）；循环情感气质型（cyclothymic type）。

3. 美国Sheldon提出理论　于20世纪40年代他提出人的体型与气质由胎儿的胚叶发育所决定，可分为：①内胚叶型（endomorphic type）：相近于Kretschmer的矮胖型。②外胚叶型（ectomorphictype）：相近于Kretschmer的瘦长型。③中胚叶型（mesomorphic type）：相近于Kretschmer的力士型。

4. 其他　如美国伯曼将人们分为4种内分泌类型：①甲状腺型：分泌过多者精神饱满、意志坚强、感知灵敏；分泌不足者反应迟钝、被动、冷漠、痴呆。②垂体腺型：聪明智慧。③肾上腺型：情绪容易激动。

④性腺型：性别角色突出。日本学者古川竹二认为：A 型血人消极保守、焦虑多疑、富于情感、但缺乏果断；B 型血人积极进取、灵活好动、善于交际、爱说寡信、多管闲事；O 型血人胆大好胜、自信、意志坚强、爱支配人；AB 型血人外表像 A 型血人，内在像 B 型血人。但实际上，同样血型的人可有不同的气质或性格，而同样气质或性格的人，他们的血型也可不同。

（三）高级神经活动学说

Pavlov 根据人的高级神经活动过程的强弱、是否平衡及灵活性而分为：①强而不平衡型：即胆汁质型，可表现精力旺盛、行为外向、能坚持长时间工作而不感疲劳、热情直爽、情绪兴奋，但心境变化剧烈、脾气暴躁、难于自我克制。②强、平衡、灵活型：即多血质型；可表现活泼好动、言行敏捷、行为外向、容易适应环境、善交际、易于接受新事物，但情绪欠稳定、兴趣多变、注意力易分散。③强、平衡、不灵活型：即黏液型，可表现情绪平稳、耐受性高、反应速度较慢、行为内向、做事有条不紊、踏踏实实、稳定性强（又称政治家型）。④弱型：指神经活动过程较弱，即黑胆汁质型，又称抑郁型，可表现行为内向、多疑多虑、胆小、孤僻、被动、寡欢、爱独处、不爱交往、精力不足、社会适应能力差。

Pavlov 又根据人的第 1、第 2 信号系统的优势，分为：①艺术型（artistic type）：以第 1 信号系统占优势，多见于癔症患者。②思维型（ideologistic type）：以第 2 信号系统占优势，多见于强迫症、偏执性精神障碍患者。③中间型（intermediate type）：指介于前两者之间者。

（四）性格

性格的含义与人格很接近，国内外许多学者将它们视为同义词使用。

1. 瑞士学者 C. G. Jung 首先将人的性格分为内向与外向两大类型①内向型（introverted）性格的特点：心理活动常指向自己的内心世界，好沉思、幻想、爱独处、不爱讲话、有时难以适应环境变化、交际面狭窄；多见于分裂样人格（障碍）与精神分裂症。②外向型（extraverted）性格的特点：关心外部事物、活泼开朗、不拘小节、善交际、情感外露、独立、果断，容易适应环境的变化。多见于情感性人格与躁郁症。③中间型：实际上极端外向或内向的人很少，大多属于中间型。

C. G. Jung 又根据个人心理功能的优势，而分为：①感知型性格（feeling character），②直觉型性格（intuition character）。③感觉型性格（sensation character）。④思维型性格（thinking character）。他将思维型与感知型合称为理智型性格（rational character），而将直觉型与感觉型合称为非理智型性格（irrational character）。以后，C. G. Jung 又将内向与外向两个特点和上述 4 个类型配合，对人的性格类型扩展为以下 8 种：外向感知型性格、外向直觉型性格、外向感觉型性格、外向思维型性格、内向感知型性格、内向直觉型性格、内向感觉型性格、内向思维型性格。对于上述的细分，临床精神科及心理科医生一般不大使用。

2. 艾森克人格结构的维度理论　他用两个维度来描述各种人格，这两个维度是内、外向和情绪的稳定与不稳定性。以这两个维度为坐标，形成 4 个象限。每个维度上不同程度表现的结合，就构成不同类型的人格。有趣的是艾森克划分出来的 4 种人格类型，恰好和 Hippocrates 的 4 种气质类型、Pavlov 的高级神经活动类型相吻合，是比较符合实际的。

二、人格障碍的概念、病因

（一）人格障碍的概念和历史

人格障碍（personality disorder）指个人的人格发展与表现出现了偏差，从而使其适应社会功能发生障碍，并使其本人或者其家属、亲友、同事、邻居感到痛苦或麻烦。

在精神医学中，人格障碍位于正常人格和各类神经症或精神病之间，其心理或精神状态虽不正常，但尚未达到某种神经症或精神病的程度及其诊断标准。在这三者间有时还存在着相互演变的微妙关系，即正常人在长期不良环境影响下，可导致人格障碍（或改变）；有些人格障碍则可能成为某种神经症或精神病的病前基础；有的精神病患者在病情缓解后也可遗留有人格改变。

由于脑器质性病变或损伤（如颅脑外伤、脑炎、癫痫等）、慢性中毒、精神分裂症（后遗症），以及严重或长期精神创伤导致的人格明显偏离，过去诊断为继发性人格障碍，现在精神疾病分类学则改称为"人格改变"（personality change），以示与原发性人格障碍有别。

精神医学的人格障碍，即指原发性人格障碍。通常开始于儿童或青少年期（可诊断为品行障碍），是其人格偏离持续发展的结果；可长期维持不变甚至终身，但也有部分人在成年后可能有某些程度的改善。人格障碍名称的历史演变一般有下列过程。

（1）早在 1835 年，J. C. Prichard 即发现有些精神行为不正常的人，以违反社会规范与缺乏道德为特征，但又不能归于某种确定的精神疾病，对此，他命名为"道德性障碍"（moral disorder），继而他又将它分为 3 类：① moral imbecile（相当于一般反社会人格障碍）。② moral idiocy（相当于严重的反社会人格障碍）。③ moral insanity（日本译为悖德狂，即反社会人格障碍伴精神病发作）。

（2）1883 年，Koch 对这类人格明显偏离的人，称为"精神变态性低劣"（psychopathic inferiority），后被著名精神病学家 Kraepelin 所采用，而得到广泛流传。

（3）1905 年，E. Bleuler 强调素质因素对此所起的作用，而改称为"素质性精神变态性低劣"（constitutional psychopathic inferiority）。E. Bleuler 的素质一词，不仅包括先天因素，而且也包括了后天早年发育阶段所受到的不良影响。

（4）后来 K. Schneider 对此种情况进行了深入地研究，更名为"变态人格"（psychopathic personality），并强调提出："变态人格不是真正的病，只不过是一种人格发展的特殊异常，"还认为对其行为具有责任能力。Psychopathic personality——直沿用到 20 世纪 70 年代。

（5）1984 年，在黄山召开的全国精神病学学术会议上，为了与国际接轨，即将变态人格更改为人格障碍（personality disorder）。

（二）人格障碍的病因

从生物心理社会医学模式看，人格障碍主要由以下三方面因素综合形成，而幼年期家庭心理因素往往起主要作用。

1. 生物学因素　著名意大利犯罪心理学家 Rombroso 曾对众多罪犯的家族进行过大规模调查，发现有许多罪犯的亲族有反社会人格障碍、精神病，以及犯罪的比例远远高于其他人群。有的学者也发现在人格障碍和精神病患者的亲属中，犯罪者的比率也显著高于正常人群。因此，对人格障碍的遗传因索不能忽略。此外，也有学者对人格障碍者普遍进行了脑电图检查，发现轻度和近中度脑电图异常的比率，亦显著高于正常人群。还有人提出：因冲动性人格障碍而有违法行为的罪犯中，47XYY 染色体畸变的检出率远高于正常人群。这些调查研究结果皆提示了生物学因素对人格障碍的发生有一定的影响。

2. 心理发育因素　在幼儿心理发展过程中，如受到心理创伤或挫折，或者家庭父母及其他方面的不良因素，将会对其人格发育产生重大影响，往往是未来形成人格障碍的主要因素。具体情况可分列如下。

（1）幼婴期母爱或父爱的剥夺。

（2）被遗弃，或者受继父、母的歧视。

（3）幼儿或青少年期受虐待：导致产生仇恨或敌视人类、社会的心理。

（4）过分溺爱：在我国目前家庭中，是一个特别应当重视的问题；许多 421 式的家庭，6 个人围绕着 1 个孩子转，将其溺爱成如"小公主"或"小王子"一样，使其自我中心意识恶性膨胀，藐视父母规教、校规与社会纪律，为品行障碍及后来的反社会人格障碍提供温床。

（5）教育失当：有些家长"望子成龙"心切，对孩子的学习要求过严过高，有些幼儿园或中、小学教师也迎合家长的这种心理，或者为了提高学校的升学率而加重孩子的学习负担。有的家长根据自己的兴趣或偏爱，强迫子女去学习音乐、绘画、舞蹈、戏剧等特殊技能，对缺乏这方面天赋、才能或兴趣的儿童将会造成很大压力。这些做法可能使孩子们产生逆反心理，对其人格发育导致不良影响。

（6）父母态度不一致：当儿童发生问题时，父母态度不一致或前后矛盾；例如当孩子有小错误时，父亲严加责骂，而母亲却包庇维护；又如父母对人当面奉承，背后却又表示鄙视、不满。都会使儿童产生困惑而弄不清是非，对其道德价值观与人格发育产生不良影响。

（7）父母品行问题：父母是孩子的第一位老师、学习的榜样；如果父母本人品行或行为不良，那么，对儿童的人格发育可能会造成灾难性后果。出自如此家庭的儿童，以后发展成品行障碍或反社会人格障碍，也是可以完全理解的。

（8）不良社会环境的影响：像社会上的腐化堕落、拜金主义、不正之风、不公正与不合理现象，以及影视与网络上的不良信息，都会影响青少年的道德—价值观，产生对抗、愤怒、压抑、自暴自弃，或者盲目追随模仿、自甘堕落等不健康心态，从而发展成人格障碍。

三、人格障碍的类型

关于人格障碍的分类，国内外学者意见分歧很大，我们认为应从我国具体国情出发，而不要盲目追随国外的分类体系。总的说来，CCID－2R对人格障碍比较实用。CCID－3和ICD－10一样，由于受到美国DSM－Ⅳ的影响，有些内容还待探讨。至于亚型命名，"型"和"性"无原则差别。

（一）反社会型人格障碍（antisocial personality disorder）

1. 名称与分类问题　ICD－10将反社会型人格障碍与社交疏隔性（asocial）人格障碍合并后，改名为"社交紊乱性（dissocial）人格障碍"，其合理性有待商榷。其实社交疏隔性人格障碍的特征为性格孤僻或自视清高、厌弃人际交往、喜欢隐居山野甚或出家为僧道；并无反社会人格的特征，因此我们认为ICD－10这样的合并并非恰当。CCIVID－3对反社会人格障碍的英语词称为dissocial personality disorder而不是antisocial personality disorder可能受此影响有关。

2. 反社会型人格障碍的特征　由于此种人格障碍者具有经常违法乱纪、对人冷酷无情的特点，因此有的学者也称为违纪型或无情型人格障碍。Cleckley对此提出以下16个特点。①外表易讨人喜欢（superficial charm）和智能正常。②缺乏妄想与其他不合理的思维。③缺乏神经症的表现。④缺乏信任。⑤不诚实。⑥缺乏羞耻感与真正的悔悟。⑦可具有不良动机的反社会行为。⑧无道德心，对善恶是非缺乏正确判断，并且不吸取经验教训。⑨极端自私与自我中心。⑩冷酷无情，不爱他人，缺乏重大情感反应。⑪无自知力或缺乏自知之明。⑫不通人情，对人际关系不负责任。⑬爱幻想，不切实际，嗜酒或不嗜酒。⑭性生活异常或紊乱。⑮很少有真正的自杀行为。⑯任何生活计划往往失败。当然，对上述16条，并不要求条条具备。只要符合其中几个主要特点（2、3、4、5、6、7、8、9、10），就可诊断为反社会型人格障碍。

Cleckley认为这种人长期社会适应不良，常责怪或委过于他人，易于将自己的欲望冲动或内心冲突暴露出来，造成主要是他人而不是自己的痛苦。他们是叛逆于社会的极端个人主义者，并永远不会感到满足。由于他们的不通人情、乖僻与反常，因此常有"神经病""十三点""二百五""半吊子"等绰号。其作为往往损人不利己或利己，以恶作剧取乐，使家属、亲友、同事、邻居感到痛苦或憎恶；他们往往违法乱纪，该时或为一时冲动性的，或者具有一定的现实动机，事后也能进行检讨或表示忏悔，但事过境迁后则不能接受经验教训而易重犯。在检查会谈中，检查者应注意下面问题。

（1）患者可能对过去的反社会行为作出合理化解释或寻找托词，例如："每个人都这样做的，我只不过运气不好，恰好被逮住了。"

（2）保证今后决不会再有这种行为了，称"这次只不过是一次过失"。

（3）毫无理由地奉承检查者，例如称检查者完全理解了他等。

（4）其会谈时的言行、态度和他的既往表现不一致。

3. 分布　男性远多于女性；城市多于农村，并以下层社会居住区较多。在刑事犯罪者中，反社会型人格障碍者所占比率，根据调查研究报道：美国有40%～60%，日本及欧洲为40%～50%；国内反社会型人格障碍者至少占25%以上；尤其是其中的重复犯罪者、"狱霸"以及犯罪团伙头目中所占比例更高。

4. 预后及治疗　反社会人格障碍预后不良，以教育管理为主。有些患者心理治疗可能有一定帮助。有学者报道碳酸锂对此种人格障碍的易激惹冲动可能有控制作用。

（二）冲动型人格障碍

1. 名称与分类问题　又称暴发型（explosive）或攻击型（aggressive）人格障碍。有的国外学者也称为激惹型（excitable）、激情型（excessive emotional）人格障碍，皆是同义词。ICD－10将冲动型人格障碍及边缘型（borderline）人格障碍并发为情绪不稳型（emotional instable）人格障碍，未被我国 CC-MD-2R 及 CCMD-3 所采纳。

2. 冲动性人格障碍的特征 这是一种以发作性情绪暴发或暴怒并伴有明显冲动性攻击行为为特点的人格障碍。具体表现有：①可因较小刺激而暴发愤怒及攻击行为。②情绪不稳定，易受激惹，与他人发生争执而引起过分激动。③这种突然暴发的激怒和冲动攻击行为与其平时表现不一样，难以自我控制，事后虽对自己的行为后悔，但不能防止再发作。事前难以预测。在发作当时往往不能考虑后果。因此有的学者亦称为"发作性控制不良综合征"（episodic dyscontrol syndrome）。④和他人的关系强烈而不稳定，时而极好，时而极坏，几乎没有持久的好友。⑤在激情发作时，除了对他人冲动攻击外，还可发生自伤行为，甚至自杀。这种阵发性激情、暴怒与冲动攻击行为，颇似癫痫发作，因此有的学者亦称为"类癫痫型（epileptoid）人格障碍"。但患者并无真正的癫痫大小发作或精神运动性发作，脑电图检查阴性，因此缺乏与癫痫有关的根据。这种发作常在受刺激后激起，但也可在酒后发生。

这种人格障碍不一定同时具有反社会人格特点，其冲动攻击行为有时与"打抱不平"或"江湖义气"思想有关。

3. 治疗 以教育和心理治疗为主，心境稳定剂（如碳酸锂等）可有一定帮助。

（三）偏执型人格障碍（paranoid personality disorder）

这种人格障碍可能是偏执性精神病、偏执型精神分裂症的病前人格基础，也可单独存在。其特征为敏感、多疑、主观、固执、报复心强烈。一方面自我评价过高，自命不凡，总感到怀才不遇，受到压抑、排挤，甚至"迫害"；另一方面在遇到挫折或失败后，则埋怨、怪罪他人，推诿客观因素，因此容易和领导或同事发生冲突；往往强调自己有理，夸大对方的缺点或失误，坚持自己"对"而别人"不对"，或者认为别人有意作弄或迫害他。为此，可经常与领导或他人纠缠不休，甚至屡屡上告、上访，不达到其个人并非完全合理的要求而不罢休。他们往往丧失自知力、缺乏自知之明，成为单位组织上感到最头疼与难以安排的人；也可发展至"诉讼狂"。

所谓"诉讼狂"主要见于：偏执型人格障碍，偏执型精神分裂症与偏执性精神病。对它们的鉴别要点在于是否存在真正的妄想。偏执型人格障碍的所谓受到"迫害"，只是一种超价观念（被害观念），而非精神病性症状（nonpsychotic symptoms）。两者的区别要点如下。

（1）被害观念往往事出有因，是患者将其过去生活经历中所感受到的挫折、委屈、被压抑感，以及在升级、工资、房屋分配、生活待遇等方面认为不公平、不合理的地方，将其夸大化后经过主观推论而形成，它是一种"量"的变化；而被害妄想则无事实依据，或者将某些细微事情（如别人无意对他吐痰、一般性提意见或批评）十分荒谬地推论为对他进行迫害的表示，这是一种"质"的变化。

（2）被害观念的程度较轻，往往限于感到今后不能出头、被压制于低层，甚至使其陷于困境、生活不下去。而被害妄想则严重得多，往往坚信有人非将他（包括家属）置于死地不罢休，如下毒、杀害、串通公安局将他拘捕或枪毙等。这是被害观念者所没有的。

（3）具有被害观念的偏执型人格障碍者，当他们的要求（主要是物质性的，如职位、经济、生活待遇等）一旦获得一定程度的满足后，该被害观念即可消失。但具有被害妄想的精神病患者，即使改善其生活待遇后，往往仍坚持不动摇，甚至怀疑对方对他行"缓兵之计"。

（4）偏执型人格障碍没有幻觉、思维联想障碍、紧张症、行为离奇难解等精神病性症状，这是与偏执型精神分裂症、偏执性精神病的鉴别要点。

（5）偏执型人格障碍者经过耐心深入的心理治疗，可使其被害观念消失，用抗精神病药物则收效甚微。但精神病患者的被害妄想，对心理治疗却疗效不佳，而对抗精神病药物疗效较好。治疗以耐心与较长期的心理治疗为主，必要时也可给予适量的抗精神病药物。

（四）分裂样人格障碍

可能成为精神分裂症的病前人格基础。

1. 名称与分类问题 美国 DSM-Ⅲ、Ⅳ独创了一个新诊断名称——分裂型人格障碍。它包括两种情况：①单纯型精神分裂症。②分裂型障碍（F21 schizotypal disorder，ICD - 10 用语），即边缘性精神病或边缘性精神分裂症，指介于神经症或人格障碍或性变态和精神分裂症之间的精神病态。此诊断名称（指分裂型人格障碍）未被 ICD -10 与我国所采用。

2. 分裂样人格障碍的特征　这是一种以思想、行为、外貌装饰较怪僻，人际关系有明显缺陷，对人情感冷漠为特点的人格障碍。具体表现有性格明显内向或孤独，对人冷漠甚至不通人情；除一级亲属外，缺乏知心朋友；除生活或工作中必须接触的人外，基本不同他人主动交往而爱单独活动；往往不修边幅，放荡行骸，类似"颓废派"名士或西方"嬉皮士"的作风，或者奇装异服打扮；其言语、行动虽较怪异，但仍可令人理解；爱幻想或经常堕入白日梦中；有时想入非非，独出心裁，脱离现实；有的则沉溺于钻研某些纯理论问题，或者专注于某种技术操作（如绘画、雕刻），甚至可创造出很有价值的成果；有的可有某种特异信念，如相信遥视、透视、遥听等超感知觉（ESP）或心灵感应等特异功能，或者某些迷信观念（如轮回转世）；也可有某些奇异感知体验，如一过性错觉或幻觉。但没有精神分裂症的核心或典型症状（如思维联想障碍、原发性妄想、读心症等），也不符合精神分裂症的严格诊断标准。总之，患者虽然常被人们视为"怪人"，但仍可维持一定的工作能力（效率可能差些），并且生活能够自理。经验较差的医生可能误诊为"精神分裂症"（尤其对精神分裂症诊断有扩大化倾向的），对此必须提高警惕。

3. 治疗　以耐心的心理治疗为主，并给予小剂量的抗精神病药物。

（五）癔症性人格障碍

美国 DSI - Ⅲ、Ⅳ在取消了癔症诊断名称后，也将这种人格障碍改名为表演型人格障碍。CCMD -3 也跟随这样改了，但：①如此更改则疏忽与淡化了与癔症的密切关系。②它突出了患者戏剧化表现的特点，却疏忽了患者喜感情用事、受暗示性强、个人中心突出、缺乏理智与意志薄弱等重要特点，似有"以点盖面"之弊。③癔症性人格障碍在我国广大精神科工作者和精神医学教科书中早已习用。

癔症性人格障碍的特征：这是一种以过分感情用事、往往以夸张言行来吸引他人注意为特征的人格障碍。其具体表现为：①情感丰富，反应强烈且易变，并容易波动，爱感情用事，按个人的感情来判断他人或事物的好坏。②处世为人比较娇气、任性（或"孩子气"），爱对亲属或对其有好感者"撒娇"。③脾气急躁，胸襟狭窄，经常渴望表扬或他人的同情，受不起批评。④爱表现自己，表情夸张、做作，如演戏样，并喜欢参加文艺表演（巴甫洛夫高级神经活动的艺术型）。经常需要别人的注意；为了吸引注意不惜哗众取宠、危言耸听，或者在外貌和行动方面表现得非常特殊。⑤自我中心较突出、比较自私：主观性强，往往强求别人符合她的意愿或需要，不如意时则强烈不满甚至立即使对方难堪。⑥意志较薄弱，受暗示性强，理智较欠缺，易于受他人的诱惑或影响而受骗上当，或者犯错误。⑦爱幻想，不切实际，对人讲话往往夸大其词，并掺杂幻想成分，难以核实或令人相信。⑧喜欢寻求刺激而过多地参加各种社交活动。

治疗：以心理治疗为主，耐心指导与改变其人格缺陷。

（六）强迫性人格障碍

这是一种以对己对人要求过于严格、持完美主义思想为特征的人格障碍。强迫症患者在发病前往往具有此种人格障碍特征。其具体表现有：①对任何事物都要求过严过高、完美无缺（求全责备）、遵循规则、按部就班、一丝不苟，否则即焦虑不安，因此影响工作效率。②拘泥细节，甚至对生活小节也要"程序化"，有的好洁成癖，不按其内心要求去做就感到不安，甚至重做。③主观、固执、专制，要求别人按他的方式办事，否则即感不愉快，对他人做事往往不放心。④常有不安全感，往往穷思竭虑，反复考虑，对计划实施反复检查、核对，唯恐有疏忽或差错。⑤遇到需要解决问题时，往往犹疑不决，避免或推迟作出决定。⑥过分节约，甚至吝啬。⑦过分拘泥于职责义务与道德规范，较少业余爱好，并缺少友谊往来。这种人格障碍者很少发生违纪行为。

治疗：以心理治疗为主。

（七）混合型人格障碍

如冲动型与反社会型的混合型人格障碍。

（八）其他类型人格障碍

ICD－10、DSM－Ⅲ、Ⅳ以及国外有的学者还提出以下几种人格障碍。有的不符合我国国情，或者在临床方面并非重要，或者其社会功能并无明显障碍、也未对其本人或他人造成痛苦，或者其含义尚有争议或不够明确；皆未被我国精神病学界所普遍采纳。因此，以下只做简单介绍。

1. 懦弱型人格障碍　ICD－10及CCMD－Ⅲ称为依赖性人格障碍，又称被动型或精力不足型人格障碍。其特点有缺乏进取心、自信心与主动性，遇事经常被动，喜欢依赖别人，自感精力不足、能力欠缺，适应社会困难等。

2. 社交疏隔型人格障碍　其特点有厌恶社交活动，喜欢孤独隐居僻乡或山野，对人情感亦较淡漠（但缺乏分裂样人格障碍的其他特点），还可由于遁世思想而出家为僧、道。在西方修道院及修女院内，并非少见。

3. 边缘型人格障碍　ICD－10用语，并将它与冲动型人格障碍合并为情绪不稳型人格障碍，未被我国所采纳。其特点有情绪不稳定，对自我形象、目的、内心偏好（包括性偏向）往往模糊不清或扭曲，常有空虚感；人际关系强烈而不稳定，并可导致情感危机、自伤或自杀行为。

4. 焦虑（回避）型人格障碍　原为DSM－Ⅲ、Ⅳ用语，后被ICD－10、CCMD－3采用，但未被我国精神病学家普遍采纳。其特点有总感到不安全、紧张与提心吊胆、自卑、需要被人喜欢和接纳，对拒绝或批评过分敏感，爱夸大日常生活中的潜在危险而回避某些活动或人物。

5. 被动攻击型人格障碍　DSM－Ⅳ用语，其特点有以工作拖延、不办、怠工、违拗、不合作、愠怒、妨碍同事工作等方式，显露其内在的攻击意向。在我国较少用。

6. 自恋型人格障碍　DSM－Ⅲ、Ⅳ用语，其特点有自我中心，夸大自己个人的重要性，幻想自己无限成就，希望别人注意与羡慕，对批评与有伤自尊心的事反应强烈，人际关系不良；并特别关心自己的健康问题（可导致疑病症）。在我国亦较少用。

7. 不成熟型人格障碍　其特点有情绪不成熟或比较幼稚，常表现明显的孩子气，理智较欠缺，往往有心血来潮式的异想天开，社会适应不良；但无智能障碍及癔症性人格障碍的其他特点。在我国现已基本不用。

8. 怪癖人格障碍　及烦扰性人格改变　由于含义不清，在我国皆不用。

（九）其他有关问题

1. 情感性人格这是一组特殊类型的人格，以经常发生比较持续的情绪偏低或偏高为特征；但都未达到轻躁狂或轻度抑郁症的程度，也未明显影响其社会功能，并未引起其本人或他人的痛苦。因此不能归于一组人格障碍，只能视为一组特殊的人格。又可分为以下3种亚型。

（1）抑郁型人格：此种人格者多愁善感，遇事易感触生悲，思想细腻而敏感，自卑心较重，在不良环境或受刺激后易引起抑郁反应。如《红楼梦》中的林黛玉。

（2）躁狂型人格：与前者相反，常表现情绪偏高，欣快，乐观，诙谐感人，喜欢开玩笑，对人热情或一见如故，爱交朋友。但也可失于为人轻浮与欠慎重。

（3）循环情感型人格：其特点为周期性情绪表现持续性偏高或者偏低。偏高时情绪愉快，振奋，精力特别旺盛，可在一日间完成平时两三天的工作，多于多产，类似"工作狂"；也喜欢多说，但尚未达到轻躁狂程度。偏低时则表现为精神萎靡或精力不足，话少，社交活动减少，工作速度与效率降低，但尚未达到轻度抑郁症程度，且能勉强完成其岗位工作任务。每次情绪偏高或偏低都可维持数周或更长时间，频率不规则，间歇期完全正常（现在DSM－Ⅲ、Ⅳ、ICD－10将循环情感型人格归于情感性障碍，CCMD－3也持此观点，并改名为"环性心境"；其实循环情感型人格并不是一种精神障碍，而只是一种特殊人格）。

对以上3种情感性人格进行家族调查时，可发现在其近亲中抑郁症、躁狂症、躁郁症和自杀的发生率明显高于其他人群，说明在它们之间可能存在着共同的遗传基因关系。

2. 器质性人格改变　旧称：器质性人格障碍，为与原发性人格障碍的区别而改现名称。指主要由于脑部器质性病变引起的人格改变，如脑炎、颅脑外伤、癫痫、代谢性脑病、乙醇（酒精）或其他物质的慢性中毒等。

3. 灾难经历后持久的人格改变或者严重精神创伤后人格改变　其表现往往与其病前人格倾向有关。

4. 精神疾病后人格改变　最常见的是精神分裂症后人格改变，常表现为生活疏懒、劳动纪律松懈、冷酷、自私、不通人情、适应不良等。

四、人格障碍的诊断与鉴别诊断

人格障碍在司法精神鉴定中较多涉及，而在日常临床工作中较少遇到，因此如果对这类疾病的概念不清或诊断标准掌握不严格，容易出现误诊现象，例如把精神分裂症早期表现为人格改变者诊断为人格障碍，或把人格障碍诊断为其他精神疾病，这类情况十分常见，需要引起注意

（一）如何认识诊断标准

ICD - 10、DSM - IV及CCMD -3均列有各型人格障碍的诊断标准，CCMD -3列入的人格障碍亚型有偏执性、分裂样、反社会性、冲动性、表演性（癔症性）、强迫性、焦虑性、依赖性等。具体内容可参考以上各诊断标准。在诊断原则上特别应掌握下列几点。

1. 行为模式明显偏离　正常每个人的人格特征虽不尽相同，正常与异常人格之间难说有绝对的界限，但人格障碍的行为模式应该具备与大多数人比较，与特定的文化背景比较存在显著差异，这种差异反映在其认知、情感表达、行为控制和人际关系等方面。

2. 人格偏离具有广泛性　每个人在生活中对于个别事或人可能会存在或出现与众不同的认识和态度，但这只是个别的、不普遍的。而人格障碍者的特殊行为模式并不仅反映在个别情景上，而是呈广泛性表现，反映在普遍的人和普遍的事。

3. 具有一贯性和恒定性　人格障碍者的人格偏离现象从童年、青少年或成年早期就开始，一旦形成，就长期、持续地存在，持之以恒，因此属于"历来如此"。一旦成形后，就长久保持这种状态，较少改变，这就是"本性难改"。

4. 社会适应功能　人格障碍者一般能参加工作，并保持生活料理能力，但由于人格偏离的存在，经常会在工作适应、情绪控制、人际关系等方面显得与常人有异，因此周围人不愿和他们合作和接近，被人认为"怪异"或给以种种绰号是常有的事实，这就使这些人的社会适应显得不良，出于客观原因或本人原因，调动工作是常有的事。这些社会适应功能特点如果向其单位和家属等进行调查，都会异口同声地反映出来。

5. 自知力问题　人格障碍者的自知力状况较为复杂，有的患者对自己的状态在主观上会感到痛苦，尤其是冲动性人格障碍患者，常抱怨自己缺乏控制自己行为，事后一般都会感到后悔，或向人道歉而希望不再有"第二次"，说明自知力良好。而在另外一些如反社会性、偏执性、强迫性等人格障碍者，他们一般认为自己是"生来如此"的脾气，遇到挫折反会屡责别人的不是，因此缺乏"改正"的愿望，也缺乏"自知之明"。但如能作深一步了解，他们却多能详细描述自己的人格特点及形成的心理社会原因；如果再与其细致分析一下，形成种种挫折的因果关系，有时倒也可能承认自己的几分不是，从这些方面而言，说明还是具有一定自知力的，但感到痛苦的不多。

（二）避免误诊的几点掌握

1. 严格掌握诊断标准　首先要对诊断标准的各项条件要有全面、正确的理解。其次当遇到具体病例时，要严格掌握诊断条件，不要只凭大致上的了解去进行诊断。此外，由于人格障碍的诊断难度较大，因此初步诊断确定后一定要做到严格复核。

2. 要注意病史的核实和调查　目前临床工作中不重视病史调查是普遍的弊病，入院供史一次完成。对于人格障碍的诊断而言，单凭这些资料进行诊断一般是不充分的，因为这些患者偏离的行为模式表现在方方面面，家属观察到的仅是一个片面，如果能向单位同事、朋友等进行更多了解，一定能掌握更多

资料。例如偏执性人格障碍者可能会向家属吐露单位领导等对他种种不公，甚者诉述对他"迫害"，家属往往听信患者的叙述向医生反映，所反映的仅限于患者的个性较认真、执着、主观、易钻牛角尖等，而确信单位对他的不公确有其事，因此使其产生情绪抑郁、烦躁、易怒、失眠等心理变化。对于这种情况如果不经过全面调查，很容易诊断为应激反应。如果通过单位进行全面调查一定能掌握患者的更多资料，才可能了解其人的全貌而作出人格障碍的诊断。

3. 检查者的态度和精神检查的方法 对人格障碍者进行精神检查，必须特别注意耐心和客观，只有耐心，才能得到患者的配合，暴露真正想法；对于患者暴露的想法，检查者一定要抱客观态度，因为人格障碍者可能抵赖自己的行为，隐瞒真正的想法，为自己的作为进行合理化解释，也可能根据自己的片面认识去理解客观的一切。因此，与重性精神病相比，检查者对于人格障碍者的接触态度和检查技巧有更高要求，注意做到以下几点。

（1）置身客观：因为人格障碍者的叙述一般头头是道，内容似乎在情在理，对于缺乏经验的医生来说，容易轻信其言，表示同情，感情的天平会自然地发生倾斜，影响判断的客观性。这一种倾向对于精神科医生来说是应该注意避免的。

（2）心理探究：对于人格障碍者所叙述的经历和想法，都要对其过程及心理体验进行深入了解，事后都要逐事进行核实，只有这样作出的诊断才更有把握。

（3）全面展开：对患者进行人生经历和一贯行为规律了解的同时，还要注意其他精神症状的发掘，这样可以避免不把非真正人格障碍者或者在人格障碍基础上发生精神疾病的病例误诊。归纳常见的误诊教训是：只了解患者的人生经历和一贯行为规律，忽视对其他精神症状的发掘，而作出人格障碍诊断；或者反之，仅掌握其横断面所观察到的精神活动异常，而忽视其一贯的行为特征，误诊为其他精神病。

4. 加强随访 在具体病例的诊治中，诊断一时搞不清的情况是常见的，此时随访工作比什么都重要，对于有关病例应该定期，不定期地向家属进行病情了解，并多次对患者进行精神检查。人格障碍者可以发现其仍然保持稳定不变。

（三）鉴别诊断

1. 正常人 包括下列情况。

（1）属于正常范围的性格怪僻：有些人的性格生来与常人不同，如孤僻、多疑、做事过分仔细等，别人也多能觉察到，但在程度上人们只认为这些人生得"怪一些"，但也能与人平常相处，能胜任正常工作与日常生活，不存在社会适应不良问题，对于这些人可认为有"人格不健全""性格缺陷（或问题）"等，不要诊断为人格障碍。

（2）属于道德品质恶劣：反社会性人格障碍（或品行障碍）的某些表现与品质不良的正常人有类同之处，但两者有不同性质，区别如下。

1）反社会性人格障碍者自幼年开始就存在偏离人格特征或有过"多动症"病史；恶劣道德品质者开始于人生某一阶段突然变坏起来。

2）反社会性人格障碍的形成除了社会心理学原因外，还往往有生物学原因；恶劣道德品质则主要受到不良环境影响，如结交坏友，进行团伙犯罪等。

3）反社会性人格障碍者的行为后果损人不利己；恶劣道德品质者的行为以利己为出发点，或满足私欲，或贪图钱财，或追求享受，后果常损人利己。

4）反社会性人格障碍者的行为自我保护不严密；恶劣道德品质者的行为有掩埋的自我保护。

5）客观实验室检查两者可有不同发现，如反社会性人格障碍者可见脑电图异常等。

2. 神经症 主要涉及强迫性人格障碍与强迫症、癔症性人格障碍与癔症、冲动意向控制障碍与强迫症。虽然有的学者并不认为两者有严格区别，如 Mayer－Gross 等认为人格障碍与神经症两者是一致的，只不过是从不同角度看待而言。但从疾病本质及现代精神疾病分类来说，两者仍然属于不同类别的疾病。

强迫性人格障碍者"生就"有完美主义的性格特征与行为模式，但并没有痛苦，也能良好适应社会，保持正常的工作和生活；发展成强迫症时，患者会感到极大痛苦，并影响其工作、学习和社会适应，需要采取医疗措施。

癔症发作是无意识的，不是"我要这样"，而且害怕自己控制不住时会爆发出来；癔症性人格障碍却不是这样，不遂意时可随时出现情感或行为改变，其出现是意识性，有时发作时精神活动的异常表现很严重，如果不从本质上进行分析，很容易被诊断为癔症，这种错误常有出现，需要注意。

3. 精神分裂症　与人格障碍的交叉误诊经常发生，前已述及。两者的鉴别可根据下列几点。

（1）人格障碍开始于早年，行为特征具有一贯性、恒定性特点；精神分裂症的行为和情绪改变有疾病的发生与发展过程，具有阶段性。

（2）人格障碍的行为、情绪改变的发生有一定的心理、环境基础；精神分裂症早期的行为改变是突如其来、莫名其妙的，无原因可追溯。

（3）人格障碍者发生行为、情绪改变后，本人一般有体会，能叙述前因后果，有的还表示后悔、痛恨；精神分裂症对此却不以为然，缺乏悔疚心情。

（4）人格障碍除了人格的某些特征偏离正常外，无其他精神活动的脱离现实之处；精神分裂症可发现其他具有诊断意义的精神病理症状。

（5）通过抗精神病药治疗，人格障碍一般无改变或仅轻度改善；精神分裂症可获效果。

4. 偏执性精神障碍与偏执性人格障碍的交叉误诊经常发生，鉴别上有相当困难，原因有两个：①都有突出的偏执性人格基础。②偏见、超价观念与妄想在具体病例的鉴别有时存在困难。鉴别的核心是确定有无妄想存在，可以通过对事件因果来源的详细调查与核实、对患者深入全面的精神检查及对精神症状的严格分析。医生对诊断须抱严谨态度，入院和出院须有严格步骤，否则容易引起法律问题。

第二节　意向冲动控制障碍

一、类型

意向冲动控制障碍，又称习惯与冲动控制障碍。在这组精神障碍中，主要有以下几种。

（一）偷窃癖

又称病理性偷窃，其特点为不以获得财物或金钱为目的，只是为了满足其变态心理。因此患者所偷窃的多半属于无价值或无用的东西，但有时可能是有价值的物品。偷窃后既不出卖、利用，也不送给他人使用，往往珍藏起来或者随手扔掉。虽知自己的行为不对，但难以自控。偷窃前，往往焦虑不安，到手后才感到情绪放松。需要和以下两种情况鉴别：①惯窃：具有明显经济或其他现实性动机。②病理性搜集癖：主要见于老年性痴呆和慢性精神分裂症患者。

治疗：以心理治疗（或厌恶疗法）为主。

（二）纵火癖

又称病理性纵火，其特点为没有蓄意报复、故意破坏、获取经济利益或达到某种政治目的。对于火或燃烧有浓厚兴趣，经常想象火烧的情景，并有火烧物品的强烈欲望；在开始阶段往往先在家中烧物取乐，满足其变态心理；继而越烧越大，导致纵火闯祸；在纵火前往往有紧张感，纵火后则感到轻松。多见于女性。如在纵火或看到火烧有性快感时，则称为色情纵火癖。病理性纵火也可作为一种症状，主要见于躁狂症与精神分裂症。在英国法律中，对病理性纵火不以"故意纵火"而以"失火"罪责处理。治疗单纯性纵火癖，以心理治疗为主，也可辅助以适量精神科药物。

（三）谎言癖

又称病理性谎言，其特点是为了满足自己的虚荣心或变态心理而虚构个人的出身与经历，向人们进行夸耀，但没有以此进行诈骗获取经济、地位或政治利益的动机目的。《艾子》寓言中的"千岁血"故事就是一典型例子。临床上需要和老舍撰写的《西望长安》中的"政治骗子李万铭"、柯萨可夫综合征或病理性虚构鉴别。

（四）拔毛癖

又称病理性拔毛发，其特点为有强烈的拔除毛发的欲望冲动，并付诸行动，往往将自己的头发、腋毛、阴毛，甚至眉毛拔除或拔光。如同时伴有性快感时，则称为色情性拔毛癖。需与皮肤科斑秃鉴别。它也可作为一种症状,见于精神分裂症、器质性精神障碍、神经质等患者。对以上4种情况,当以心理治疗为主,行为疗法可能有一定帮助。也有学者报道抗强迫症药物(丙咪嗪、氟西汀等)对有些病例有效。

(五)病理性赌博

DSM－Ⅲ、Ⅳ,ICD－10用语,我国CCMD－3也加采纳,其分类的合理性尚需商榷,因为不易与赌徒区别。

二、诊断与鉴别诊断

这类患者主要是意志冲动的控制障碍,发作时意识清楚,智能正常,也无其他精神疾病基础,否则不能诊断为本状态。需与下列情况及疾病鉴别。

1. 正常人的纵火及偷窃惯犯　屡有违法劣迹,审讯中也会自述控制能力差,鉴别见表7－1。

表7-1　病理性偷窃(纵火)与正常惯犯的鉴别

项目	病理性偷窃(纵火)	正常惯犯
1.行为动机	不能控制的冲动	现实动机(如利欲、报复)
2.对象与目标	对象缺乏对性,不在乎物品经济价值,窃得之物保存、丢掉	对象有明显针对性,在乎经济价值或自用
3.预谋	行为发生突然,无预谋	有预谋,时间、场合有选择
4.案后态度	承认	多抵赖
5.行为方式	单独	单独或合伙
6.其他行为	限于偷窃或纵火本身,不伤害对方	可伤害对方

2. 强迫症　病理性偷窃(或纵火)患者经常自述这些行为属于变态心理,也苦于不能控制,并为此苦恼,与强迫症的诉述类似。但仔细分析一下两者的心理过程,可以发现以下区别。

(1)前者行为的心理动机出于对偷窃及纵火的强烈欲望和浓厚兴趣,是主动的;强迫症的行为是被动的,感到"没有意义,但不得不这样做",并非心甘情愿。

(2)前者行为后有轻松感、满足感和愉快感;强迫症的强迫行为所经历的是痛苦的挣扎过程,没有满足体验。

(3)前者的行为常固定于单一的模式,不会经常变化;强迫症的行为模式可以发生变化。

(4)前者的行为对象针对别人,因此损害对方;强迫症的行为限于患者本人,对自己造成痛苦,但并不损害他人。如果有针对对方的场合,仅限于意向,而不付诸行动。

精神发育迟滞

第一节 概述

精神发育迟滞（mental retardation）是指个体在发育阶段（通常指 18 岁以前）精神发育迟滞或受阻。临床上表现为认知、语言、情感意志和社会化等方面的缺陷、不足，在成熟和功能水平上显著落后于同龄儿童。

1850 年医学上首次将"精神缺陷（mental deficiency）"的术语使用于一份地方性呆小病的杂志上。

1877 年 John LH Down 对遗传性的精神发育迟滞提出"蒙古样痴呆"一词。1905 年法国 Alfred Binet 和 Theodore Simon 将心理测量用于学校学生的智力评估（杨晓玲译，1988）。在我国，20 世纪 30 年代开始使用心理测量智力测验的方法，并且渐渐用在精神病理学领域。对本症的诊断认识也比较早。过去几十年通常称为大脑发育不全、智力低下、精神幼稚症和精神发育不全。近十多年来，教育部门倾向使用弱智（feeblemindedness），而民政部门则使用智力残疾（mental handicap）。这些名称实际上指同一类人群。

精神发育迟滞是一种比较常见的临床现象，是导致残疾的重要原因之一。在婴儿早期对本症的轻度者诊断比较困难，常常在入学后其智力活动较其他儿童明显落后才被发现。部分轻度患者在无特殊事件的情况下，可以适应社会，从事比较简单的工作，因而在一般人群中不被识别。这或许是学龄期本症患病率较成年期患病率高的原因之一，当然，重度患儿照顾不当或并发躯体疾病早年夭折也是另一原因。随着人类社会文明的进步和科技的发展，精神发育迟滞者的境遇较以前有了很大的变化。他们中的一部分人经过特殊教育和训练可以在社区独立生活，并且也可以成为对社会有用的人。精神发育迟滞可作为单一的临床征象出现，也可与其他涉及大脑发育受损的躯体疾病并存。如果已知精神发育迟滞的病因，做出诊断时应标明该病，有利于处理。

第二节 病因

主要有两大方面的原因引起精神发育迟滞：①遗传因素；②环境因素。

一、遗传因素

（一）染色体畸变

包括染色体数目和结构的改变。数目的改变包括多倍体、非整倍体，结构的改变包括染色体断裂、缺失、重复、倒位和易位。Down 综合征是造成精神发育迟滞的常见原因，是第 21 对常染色体为三体而引起的疾病，本病的另一染色体畸变类型为异位型，如 C/D 易位和 G／G 易位等多种核型。其他染色体畸变，如：18 - 三体征和第 5 号染色体短臂部分缺失征，都能引起较严重的智力缺陷和躯体畸形，患者往往早年夭折。Prader Willi 综合征表现小手、小脚、身材矮小，有不同程度的精神发育迟滞及强烈的进食欲望，主要是染色体 15q11 ~ q13 部位出现小的缺失，也有少数家族是非平衡易位所导致。性染色体畸变，如先天睾丸发育不全症（Klinefelter 综合征），为男性多了一个 X 染色体。若女性丢失一个性染色体 X，表现为先天性卵巢发育不全（Turner 综合征）。还有核型为 XXX 或 XO/XXX 嵌合体。一般认为性染色体 X 畸变数越多，智力缺损程度越重。而嵌合体一般智力损害相对较轻。染色体脆性部位（fragile site）与 X 连锁智力发育不足有关。在 X 染色体上 Xq27、Xq28 出现易断部位，其表现出特殊的临床特征，并并发轻度智力低下，构成一个临床特殊类型，称脆 X 综合征。这是仅次于 Down 综合征的又一个由常染色体改变导致的疾病。金明等曾对 70 例精神发育迟滞患儿进行染色体脆性位点检查，结果 54.3% 为阳性，分布在除 X 染色体以外的各组常染色体上。李素水等对伴有孤独障碍的 90 例精神发育迟滞患儿进行染色体脆性位点和脆 X 染色体检查，脆性位点检出率分别为 20% 和 38%，尚未发现脆 X 染色体。

（二）单基因遗传疾病

单基因遗传疾病比较常见。出生活婴中占 1%。大约有 4 000 ~ 5 000 种人类疾病由此引起，其中包括 300 种遗传代谢性疾病。在遗传代谢性疾病中，生化代谢的异常导致患儿脑功能的障碍。通常，单基因遗传性疾病的临床症状约 25% 在出生时即已存在，在青春早期 90% 均已出现，如苯丙酮尿症及几种神经皮肤综合征。神经纤维瘤病是常见的一种单基因遗传性疾病，患病率达 1/4 000 ~ 1/5 000。苯丙酮尿症是遗传性代谢缺陷病的典型代表，因先天性苯丙酮酸羟化酶的缺乏，不能将苯丙酮酸氧化成酪氨酸，致使大量苯丙酮酸蓄积，影响中枢神经系统的发育和正常的生理功能。又如半乳糖血症，乃由于 1- 磷酸半乳糖转变成 1- 磷酸葡萄糖的过程受阻或乳糖聚积在血液、组织内，对肝、肾、脑等多种脏器造成损害，除由此引起的躯体症状外，患儿还有智力缺损。

（三）多基因遗传疾病

多基因遗传疾病为多个基因共同作用的结果。每个基因虽各自起作用，作用微小，但有积聚效应，同时加上环境因素的影响，即决定了个体的性状或疾病的易患性。如果易患性高，超过该病的阈值，就导致患病。常见的伴有智力低下的多基因遗传病有：神经管畸形，无临床症状的智力低下，即不伴有明显器质性特征的家族性轻型智力低下。

二、环境因素

（一）妊、产期有害因素

估计妊、产期有害因素对精神发育迟滞的影响占总数的 10% ~ 20%，而产后损伤约占 5% ~ 10%。妊娠期主要的有害因素是感染，尤其是妊娠早期的感染，如妊娠头 3 个月孕妇感染巨细胞病毒和单纯疱疹病毒，所生婴儿的 15% ~ 20% 出现先天畸形。前者发生率约为 1/3 000，表现为小头、智力迟钝、脑积水和癫痫。另一个值得注意的是弓形体感染，多为孕妇接触动物而导致。有害理化物质对胎儿的影响也常发生在妊娠早期，如药物的不当使用、辐射、工业污染中汞、铅等重金属造成水质和空气超标等均可能导致胎儿正常发育的损害。乙醇和营养问题亦是另一重要有害因素。慢性酗酒的母亲生的婴儿中，约 10% ~ 15% 患胎儿乙醇综合征，临床症状包括生长不足、面部畸形、认知损害、精神发育迟滞，有的还伴有四肢和骨骼异常，常常还伴有注意缺陷障碍。有的地区碘缺乏的结果会引起严重的智力发育障碍。汽油、油漆和涂料中铅的污染也在一些地区相当严重，而且可能导致对胎儿的损害。有研究认为血铅水平 10 ~ 25μg/dl 时，即有可能导致认知和行为障碍。20 世纪 80 年代中期约近 10% 的美国学前儿童血铅水平达到 20μg/dl，而在低收入家庭中，大约 20% 的儿童血铅水平达 30μg / dl。因此，铅的污染在城市工业化发展的国家是一个不容忽视的有害因素。

妊娠期妇女的健康直接影响胎儿的正常发育。严重慢性疾病，如心脏病、糖尿病、高血压、慢性肾脏疾病及严重贫血，均可使胎儿缺血缺氧，导致不成熟儿，宫内生长迟缓，低体重儿或神经系统损害、宫内窒息和颅内出血。妊娠期母亲的疾病对胎儿的影响大约占新生儿的 6%，而其中约 1/5 是严重的。新生儿期提示预后不佳的征兆包括 Apgar 分低于 6 或 7、早期发作惊厥等。

（二）新生儿、婴幼儿期的有害因素

估计精神发育迟滞中 5% ~ 10% 与此类因素有关，包括新生儿、婴幼儿期严重的中毒、感染、缺氧、外伤、营养不良及社会心理因素。如：流行性乙型脑炎，各种感染引起的中毒性脑病，各种原因引起的溶血、胆红素增高，各种原因引起的缺氧，严重的惊厥，严重的先天性心脏病，早期文化和情感的剥夺，缺乏适当的刺激，长期被忽视、隔绝，生活在边远贫困、文化落后、交通不便地区等。一般来说，社会心理因素所致的精神发育迟滞程度较轻。一旦不利因素消除，患儿的智力水平有可能得到改善。改善的程度与患儿的年龄、受损程度及所处环境提供的条件有关。

第三节 临床表现和临床分级

精神发育迟滞总的临床特征为显著的智力发育落后。我国精神疾病分类与诊断标准第 3 版（CCMD -3）与国际疾病分类第 10 版（ICD - 10）均将该障碍分为轻度、中度、重度、极重度及非特定的精神发育迟滞。

轻度精神发育迟滞患者约占全部病例的 85% 以上。一般语言能力发育较好，通过学习，他们对阅读、背诵无多大困难，应付日常生活交谈能力还可以，因此在与其短时间的接触中不易觉察。但其思维活动水平不高，在抽象思维、有创造性要求的活动方面能力差。如：能学会试题计算，但解应用题比较困难；阅读书、报无大困难，但写作文感到吃力。难以与同龄儿一起升班，需要特殊教育和帮助。日常生活可以自理并能学会一技之长，在他人照顾下从事熟练技能劳动。轻度患者大多性情温顺，安静，比较好管理。可参加社会生产劳动，自食其力。少数患者意志活动缺乏主动性和积极性，需要他人安排和督促。轻度患者还可以建立友谊和家庭。但遇有特殊事件时需要给予支持，以维持社会适应能力。

中度精神发育迟滞患者约占全部病例的 10%。他们的语言发育水平较差，词汇贫乏，部分患者还发音不清，阅读及理解能力均有限，因此与其短时间接触即能察觉。他们对数的概念模糊，大部分患者甚至不能学会简单的计算和点数。在成年时，智力水平相当于 6 ~ 9 岁的正常儿童，有一定的模仿能力，训练后能学会一些简单的生活和工作技能，大部分可从事简单、重复的劳动。他们的生活技能较差，需要经常的帮助和辅导，才能在社区中生活和工作。多数患者情感反应尚适切，对亲人和常接触的人有感情，可能建立较稳定的关系。多数患者有生物学病因，躯体和神经系统检查常常有异常发现。

重度精神发育迟滞患者约占全部病例的 3% ~ 4%。他们语言发育水平低，有的几乎不会说话。由于能掌握的词汇量少，理解困难，表达亦有限，因此与其短时间接触便能察觉。有的患者经常重复单调的无目的的动作和行为，如点头、摇摆身体、奔跑、冲撞，甚至自残，有的生活自理能力极差，有的甚至不会躲避危险。表情或情感反应不适当。活动过多，容易冲动，但动作笨拙、不灵活、不协调。少部分患者则发呆少动，终日闲坐。在长期反复训练下有可能提高生活自助能力，部分患者在监护下可从事无危险的简单重复的体力劳动。重度患者几乎均由显著的生物学原因所致，躯体检查常有异常发现，还常常伴有各种畸形。

极重度患者约占全部病例的 1% ~ 2%。他们的智力水平极低，大多既不会说话也听不懂别人的话。他们往往具有明显的生物学病因，包括严重的染色体畸变和多数先天性遗传代谢病，中枢神经系统的严重畸形和躯体其他部位的畸形亦十分常见。因此，其生活能力极低，大多数患者完全依靠他人照料来生存，在特殊训练下仅可获得极其有限的自助能力。大多数患者因生存能力薄弱及严重疾病而早年夭折。

第四节 诊断标准和诊断步骤

一、诊断标准

精神发育迟滞的诊断标准如下：

（1）智力明显低于同龄人的平均水平，在个别性智力测验时智商（IQ）低于人群均值两个标准差，一般说智商在 70 以下。

（2）社会适应能力不足，表现在个人生活能力和履行社会职责有明显缺陷。

（3）起病于 18 岁以前：做出精神发育迟滞的诊断必须具备以上 3 个条件，缺一不可。也就是说只有智力、发育不足或智商低而能力不低者，不能诊断。反之，有社会适应能力缺陷而智商不低者亦不能诊断。18 岁以后任何原因所致的智力倒退都不能诊断为精神发育迟滞，而应称为痴呆。精神发育迟滞共分四级，具体见表8-1。

二、诊断步骤

1. 详细收集病史　全面收集患儿在母孕期及围产期情况、个人生长发育史、抚养史、既往疾病史、家庭文化经济状况，以发现是否存在任何不利于患儿身体和心理发育的因素。

2. 全面的体格检查和有关实验室检查　为精神发育迟滞病因分析中不可缺少的步骤，包括：生长发育指标的检查（如身高、体重、头围、皮肤掌指纹等），有关的内分泌及代谢检查，脑电图、脑地形图、头部X线、CT及MRI检查，染色体分析及脆性位点检查。

表8-1　精神发育迟滞临床四级分类表

分级	智商水平	相当智龄	适应能力缺陷	从特殊教育中受益水平
轻度	50~70	9~12岁	轻度	通过特殊教育可获得实际技巧及实用的阅读和计算能力，并能在指导下适应社会
中度	35~49	6~9岁	中度	可学会简单的人际交往，基本卫生习惯和简单手工技巧，但阅读和计算方面不能取得进步
重度	20~34	3~6岁	重度	可从系统的训练中受益
极重度	<20	<3岁	极重度	对于进食、大小便训练有反应

3. 心理发育评估

（1）智力测验：是诊断精神发育迟滞的主要依据之一。智力测验应由训练过的专门技术人员审慎使用。在用于诊断时不应采用集体的或筛查的方法，而应运用诊断用量表进行个别性测验。目前国内常用的量表包括：盖塞尔（Gesell）发育诊断量表、韦克斯勒（Wechsler）学前期智力量表（WPPSI）、韦克斯勒（Wechsler）学龄儿童智力量表修订本（WISC - R）、中国比奈测验量表等。必要时还可使用其他检查量表，如：丹佛发育筛查量表（DDST）、图片词汇测验（PPVT）、50项提问智能测验、绘人测验、瑞文推理测验。

（2）社会适应行为评估：社会适应性行为的判断是诊断精神发育迟滞的另一个重要依据。目前，对于4 ~ 12岁儿童，可以采用社会适应能力量表（姚树桥等编）对患儿社会适应能力进行评估。如不适合使用，也可以用同年龄、同文化背景的人群为基准，来判断被检查者所能达到的独立生活能力和履行其社会职能的程度。还可以参考使用婴儿——初中生适应行为量表（左启华等修订）、美国智力缺陷协会编制的AAMD适应行为量表和Vineland适应行为量表（Vineland adaptive behavior scale）。

（3）临床发育评估：在临床工作中或无条件做智力测验时，可采用临床发育评估的方法，即按照精神发育迟滞临床表现和各级发育特征评估患儿的发育水平，同样可能得到比较正确的评估。精神发育迟滞临床表现和各级发育特征可参表8-1及表8-2。

表8-2　精神发育迟滞各级诊断标准参考表

	重度	中度	轻度
语言思维理解力	无语言或发音不清或仅有片言只语，生活用语也不能理解，有时吐字不清	可有语言，但词汇贫乏，仅能表达发展的意愿和要求，能理解日常简单用语	言语发育较好，但理解能力仍差，仅能反映事物的表面现象
计算力	不识数	略识数	运算困难，难以达到小学毕业程度
情感及动作	原始情感或愚蠢表情，不能行走、站立，或可行走而步态不稳，动作笨拙，不能做较灵巧动作，如系带及扣纽扣，生活不能自理	能辨认亲疏，部分有羞怯感，情绪不稳，兴趣少，精细动作困难，如不会用针缝补或手工粗糙，字迹不整	情感较丰富，有一定的兴趣，但主动性、积极性仍差
社会适应能力	对陌生环境表现恐惧、不安或无反应，无劳动能力	主动活动少，大部分可在指导下做简单劳动，长期训练后，生活可部分自理	大部分能在他人照顾下从事较简单劳动，遇不良刺激易产生反应状态

第五节　精神发育迟滞和精神疾病

精神发育迟滞患者易于共患其他精神疾病。有报道，在精神发育迟滞患者中，4% ~ 6%并发精神病，有精神病又并发个性障碍者为8% ~ 15%，若将轻度情绪障碍计算在内则可达50%以上。纽约州医院精神发育迟滞患者的情况表明，30%的精神发育迟滞患者同时患癫痫性精神障碍，17%同时患精神分裂症，10%同时患情感障碍。

Menolascino报道了精神发育迟滞儿童中精神疾病的情况。在年龄不到8岁的616名患者中，52%有精神疾病症状，37%的住院患者患精神疾病，56%的精神发育迟滞患者有不同的精神疾病而需要住院。他还报告在过去的15 ~ 20年间，20% ~ 35%的小于12岁的散居的精神发育迟滞患儿有情绪障碍，而非

精神发育迟滞儿童中情绪障碍的患病率为14% ~ 18%。

既往曾对精神发育迟滞进行如下分类：无行为问题的发育迟滞；由于脑功能失调所致行为问题的精神发育迟滞；有反应性行为障碍的精神发育迟滞；有神经症行为障碍的精神发育迟滞；有精神病的精神发育迟滞。

精神发育迟滞并发精神分裂症为最常见的类型。在精神发育迟滞患者中，精神分裂症的患病率较一般人群高2 ~ 3倍，并且发病年龄要早。许多学者认为精神发育迟滞患者共患的精神分裂症的临床表现与非精神发育迟滞者中发生的精神分裂症的临床表现相似，然而也有人提出精神分裂症不会发生在严重的精神发育迟滞患者中(智商低于50)。精神发育迟滞共患的精神分裂症症状主要为与外界不交往、刻板、冲动。国内张明廉研究发现症状出现频率依次为紧张性行为，情感不适切，平淡；性行为不检点；思维贫乏；幻觉，思维松弛；逻辑障碍；被害观念或妄想；怪异妄想。而正常智力者患精神分裂症的症状依次为：幻觉、被害妄想、逻辑障碍、思维松弛、紧张性行为、情感不适切、平淡、性行为不检点。可见精神发育迟滞共患的精神分裂症症状以行为、情感障碍为突出表现，智力正常者的精神分裂症以认知障碍为主要表现。在疗效方面，伴智力迟滞的精神分裂症的疗效不比智力正常者所患的精神分裂症差。

精神发育迟滞儿童并发孤独障碍也不少见。Kanner认为孤独症可以发生在任何智力水平的人身上。较多的报告指出，大约75%的孤独症患者有智力障碍，临床所表现的症状与不同的智商水平有关。精神发育迟滞并发孤独症者表现有更严重的社交发育障碍和大量的社会行为偏移，其要获得语言和学习技能更为困难，预后较单纯精神发育迟滞者差。尽管精神发育迟滞者的智力水平低，但不回避人，无刻板固定的行为方式，不缺乏对人的情感反应，多数还主动交往，乐于助人，接受训练指导，其预后较同智力水平的孤独症者要好得多。

精神发育迟滞患者并发情感障碍亦可见到，但其症状不典型，尤其缺乏思维活跃、思维奔逸的表现，也缺乏情感高涨的背景下表现的幽默和引人共鸣的感染力，而突出表现为兴奋、活动多、话多、易激惹、好冲动。抑郁状态的症状则以活动减少，少语为主，并且其发作的周期性亦不如正常智力者患情感障碍时明显。

癫痫是精神发育迟滞中又一常见的疾病，Cytryn估计精神发育迟滞患者的住院机构中大约20% ~ 25%的患者并发癫痫，而估计15%的癫痫人群患有严重精神发育迟滞。从癫痫类型分布中发现，20%癫痫患者表现为精神运动性发作。从临床上观察所见，智力水平越低者，其癫痫程度越重，控制癫痫发作越是困难，并发的行为及个性障碍也越突出。

精神发育迟滞患者之所以易于伴发各种精神障碍，与以下因素有关：①患者存在多种躯体和神经系统疾病，如：甲状腺功能低下、癫痫、脑损伤、感觉系统的损害等，这些疾病易于导致精神方面的异常；②各种遗传综合征常常有与之相联系的行为异常；③患者的社会适应能力差，当出现不利的心理社会因素时易于出现精神方面的障碍。精神发育迟滞患者同时患其他精神疾患时，建议使用多轴诊断。

第六节 治疗和预防

一、治疗

精神发育迟滞的病因繁多，至今尚有不少病因不详，给治疗带来一定困难。但由于生物医学、遗传学及康复医学的发展，采用综合防治措施以及社会环境的改善，多数精神发育迟滞者由社会的负担变成社会的生产力量，改变了对他们发展潜力估计过低的倾向及悲观的态度。

（一）病因治疗

对于先天性代谢病和地方性克汀病等，如早期采用饮食疗法和甲状腺素类药物进行治疗，可以防止精神发育迟滞的发生。对某些有内分泌不足的性染色体畸变者，可适时给予性激素，以改善患者的性征发育。

（二）对症治疗

对于精神发育迟滞患者共患的各种精神障碍，如：活动过度、注意障碍、行为异常、情绪障碍等，可用相应的精神药物进行治疗。对于并发癫痫者要用抗癫痫药物进行治疗。此外，还可用多种促进和改善脑细胞功能的药物促进患者的智力发展，如：吡拉西坦、脑氨肽、氨酪酸、吡硫醇、乙酰谷氨酸、脑蛋白水解物、赖氨酸及一些益智中药等。这些药物可提高脑内部分酶的活性，促进脑内葡萄糖及氨基酸的代谢，从而发挥治疗作用。

（三）教育培训

由于精神发育迟滞尚无特效的药物治疗，因此，非医学措施显得更为重要。非医学措施主要包括特殊教育训练以及其他康复措施。无论何种类型、何种程度或何种年龄的患者均可施行。当然重点应是儿童，并且年龄越小，开始训练越早，效果越好。教育训练内容涉及劳动技能和社会适应能力两大方面。

按照疾病严重程度的不同，确定不同的教育训练目标。无论一般生活自助能力、日常生活习惯、社会交往能力以及职业训练都应特别强调个别化教育训练。结合我国国情，除了专门的特殊教育学校、幼儿园、训练中心外，还要强调和积极开展以家庭和社区为基础的教育训练。通过培训父母、基层保健和幼教人员，将训练和照管的理论科学知识和基本方法教给他们，帮助他们制定和实施教育训练计划，并坚持基层保健人员的定期访视，坚持耐心的训练，从而使患儿的能力水平得到最大程度的提高。

（四）心理治疗

对于精神发育迟滞患者来说，心理治疗的目的并不在于促进患者的智力发展，而在于解决患者的内心冲突、增进自信、增强患者能力、促进患者独立。已有研究报道，只要精神发育迟滞患者具有基本的言语或非言语交流能力，就能够从各种不同形式的心理治疗中获益。心理治疗的形式包括：支持治疗、认知疗法、精神分析治疗、小组治疗、家庭治疗等。心理治疗的原则与同等发育水平的智力正常儿童相同。但在充分考虑患儿的发育水平之时，还要有更多的支持性气氛，每次治疗的时间应短些，治疗的次数可能要多些。

有关心理治疗的具体方法，请详见有关章节。

（五）行为治疗

对于精神发育迟滞患者来说，行为治疗也是一种重要的治疗方法。该方法不仅被广泛地运用于精神发育迟滞患儿的教育训练，同时也可帮助患者减少不适应行为，建立适应性行为。当帮助患儿建立适应性行为时，可采用正性强化法、差别强化法等。当消除患儿存在的自伤、攻击、不服从等不适应行为时，可采用行为功能分析法、消退法、隔离法、反应代价等。

二、预防

（一）一级预防

1. 做好婚前检查、孕期保健和计划生育　坚持常规的产前检查，预防难产、急产，在边远地区，尤其要预防婴幼儿中枢神经系统的损伤和感染。建议在地方性甲状腺肿流行区给早孕妇女投碘，对新生

儿进行微量脐血 T_3、T_4、TSH 水平检测，对可疑者进行监测，以防止地方性克汀病的发生。

2. 预防遗传性疾病的发生　若父母中已有人患明显的遗传病或子女中已有遗传性疾病者，或高龄初产妇，可进行遗传咨询，必要时进行产前诊断。如确诊胎儿有遗传性疾病，可及时终止妊娠。为及早发现某些先天性代谢缺陷疾病，对新生儿给予 Guthite 细菌抑制试验，目的在于检出可疑病例再作进一步诊断，避免出生第二胎患儿。

（二）二级预防

症状前诊断及预防功能残废。

（1）运用儿童发展心理学的知识和技术对婴幼儿定期进行检查，对可疑患儿进行定期访视及早期干预。

（2）对以社会文化或心理社会因素为主要原因的精神发育迟滞患儿及时进行强化教育训练。

（3）积极防治各类精神发育迟滞儿童的情绪及行为障碍。要向父母和教师普及精神发育迟滞疾病知识，使他们熟悉患儿在不同的时期内可能出现什么样的心理和神经疾病，以及一般的处置方法。

（三）三级预防

减少残疾，提高补偿能力。主要包括对患者的行为和生活进行辅导、特殊的教育训练及咨询服务、帮助患者克服行为和个性问题上表现出来的困难，对并发肢体功能障碍或其他畸形者要对症处理，从而帮助患者恢复最佳功能水平，为今后参与社会生活及就业提供条件。在教育训练中，要以提高生活自理能力和生存能力为教育训练的主要目标，要注意结构化、个别化教学，并且要有意识地进行伤残人权益及法制观念的教育，使他们懂得维护自己合法权益的可能途径和手段。

第七节　常见类型

精神发育迟滞是由多种原因所导致的一种临床现象。本节就某些具有代表性的疾病作一介绍。

一、地方性克汀病

地方性克汀病（endemic cretinism）又称地方性呆小病。发生在地方性甲状腺肿（endemic goiter）流行区。世界各国（除冰岛外）都有轻重不等的患病率报道。Nico Bleichrodt 等报告了 21 个不同国家和地区的对比研究，发现病区儿童智商落后于正常人群 13.5。我国除广西、江苏及浙江三省外亦有轻重不同的流行区。地方性克汀病的患病率与地方性甲状腺肿的患病率明显相关。如云南省某县一个区对 14 岁以下儿童调查发现，凡地方性甲状腺肿患病率高的地区其地方性克汀病的患病率也高；又如湖北省某地的调查发现克汀病患者的母亲 76.6% 患有地方性甲状腺肿。地方性克汀病的临床表现大都有显著的精神发育迟滞和躯体发育延迟，其智力低下的程度比较严重，中度和重度精神发育迟滞占 60% 以上。他们大多安静，反应迟钝，精神萎靡，活动少；少部分患儿性情暴躁，哭笑无常；言语障碍及听力障碍都比较常见。如巴西某流行性地方性克汀病患者群中，聋哑人占 38.5%，而一般居民仅为 0.89%；湖北省某县曾对 936 名患者进行观察，发现全部有不同程度的言语障碍，其中全哑者 545 例（占 58.4%），伴听力障碍者 737 例（占 78.8%），全聋者 252 例（占 26.9%）。

体格发育迟缓及体格发育不良是本病的另一特征。患者身材矮小且不匀称，身体下部量短于上部量，骨骼发育迟缓，表现为骨核出现迟，发育小，掌指骨细小，不少患者并发运动功能不良，重者可见瘫痪，体重低于同龄人，性发育亦迟缓，轻度患者性发育完全并可生育。

检查可见体温、脉搏、血压一般正常，部分可见腹部膨隆。甲状腺功能基本正常，人血白蛋白结合碘及丁醇提取碘大多减低，甲状腺吸碘率增高，呈碘饥饿曲线，血清胆固醇正常或稍低。X 线检查骨龄落后于实际年龄，颅骨脑回压迹可增多，蝶鞍偶见增大。脑电图检查显示基本频率偏低，节律不整，大多出现阵发性双侧同步 θ 波，可见 α 波；重度患者心电图可见低电压、T 波低平、QT 间期延长及不完全右束支传导阻滞。

还有一种疾病称为"地方性亚临床克汀病"（简称亚克汀病），即在缺碘地区的所谓正常人群中有相当一部分人，虽不能构成地方性克汀病的诊断，但实际上并不正常，表现为轻度智力落后，轻度躯体发育落后和神经系统损伤，如协调运动差，运动速度、动作灵活性和准确性差，听力和前庭功能障碍，身高体重低于常人及轻度骨发育落后。国内外资料表明，亚克汀病的患病率比克汀病高许多倍，在防治上值得重视。

在非甲状腺肿流行地区发现的病例称散发性呆小病，其由先天性甲状腺功能不全所致，在解剖上无甲状腺或仅有极少甲状腺组织存在，绝大多数可能因母亲患某种甲状腺疾病，血清中产生抗甲状腺抗体，通过胎盘到胎儿体内，破坏胎儿甲状腺组织所致。这种疾病患病率相当低，在临床上不构成重要类型。

地方性克汀病是可以防治的疾病，关键是早期发现。甲状腺激素对脑功能的影响在不同年龄阶段是不同的，如在1岁内或更早期进行预防，患病率会大大降低。如未得到及早诊断和治疗，对智力发育和外形的影响可能成为永久性的。有研究对4组人作智力测验，这4组人分别是非缺碘地区组、母孕前给碘组、母孕4个月服碘组、缺碘地区未处理组，结果发现在各组中，智商小于70的比例分别为3.2%、9.5%、40%、41.4%。胎儿期缺碘和碘缺乏纠正不足，碘摄入小于20 U/d，则会有地方性克汀病出现。如轻度缺碘或碘缺乏纠正不足，不足以造成克汀病，可能会出现亚克汀病。因此，应提倡病区育龄妇女注射或口服碘油，同时对新生儿进行微量脐血 T_3、T_4、TSH 检测，以早期发现和早期诊断地方性克汀病，并尽早进行治疗。

二、苯丙酮尿症

苯丙酮尿症（ phenylketonuria，PKU ）是一种氨基酸代谢病，是遗传代谢缺陷所致精神发育迟缓中的较常见类型。由于先天缺乏苯丙氨酸羟化酶，体内苯丙氨酸不能转化成酪氨酸而引起一系列代谢紊乱。主要临床表现是智力障碍，部分病例易兴奋、活动多，体格发育一般正常，但90%患儿有白皙的皮肤、淡黄色的头发和蓝色的虹膜。神经系统体征包括震颤、肌张力异常、共济失调、腱反射亢进，甚至瘫痪。1/4患儿并发癫痫，80%的患儿脑电图异常，并且常在1岁前出现，随年龄增长发作减轻。不少患儿并发严重湿疹，尿中有特殊鼠臭味。

本症患儿的智力损害一般严重，在出生数月后即见患儿发育延迟、烦躁、易激惹、易兴奋、反应迟钝，并有明显的语言障碍。治疗后血苯丙酮酸浓度得到控制，头发可由黄转黑，皮肤颜色加深，烦躁与兴奋减轻，癫痫发作减轻或消失，但智力低下改善不明显。若能在出生后短期内及时发现，及早予以饮食控制或低苯丙氨酸蛋白，发育可望正常。若想早期诊断，可在新生儿出生48小时后取足跟血滴于滤纸上寄到检测中心用细菌抑制法进行检测，如血中苯丙氨酸含量>4%，可视为阳性结果，这时可进一步进行定量检查，一般>20%诊断意义较大。另一检查方法为三氯化铁试验和2-4-二硝基苯肼试验。

前者阳性反应为绿色，后者阳性反应呈黄色。一般后者较前者敏感性高些，最好两者同时做以提高敏感性。因新生儿期尿呈阳性反应，所以本实验不宜用做新生儿筛查。

治疗本症的方法是严格限制苯丙氨酸的摄入。由于苯丙氨酸又是身体生长发育必需的氨基酸，因此，使血中苯丙氨酸维持在5% ~ 10%的水平较合适。治疗用低苯丙氨酸水解蛋白来喂养患儿，但价格昂贵，一般难以维持。此时可用饮食治疗，如食用羊肉、大米、大豆、玉米、淀粉、糖、蔬菜、水果等低苯丙氨酸食物，同时限制小麦、蛋类、肉、鱼、虾、乳类等含丰富的苯丙氨酸饮食的摄入，定期根据血苯丙氨酸浓度调整饮食。如早期即开始治疗，日后智力发育可以正常；但如在出生后6个月以后才开始治疗，日后仍可能存在智力低下；在4 ~ 5岁以后才开始治疗者，智力不会改善。通常主张5 ~ 6岁后可停止饮食治疗。影响疗效的另一个因素是治疗前血苯丙氨酸浓度的原始水平，血中浓度越高，控制就越困难，日后的智力发展即越差。

预防本病的根本办法是避免有可能患本症的患儿出生，运用分子生物学技术，这种设想已成为可能。方法是通过采集患儿父母外周血，得到 DNA 分析图谱，获得该家长的 RFLP（限制性片段长度多肽性）信息，再通过羊膜穿刺抽取羊水细胞分离提取，得到胎儿 DNA 图谱，通过胎儿与家庭成员的苯丙氨酸羟化酶基因的 RFLP 位点多态性的连锁分析，便可对胎儿做出产前诊断。如产前得以诊断，则应适时流产。我国已报告10个以上的成功病例。对于已有 PKU 患儿并想再生一个健康孩子的家庭，做出早期精确的诊断，很有实际意义。

三、Down 综合征

染色体异常在精神发育迟滞的发病中占有相当重要的位置，在中、重度患者中可达 35%，轻度患者中为 8%。染色体异常的种类很多，常染色体异常引起的躯体症状和智力损害较重，性染色体引起的症状较轻，有的患者只涉及智力损害。

Down 综合征是畸变染色体的三体征中最常见的类型，占活婴的 1/500~1/600，它是由 Polain 等。

1960 年发现的第一个与染色体有关的疾病，后来又发现该疾病的染色体变化除 21－三体征外，还有组染色体或组异位所致。该疾病的发生与母亲的生育年龄有关，年龄越大，分娩该疾病患儿的危险性越高，20~25 岁的母亲分娩该疾病患儿的发生率为 1/2 000，45 岁以上的母亲分娩该疾病患儿的发生率则可达 1/50。

该疾病患者有相似的外貌而极易辨认，并且无论什么人种和民族均如此。其特征是双眼眶距宽，两眼外角上斜，内眦赘皮，耳位低，鼻梁低，舌体宽厚，口常半张或舌伸出口外（过去称为"伸舌样痴呆"），舌面沟裂深而多，呈所谓"阴囊舌"，手掌厚而指短粗，末指短小常向内弯曲或只有两指节，40% 患儿有通贯掌，掌纹 atd 角 >45°，跖纹中跗趾球区胫侧弓状纹，跗趾与第 2 趾趾间距大，关节韧带松弛或见肌张力低，大约 1/2 病例并发先天性心脏病，易患传染性疾病和白血病，其患病率较正常人高 20 倍。

该疾病患者智力虽呈中、重度损害，但大多数表现安静、温顺，为特殊教育训练提供了较好条件。经过训练，患者在文化技能上很难达到小学 1~2 年级水平，但适应能力可有明显改善，有一定的生活自理和劳动能力。

由易位引起的易位型三体征，外貌特点不如三体征典型，智力损害较轻。13 号染色体三体综合征和 18 号染色体三体综合征，其躯体畸形严重，常不能长时期存活而早年夭折。

常染色体畸变是中、重度智力低下的主要原因，其发病机制还不清楚。近年来研究发现阿尔茨海默病患者神经病理的改变与 Down 综合征十分相似，患者中年以后记忆、认知退化，并且还有神经系统退化的体征。两者在临床和神经病理上的相似导致一种推测，即两者有相似的遗传和病理生理机制。近年来发现淀粉样蛋白沉积在阿尔茨海默病（简称 AD）和 Down 综合征（简称 DS）的高龄患者脑部，大约 15%~30% 阿尔茨海默病是早发型，其基因标定在 21 号染色体上，并且标定在淀粉样蛋白的基因区，提示 AD 和 DS 都关系到 21 号染色体上的基因缺陷，在 AD 中该基因出现缺陷或调节缺陷，在 DS 中是此基因过度表达。同时研究还发现 AD 患者大脑皮层细胞内的淀粉样蛋白核心的老年斑块，以及脑血管淀粉样沉积存在于所有 40 岁以上的 Down 综合征患者中，并且淀粉样蛋白核心的老年斑块数量似乎与智力损害的严重程度相关。淀粉样蛋白基因定位于 21 号染色体 q11－q21 上，其与 Down 综合征相当接近，也有报告早发的阿尔茨海默病的家族中有较高的 Down 综合征发病率。总之，最近研究发现 21 号染色体 q21－q22 在阿尔茨海默病和 Down 综合征的神经病理异常方面扮演着重要角色。

四、脆性 X 综合征

脆性 X 综合征（fragile X syndrome）于 1969 年确定为家族性的与性连锁有关的精神发育迟滞。其 X 染色体长臂远端有一缩窄区，位于 Xq27 或 Xq28。近年来分子遗传学发现脆性 X 综合征的精神发育迟滞基因（FMR－I）是由于 CCG 三核苷酸扩展重复异常。正常人重复小于 30，而患者达 230，还常常达到 1 000 以上。倘若大于 50~200 则可怀疑本病。本症患病率大约为 0.1%~0.2%，为仅次子 Down 综合征的又一涉及智力低下的疾病。但与 Down 综合征不同，21－三体征是单发的、偶发的，而 Fra X 是可遗传的。通常男性是纯合子，是发病者；女性通常不表达，为杂合子携带者。估计在男婴中发生率为 1/1 000~1/2 500，女性中发生率为 1/2 000。X 连锁精神发育迟滞大约为 1/600，而其中至少 1/4 是脆性 X 综合征。国内有人在低智力人群中对 233 名原发 MR 进行 FMR－1 基因突变分析和 Xq27.3 脆性位点检查，结果 9 名阳性，占 3.86%。

本症患者身材较高，面长耳大，前额及颧骨突出，青春期后还可见大睾丸，容积可达 24~61mL;语言发育延迟和语言质量异常，但其语言发育延迟和智力低下相称，可出现重复言语、模仿言语，或急躁地、冲动地喋喋不休地说；有的患者存在活动过度或被动消极行为；有的患者存在自残行为和类孤独症症状；还可伴有神经系统异常，如15%并发癫痫发作。

由于脆性位点在缺叶酸的培养基中容易发现，由此而引致使用大剂量叶酸治疗本症，治疗后可见患者行为、情绪及神经系统症状得到改善，如过度活动减少，注意力、协调运动和语言能力有提高，当停用叶酸后症状又恶化，实验室检查可见行为改善和血中染色体脆位点的阳性频率下降相平行。但目前认为叶酸治疗尚在实验阶段，对其安全性尚需观察。尽管如此，叶酸试用于脆性X综合征患者，使情绪、行为产生改善的意义，远非限于临床上治疗有限的病例，而是向染色体疾病发起的挑战。

五、性染色体异常

（一）先天性睾丸发育不全

先天性睾丸发育不全又称先天性生精不能症（Klinefelter综合征），其发病率约占男性的1/1 000，在男性轻度精神发育迟滞患者中约占10%，在男性不育者中占10%。临床特点为患者外貌男性，但乳房肥大（女性乳房），睾丸微小甚至无睾丸，无精子，阴茎小，胡子稀疏，喉结不明显，性情类似女性，约25%的患者表现智力低下。本症在青春期前症状不明显，故不易早期发现。对智力发育低下者进行颊黏膜细胞检查，如发现性染色质小体阳性，有助于判断。本症患者最常见的染色体组型为47，XXY，约占本型的80%。此外还发现48，XXXY；49，XXXXY，病情则更为严重。

（二）先天性卵巢发育不全综合征

先天性卵巢发育不全综合征又称Turner综合征，发病率远较先天性睾丸发育不全为低，约占女性智力缺陷的0.64%。患者外貌如女性，身材较矮，第二性征发育不良，卵巢缺如，无生育能力，部分患者智力轻度低下，有的患者伴发心、肾、骨骼等先天畸形。本症常见的染色体组型为45，XO，此外还有不少嵌合型。

（三）超雌

超雌是女性多一个X性染色体，如XXX或XO/XXX嵌合体。患者外貌为女性，但性发育幼稚，无月经，伴有智力障碍。也有的患者性征发育良好，月经正常，有生育能力，但智力低下。

微信扫码
◆临床科研
◆医学前沿
◆临床资讯
◆临床笔记

心境障碍

第一节　概述

一、概念

心境障碍（mood disorder）又称情感性精神障碍（affective disorder），是由各种原因引起的以显著而持久的心境或情感改变为主要临床特征的一组疾病。主要表现为情感高涨或低落，伴有相应的认知和行为改变，可有幻觉、妄想等精神病性症状。多数病人有反复发作倾向，每次发作多可缓解，部分可有残留症状或转为慢性。还包括以心境高低波动但幅度不高为特征的环性心境障碍（cyclothymia）和以慢性抑郁为主要特点的恶劣心境（dysthymia）两种持续性心境障碍。通常，心境障碍的临床表现为发作性，可自行缓解；疾病主要特征是整体精神活动基本保持完整、协调，不会"瓦解"。

心境障碍可分为抑郁障碍（major depressive disorder，MDD）与双相障碍（bipolar disorder，BPD）两个疾病亚型。其中，抑郁障碍是最常见的心境障碍，可由各种原因引起，以显著而持久的心境低落为主要临床特征，且心境低落与其处境不相称，临床表现可以从闷闷不乐到悲痛欲绝，甚至发生木僵；部分病例有明显的焦虑和运动性激越；严重者可出现幻觉、妄想等精神病性症状。多数病例有反复发作的倾向，每次发作大多数可以缓解，部分有残留症状或转为慢性。抑郁障碍临床常见类型主要包括：抑郁症、恶劣心境、脑或躯体疾病患者伴发抑郁、精神活性物质或非成瘾物质所致精神障碍伴发抑郁等。双相障碍是指既有躁狂或轻躁狂发作，又有抑郁发作的一类心境障碍，其躁狂发作与抑郁发作不是两个独立疾病，而是同一疾病的两个阶段。躁狂发作时，表现为情感高涨、言语增多、活动增多；而抑郁发作时则出现情绪低落、思维缓慢、活动减少等症状。病情严重者在发作高峰期还可出现幻觉、妄想或紧张症状等精神病性症状。双相障碍一般呈发作性病程，躁狂和抑郁常反复循环或交替出现，但也可以混合方式存在，每次发作症状往往持续相当时间（躁狂发作持续1周以上，抑郁发作持续2周以上），并对患者的日常生活及社会功能等产生不良影响。

反复出现躁狂或抑郁发作而无相反相位者，称为单相障碍（unipolar disorder，UPD）。我国精神病学家多数主张将躁狂症作为心境障碍中一个独立单元，与双相障碍并列。这体现在《中国精神障碍分类与诊断标准，第3版；CCMD-3》分类中（反复发作的轻躁狂或躁狂症）。但在心境障碍的长期自然病程中，始终仅有躁狂或轻躁狂发作者实为少见（约1%），且这些患者的家族史、病前人格、生物学特征、治疗原则及预后等与兼有抑郁发作的双相障碍相似。

二、流行病学

1. 患病率　由于诊断概念及分类存在分歧，且早期心境障碍的流行病学研究未将单、双相分开，很难加以综合比较而得出结论。

1998年，世界精神卫生调查委员会（World Mental Health Survey Consortium，WMH）对焦虑障碍、心境障碍、冲动—控制障碍及药物依赖的年患病率、疾病严重度、功能损害程度和接受治疗情况等进行了调查。2004 年报道了已完成 14 个国家的 15 项调查结果，各国心境障碍的年患病率为 0.8%～9.6%，其中美国最高，尼日利亚最低；我国北京、上海分别为 2.5% 和 1.7%。

为了解躯体疾病共患抑郁障碍的相关情况，WHO 通过组织 15 个国家和地区参加的以 15 个城市为中心的全球性合作研究，调查综合性医院就诊患者中的心理障碍，发现患抑郁症和恶劣心境者达 12.5%。澳大利亚一项对社区人群的调查发现，躯体疾病患者中抑郁症的患病率约为 25%，而一般人群为 6%～11%。上海某综合医院 457 例内科住院患者中 17.4% 伴抑郁；有人发现帕金森病患者中抑郁发生率为 25.5%～70%，且抑郁可能为其首发症状；卒中后患者中为 30%～64%，且抑郁者较无抑郁者病死率高 3～4 倍；心肌梗死者 45% 伴有抑郁，无心肌梗死者为 25%，有抑郁者比无抑郁者死亡率高 4 倍；癌症患者中为 25%～47% 有抑郁；透析患者中 18%～79% 有抑郁；其他疾病如阿尔茨海默病、多发性梗死性痴呆、糖尿病、甲状腺功能减退、红斑狼疮、慢性感染性疾病、慢性疼痛综合征等也可伴有抑郁，另外，一些药物如利舍平、抗肿瘤药等也可引起抑郁。抑郁症的流行病学研究已有大量报道，由于抑郁症诊断概念及分类上的意见分歧，特别是早期的研究未将单相抑郁和双相障碍分开，故所报道的患病率和发病率数字相差甚远。WHO 的多中心全球合作研究中，上海的调查表明，综合医院内科门诊就诊患者的抑郁症患病率为 4.0%，恶劣心境为 0.6%。一项（2003 年）对北京市 15 岁以上的人群进行抑郁障碍的流行病学研究发现，抑郁障碍的终身患病率为 6.87%，其中男性为 5.01%，女性为 8.46%；时点患病率为 3.31%，其中男性为 2.45%，女性为 4.04%。

20 世纪 70～80 年代的流行病学调查显示，西方发达国家双相障碍终身患病率为 3.0%～3.4%，90 年代则上升至 5.5%～7.8%。Goodwin 等报道的双相 I 型患病率为 1%，双相 I 型与 II 型合并发病率为 3%，若再加上环性心境障碍，发病率则超过 4%。目前，国际最新报道且较公认的双相障碍患病率为 3.7%。

目前，我国对双相障碍的流行学现状还缺乏大规模的系统调查。21 世纪初河北省对 18 岁以上人口的调查显示，双相障碍的时点患病率 0.313%，终身患病率 0.514%；其中双相 I 型障碍时点患病率为 0.125%，终身患病率为 0.197%；双相 II 型障碍时点患病率为 0.048%，终生患病率为 0.130%。而同期来自广东省深圳市的资料显示，居民双相障碍患病率为 1.46%。从现有资料来看，我国不同地区流行病学调查所报道的双相障碍患病率相差悬殊，这种差异虽然可能与经济和社会状况有关，但更主要的原因可能是流行病学调查方法学方面存在差别。

2. 发病的危险因素　心境障碍的发生与生物、心理和社会因素有关，在有的病例中某方面的因素起到重要的甚至是决定性的作用，而在另一些病例中许多因素共同产生影响。其中生物学因素在双相障碍的发病过程中起更突出的致病作用，相关研究表明，该病是精神疾病中遗传度最高的少数几种疾病之一，仅次于孤独症。而阳性家族史、生活事件、人格缺陷等因素的联合作用可使个体发生抑郁症的危险性显著增高。认识心境障碍发生的危险因素有助于早期识别以及预防，同时有助于制定有针对性的治疗措施。

（1）性别：成年女性患抑郁症的比例高于男性，其患病率约为男性的 2 倍，可能与性激素、男女心理社会应激以及应对应激的行为模式不同有关，但女性的自杀死亡率低。男性患病率低，死亡率高。双相障碍的患病率男女几乎相等。

（2）年龄：心境障碍的发病年龄为 21～50 岁。双相障碍早于单相抑郁，双相障碍平均发病年龄为 30 岁，单相抑郁为 40 岁。新近资料显示，20 岁以下中重症抑郁的发病率有所上升，可能与该年龄组酒精和物质滥用的增加有关。儿童期的不良经历可促其早发。

（3）人格特征：具有较明显的焦虑、强迫、冲动等特质的个体易发生抑郁。

（4）种族：虽然一项美国的调查显示白种人抑郁发作的时点患病率较黑种人高，但大多数研究表明心境障碍的患病率无明显种族间差异。

（5）婚姻：一般认为缺乏亲密人际关系、离异或单身者患抑郁症较多。单身者患双相障碍也较常见。但有人认为这是果而不是因。有研究发现婚姻不和谐者抑郁症的患病率较对照组高 25 倍。

（6）社会、经济状况及文化程度：不利的社会环境对抑郁症的发生有重要影响。据西方国家调查，低社会阶层者患重症抑郁的危险率比高社会阶层者高 2 倍。社会经济状况好的双相障碍的患病率高。郊区比城镇抑郁症更多见。但也有报道重症抑郁的发病与社会经济状况无关。

（7）生活事件和应激：负性生活事件，如丧偶、离婚、婚姻不和谐、失业、严重躯体疾病等均可导致抑郁发生，其中丧偶与抑郁症的关系最为密切。

（8）躯体因素：躯体疾病特别是慢性中枢神经系统疾病或其他慢性躯体疾病可成为抑郁症发生的重要危险因素。

3. 诊治现状与结局　调查发现，各类精神疾病都有严重的功能缺损，而且很大比例的患者未接受治疗，尤其是发展中国家，即便发达国家——美国尚有 33.1% 的重度精神疾病患者未得到治疗，在我国至少 50% 的患者未得到治疗。而心境障碍的诊治现状同样很不乐观。

20 世纪 50 年代以来，随着抗精神病药和抗抑郁药开始应用于精神科临床治疗，特别是 20 世纪 60 年代以后以锂盐为代表的心境稳定剂的广泛应用，双相障碍的防治水平有了长足的进步。1980 年以后，由于对诊断概念的澄清和有关诊断标准的修正，医生对双相障碍诊断水平也有了很大的提高。但尽管如此，目前就全球范围而言，双相障碍的识别率和治疗率依然不能令人满意。美国全国抑郁和躁狂障碍协会（DMDA）开展的一项会员调查报道，双相障碍患者在首次出现症状后平均 8 年以上才能得到正确诊断；在被确诊为双相障碍前，平均已经有过 3 名或更多的精神卫生专业人员诊视。现症双相障碍病人中，有 69% 的患者曾被误诊为单相抑郁、焦虑症、精神分裂症、人格障碍和物质依赖等。双相障碍发病的高峰年龄为 15 ～ 19 岁，首次多为抑郁发作，往往一至多次抑郁发作后才出现躁狂或轻躁狂发作。男女患病率相近。25% ～ 50% 的双相障碍患者有过自杀行为，11% ～ 19% 自杀身亡。年轻患者首次诊断后第 1 年内更易自杀。有资料显示，该病患者心血管疾病患病率较一般人群高 20%，约 40% 的患者同时合并物质依赖。双相障碍患者接受治疗的情况更不能令人满意。来自美国的调查发现：双相障碍患者发病后要经过平均 10 年才能得到首次治疗，50% 以上的现症患者在长达 5 年以上的时期内未接受过治疗，其中 36% 甚至长达 10 年以上未接受治疗。

双相障碍是一种高误诊疾病，相当一部分患者最初被诊断为其他疾病，包括单相抑郁、精神分裂症、酒精滥用或依赖、焦虑症或人格障碍。但是，由于有 2/3 成更多的双相障碍患者可能有不止 1 个轴 I 诊断，显然其中一些患者最初是因为共病或相关精神病性表现而被发现。这样的现象说明，在双相障碍的鉴别和恰当治疗方面确实存在延误。调查发现，虽然在确诊前 10 年，已有 35% 的患者出现明显的双相症状，但 80% 左右的双相障碍患者仍然被误诊或漏诊。其中，最常见的是误诊为单相抑郁。美国国立精神卫生研究所开展的一项前瞻性研究发现，最初被诊断为重症抑郁的患者中，有 12.5% 最终会确诊为双相障碍。一项针对美国普通人群的大规模筛查研究（采用情感障碍问卷调查，共 127 800 例）发现，49% 的双相障碍患者被误诊为单相抑郁。诊断延误的实际后果包括在疾病未得到正确治疗的情况下，有可能会出现较广泛的并发症或疾病。例如，双相障碍个体自杀危险仍非常高，特别是在最初出现症状后的前几年内。另外，在疾病演变过程中，酒精或其他药物滥用、共病会使双相障碍诊断更复杂。抑郁症具有高发病、高复发、高致残的特点，所带来的后果为沉重的经济负担，对国家和社会造成了极大的经济损失。抑郁症如给予及时恰当的治疗，则能提高临床治愈率，但目前诊治的情况不容乐观，对抑郁症的总体识别率较低，尤其是在综合医院。WHO 的多中心合作研究显示，内科医生对抑郁症的识别率平均为 55.6%，其中上海的识别率为 21%，远远低于国外水平。大多数抑郁症状并未引起患者、家属及医生的重视，大多数躯体疾病伴发的抑郁更被忽视，而抑郁症引发的自杀自伤及药物、酒精依赖问题等的治疗／干预率则更低。

20 世纪 90 年代，WHO 就各国精神卫生服务状况进行多国合作调查之后，发起在全球综合医院及基层医疗机构中普及精神卫生知识，其中的一个重点就是心境障碍。20 世纪 90 年代后期，我国也开始在精神科专科医院及综合医院开展了旨在提高双相障碍诊断水平和推动规范化治疗的工作，诊断和治疗水平有一定改善，但无论在推动的力度和效果上与国际水准和现实需要还有相当大的距离。

第二节　病因和发病机制

心境障碍的病因仍不清楚。大量研究资料显示遗传、生化等生物学因素和心理社会因素对其发生有明显影响，在这些因素共同作用下致病。

一、遗传因素

1. 家系研究中、重度心境障碍在人群中的患病率为 1% ~ 2%，而心境障碍先证者亲属患病的概率高出一般人群 10 ~ 30 倍，血缘关系越近，患病概率越高，一级亲属患病率远高于其他亲属，并且有早发遗传现象（anticipation），即发病年龄逐代提早、疾病严重性逐代增加。由此可见遗传因素在心境障碍病因中占重要地位。 遗传倾向调查发现，双相 I 型障碍先证者的一级亲属患双相 I 型的可能性较健康人群高 8 ~ 18 倍，患重症抑郁症的可能性高 2 ~ 10 倍；而重症抑郁症先证者的一级亲属患抑郁症的可能性比对照组高 2 ~ 3 倍，患双相 I 型障碍的可能性高 1.5 ~ 2.5 倍。研究还发现，50% 的双相 I 型障碍患者的父母至少有一人患有心境障碍。如果父母一方患有双相 I 型障碍，其子女有 25% 的机会患心境障碍；若父母双方都患有双相 I 型障碍，其子女患心境障碍的机会为 50% ~ 75%。这表明双相 I 型障碍患者的家系传递与遗传因素的关系更密切。

2. 双生子、寄养子研究 双生子研究显示，单卵双生子（MZ）心境障碍的同病率比异卵双生子（DZ）高。寄养子研究发现，寄养于正常家庭的心境障碍患者的生物学父母心境障碍的患病率明显高于寄养父母；寄养于心境障碍父母的正常寄养子患病率低于患病父母的亲生子女。心境障碍的遗传方式尚不确定，大多数认为是多基因遗传病，是遗传易感性和环境因素共同作用的结果。

3. 分子遗传学 Egeland 等对 Old Order Amish 家系进行限制片段长度多态性（RFLPs）分析，定位双相障碍基因于 11p15.5。同年，有人报道双相障碍与 X 染色体上的遗传标记连锁，但他们的研究结果未能被众多学者重复而证实。其后有人采用酪氨酸羟化酶基因（TH）、DA 受体基因（D_2、D_3、D_4）、多巴胺转运体基因（DATl）、多巴胺 β 羟化酶基因（DBH）、5- HT 受体基因、MAO 基因及 Xp 基因等作为候选基因，并进行连锁分析，均未得到确切的结果。基因组扫描，也排除了第 2、3、4、7、9、10、11、22 及 X 染色体上的遗传标记与本病连锁。

二、生化研究

1. 5 - 羟色胺（5- HT）假说 自 20 世纪 80 年代以来，心境障碍的 5-HT 假说越来越受到重视。认为 5 - HT 直接或间接参与调节人的心境。5- HT 功能活动降低与抑郁症有关，而 5- HT 功能增高与躁狂症有关。精神药理学研究发现，对氯苯丙氨酸、利舍平因为耗竭 5 - HT，可导致抑郁；三环类抗抑郁药（TCAs）、选择性 5- 羟色胺再摄取抑制药（SSRIs）可阻滞 5- HT 的回收，起抗抑郁作用；5- HT 的前体 5-羟色氨酸能治疗抑郁症；单胺氧化酶抑制药（MAOIs）抑制 5- HT 的降解，具有抗抑郁作用。

研究发现自杀者和抑郁症患者脑脊液中 5 - HT 代谢产物 5- 羟吲哚乙酸（5 - HIAA）含量降低，还发现 5 - HIAA 水平降低与自杀和冲动行为有关；5- HIAA 浓度与抑郁严重程度相关，浓度越低，抑郁程度越重；抑郁症患者和自杀者的尸脑研究也发现 5 - HT 或 5- HIAA 的含量降低。

2. 去甲肾上腺素（NE）假说 研究发现双相抑郁症患者尿中 NE 代谢产物 3- 甲氧 -4 - 羟苯乙二醇（MHPG）较对照组明显降低，转为躁狂症时 MHPG 含量升高；酪胺酸羟化酶（TH）是 NE 生物合成的限速酶，而 TH 抑制药 α - 甲基酪氨酸可以控制躁狂症，导致轻度的抑郁，可使经去甲丙咪嗪治疗好转的抑郁症患者出现病情恶化；三环类抗抑郁药抑制 NE 的回收，可以治疗抑郁症；利舍平可以耗竭突触间隙的 NE，而导致抑郁。有人认为抑郁症患者脑内 NE 受体的敏感性增高，而抗抑郁药可降低其敏感性，产生治疗效果。

3. 多巴胺（DA）假说 研究发现某些抑郁症患者脑内 DA 功能降低，躁狂发作时 DA 功能增高。其主要依据: 多巴胺前体 L - DOPA 可以改善部分单相抑郁症患者的抑郁症状，可以使双相抑郁转为躁狂；多巴胺激动药，如溴隐亭等有抗抑郁作用，可使部分双相患者转为躁狂；新型非典型抗抑郁药，如布普品（bupropion）主要阻断多巴胺的再摄取。研究发现抑郁发作时，尿中多巴胺的降解产物 HVA 水平降低。另有报道，能阻断多巴胺受体的抗精神病药物，可治疗躁狂发作，亦说明心境障碍患者存在 DA 受体的变化。

4. 乙酰胆碱（Ach）假说 乙酰胆碱能与肾上腺素能神经元之间张力平衡可能与心境障碍有关，脑内乙酰胆碱能神经元过度活动，可导致抑郁；而肾上腺素能神经元过度活动，可导致躁狂。

5. γ–氨基丁酸（GABA）假说 临床研究发现抗癫痫药如卡马西平、丙戊酸钠具有抗躁狂和抗抑郁作用，其药理作用与脑内 GABA 含量的调控有关。有研究发现双相障碍患者血浆和脑脊液中 GABA 水平下降。

三、神经内分泌功能失调

近年来大量研究资料证实某些内分泌改变与心境障碍发生有关。

1. 下丘脑–垂体–肾上腺轴（HPA） 通过监测血浆皮质醇含量及 24h 尿 17–羟皮质类固醇的水平发现，抑郁症患者血浆皮质醇分泌过多，且分泌昼夜节律也有改变，无晚间自发性皮质醇分泌抑制，提示患者可能有 HPA 功能障碍。其次，约 40% 的抑郁症患者地塞米松抑制试验（DST）为阳性。新近研究发现单相精神病性抑郁症和老年抑郁症患者，DST 阳性率高于非精神病性抑郁及年轻者。抑郁症患者 DST 异常比较稳定，往往随临床症状缓解而恢复正常。有研究还发现，重症抑郁症患者脑脊液中促皮质激素释放激素（CRH）含量增加，认为 HPA 异常的基础是 CRH 分泌过多。

2. 下丘脑–垂体–甲状腺轴（HPT） 研究发现抑郁症患者血浆甲状腺释放激素（TSH）显著降低，游离 T_4 显著增加，患者对抗抑郁药反应可能与游离 T_4 下降有关。25%~70% 抑郁症患者 TSH 对促甲状腺释放激素（TRH）的反应迟钝，TSH 反应随抑郁症状缓解而趋于正常。TSH 反应迟钝的患者预示对抗抑郁药治疗效应好。

3. 下丘脑–垂体–生长素轴（HPGH） 新近研究发现抑郁症患者生长素（GH）系统对可乐定刺激反应存在异常，明显低于正常对照。有人还发现抑郁症患者 GH 对去甲丙咪嗪的反应降低，部分抑郁症患者 GH 对胰岛素的反应降低，在双相抑郁及精神病性抑郁患者中更为明显。但抑郁症患者 GH 调节异常的机制尚未阐明。

四、神经电生理研究

1. 睡眠脑电图 抑郁症患者睡眠 EEG 表现为总睡眠时间减少，觉醒次数增多；快眼动睡眠（REM）潜伏期缩短，抑郁程度越重，REM 潜伏期越短，且可预测治疗反应。阿米替林反应好者，治疗前几天，REM 潜伏期明显延长，非 REM 睡眠第 1 期增加，第 3、4 期减少。

2. 脑电图（EEG） 30% 左右的心境障碍患者存在 EEG 异常，抑郁发作时多倾向于低 α 频率，而躁狂发作时多为高 α 频率或出现高幅慢波。有人还发现抑郁症患者左右脑半球平均整合振幅与抑郁严重程度呈负相关，且 EEG 异常有侧化现象（70% 在右侧）。

3. 脑诱发电位（BEP） 抑郁发作时 BEP 波幅较小，并与抑郁的严重程度相关；视觉诱发电位（VEP）潜伏期较短，多见于单相抑郁；在药物治疗前，右侧 VEP 大于左侧；体感诱发电位（SEP）波幅恢复较慢，潜伏期恢复较快；伴随负变化（CNV）波幅较低，负性电位延长。躁狂发作时 100ms 内 SEP 恢复大于正常；CNV 波幅较低，指令信号后负变化（post imperative negative variation，PINV）时程延长。

五、神经影像学研究

1. 结构性影像学 多数 CT 研究发现心境障碍患者脑室较正常人大，发生率为 12.5%~42%。单相抑郁与双相抑郁 CT 异常率无显著差异。

MRI 用于心境障碍的研究较少。有人研究锂盐对 T_1 弛豫时间的影响，结果发现未服药的 20 例双相抑郁患者中有 17 例额叶和颞叶 T_1 大于正常人；锂盐治疗 10d 后，T_1 弛豫时间减低到正常，提示未经治疗额叶和颞叶处于相对水肿状态，通过锂盐治疗得以纠正；正常人用锂盐对 T_1 弛豫时间并无影响。

2. 功能性影像学 有研究发现抑郁症患者左额叶局部脑血流量（rCBF）降低，降低程度与抑郁的严重程度呈正相关。也有研究发现左前扣带回 rCBF 下降。在伴有认知功能缺损的抑郁症患者中，rCBF 的下降比不伴认知缺损的患者更严重。

有人对抑郁症患者的基础与威斯康星卡片分类试验（Wisconsin card sorting test，WCST）认知激活脑血流灌注进行研究，发现抑郁症患者基础脑血流灌注显像显示大脑皮质左额叶和左颞叶呈局部血流低灌注；WCST认知激活脑血流灌注显像显示患者皮质左额叶和左颞叶的低灌注更明显，而且右额叶也出现低灌注。提示脑血流灌注显像可提高对抑郁症的诊断可信度。经抗抑郁药治疗抑郁症状缓解，上述部位rCBF回升。这一现象提示抑郁发作时脑代谢的异常仅是一种状态性而非持久性标记。同时，也可应用脑血流灌注显像监测抗抑郁药治疗的效果。

六、心理社会因素

应激性生活事件与心境障碍，尤其与抑郁症的关系更为密切。Paykel（1978年）发现人们在经历一些可能危及生命的生活事件后6个月内，抑郁症发病危险系数增加6倍，提出生活事件在抑郁症发生中起促发作用；负性生活事件，如丧偶、离婚、婚姻不和谐、失业、严重躯体疾病、家庭成员患重病或突然病故均可导致抑郁症，并指出丧偶是与抑郁症关系最密切的应激源。经济状况差、社会阶层低下者也易患本病。女性应付应激能力低于男性，更易患本病。长期的不良处境，如家庭关系破裂、失业、贫困、慢性躯体疾病持续2年以上，也与抑郁发生有关，如同时存在其他严重不良的生活事件，这些不良因素可以引起叠加致病作用。

综上所述，心境障碍的发病存在较突出的遗传易感性，其中双相障碍是具有最高遗传度的精神疾病之一。遗传易感性与早年的负性生活事件造成了个体素质的"缺陷"，这种"缺陷"构成了具体个体的易损性表型。进入成年期以后，当个体遭遇应激时，就会导致其神经递（调）质系统、神经内分泌系统以及神经免疫系统等发生失衡性改变，并最终出现临床抑郁或躁狂发作。

第三节　临床表现

一、临床特征

心境障碍的临床表现可有情感高涨、低落，以及与此相关的其他精神症状的反复发作、交替发作，或混合发作。因而其临床特征可按不同的发作方式分别叙述。

（一）抑郁发作

抑郁发作通常以典型的心境低落、思维迟缓、意志活动减退"三低症状"，以及认知功能损害和躯体症状为主要临床表现，但多数患者共患焦虑，个别可存在精神病性症状。

1. 心境低落　主要表现为显著而持久的情感低落，抑郁悲观。患者终日忧心忡忡，郁郁寡欢、愁眉苦脸、长吁短叹。程度轻的患者感到闷闷不乐，无愉快感，凡事缺乏兴趣，任何事都提不起劲，感到"心里有压抑感""高兴不起来"；程度重的可痛不欲生，悲观绝望，有度日如年、生不如死之感，患者常诉说"活着没有意思""心里难受"等。部分患者可伴有焦虑、激越症状，特别是更年期和老年抑郁症患者更明显。典型病例其抑郁心境具有晨重夜轻节律改变的特点，即情绪低落在早晨较为严重，而傍晚时可有所减轻，如出现则有助于诊断。

在心境低落的影响下，患者自我评价低，自感一切都不如人，并将所有的过错归咎于自己，常产生无用感、无希望感、无助感和无价值感。感到自己无能力、无作为，觉得自己连累了家庭和社会；回想过去，一事无成，并对过去不重要的、不诚实的行为有犯罪感，想到将来，感到前途渺茫，预见自己的工作要失败，财政要崩溃，家庭要出现不幸，自己的健康必然会恶化。在悲观失望的基础上，常产生孤立无援的感觉，伴有自责自罪，严重时可出现罪恶妄想；亦可在躯体不适的基础上产生疑病观念，怀疑自己身患癌症等；还可能出现关系、贫穷、被害妄想等。部分患者亦可出现幻觉，以听幻觉较常见。

2. 思维迟缓　患者思维联想速度缓慢，反应迟钝，思路闭塞，自觉"脑子好像是生了锈的机器"，"脑子像涂了一层浆糊一样"。临床上可见主动言语减少，语速明显减慢，声音低沉，对答困难，严重者交流无法顺利进行。

3. 意志活动减退　患者意志活动呈显著持久的抑制。临床表现行为缓慢，生活被动、疏懒，不想做事，不愿和周围人接触交往，常独坐一旁，或整日卧床，不想去上班，不愿外出，不愿参加平常喜欢的活动和业余爱好，常闭门独居、疏远亲友、回避社交。严重时蓬头垢面、不修边幅，甚至发展为不语、不动、不食，可达木僵状态，称为"抑郁性木僵"，但精神检查时患者仍流露痛苦抑郁情绪。伴有焦虑的患者，可有坐立不安、手指抓握、搓手顿足或踱来踱去等症状。

严重的患者常伴有消极自杀的观念或行为。消极悲观的思想及自责自罪可萌发绝望的念头，认为"结束自己的生命是一种解脱"、"自己活在世上是多余的人"，并会使自杀企图发展成自杀行为。这是抑郁症最危险的症状，应提高警惕。约15%的抑郁症患者最终死于自杀。抑郁发作患者的自杀往往具有某些值得注意的迹象和特点：①绝大多数的自杀发生在病情开始出现好转的"拐点"时期，而非症状最严重的"底部"。②不少患者自杀前可能出现与病情发展不相符的"好转"，如从愁烦、痛苦转为平静、轻松，从被动、疏懒变得积极、勤奋，从对亲人的不加理睬到主动迎送。这些或许是患者经过激烈的思想斗争，作出自杀抉择后的轻松与留恋。③自杀的时机和场所往往选择在黎明前的黑夜，或亲人外出后的家中，或是独自离家后的某个角落。且可能留有日记或遗书。④自杀的方式颇为"残酷、壮烈"。

4. 认知功能损害 研究认为抑郁症患者存在认知功能损害。主要表现为近事记忆力下降，注意力障碍（反应时间延长），警觉性增高，抽象思维能力差，学习困难，语言流畅性差，空间知觉、眼手协调及思维灵活性等能力减退。认知功能损害导致患者社会功能障碍，而且影响远期预后。PET研究发现，抑郁症患者额叶中部皮质和背前侧血流量的下降与执行功能下降有关。患者WCST测验的总反应数、随机错误数、持续错误数增加反映患者信息反馈后行为改变的困难，认知灵活性下降。学习规律、归纳规律的能力减退。Ilsley等研究发现，抑郁症患者精神运动速度减慢、瞬间和延迟自由回忆缺陷，认为患者存在选择性回忆障碍，即能够将信息编码，但回忆和再认的特定过程受损。一受教育程度相匹配的对照研究发现，抑郁症患者的智商明显降低。这反映了在高级认知过程中，视觉记忆－控制、空间知觉力、视觉分析综合能力、逻辑联想、部分与整体关系的观念、思维灵活性和想象力、抓住事物线索的能力均受损，致使环境适应能力下降。

5. 躯体症状 在抑郁发作时很常见。主要有睡眠障碍、乏力、食欲减退、体重下降、便秘、身体任何部位的疼痛、性欲减退、阳痿、闭经等。躯体不适的体诉可涉及各脏器，如恶心、呕吐、心慌、胸闷、出汗等。自主神经功能失调的症状也较常见。病前躯体疾病的主诉通常加重。睡眠障碍主要表现为早醒，一般比平时早醒2～3h，醒后不能再入睡，这对抑郁发作具有特征性意义。有的表现为入睡困难，睡眠不深；少数患者表现为睡眠过多。体重减轻与食欲减退不一定成比例，少数患者可出现食欲增强、体重增加。

一般认为躯体不适体诉可能与文化背景、受教育程度和经济状况等有关，体诉较多的患者，其社会阶层、受教育程度及经济状况均较低。有的抑郁症患者其抑郁症状为躯体症状所掩盖，而使用抗抑郁药有效。有人称之为"隐匿性抑郁症"。这类患者长期在综合医院各科就诊，虽大多数无阳性发现，但容易造成误诊。

6. 其他症状与特殊类型 抑郁发作时也可出现人格解体、现实解体及强迫症状。抑郁发作临床表现较轻者称之为轻度抑郁。主要表现为心境低落，兴趣和愉快感的丧失，易疲劳，自觉日常工作能力及社交能力有所下降，不会出现幻觉和妄想等精神病性症状，但临床症状较环性心境障碍和恶劣心境重。

老年患者除有抑郁心境外，多有突出的焦虑烦躁情绪，有时也可表现为易激惹和敌意。精神运动性抑制和躯体不适体诉较年轻患者更明显。因思维联想明显迟缓以及记忆力减退，可出现较明显的认知功能损害症状，类似痴呆表现，如计算力、记忆力、理解和判断能力下降，国内外学者将此种表现称之为抑郁性假性痴呆（depressive pseudo－dementia）。躯体不适体诉以消化道症状较为常见，如食欲减退、腹胀、便秘等。常常纠缠于某一躯体主诉，并容易产生疑病观念，进而发展为疑病、虚无和罪恶妄想。病程较冗长，易发展成为慢性。

儿童抑郁症较少见，发病除遗传易感因素外，儿童心理上的"丧失"，如丧失亲人、与父母分离、母爱丧失及家庭欢乐的丧失等，对发病具有重要影响。临床主要表现为心境抑郁、兴趣减少；自我评价低，认为自己是坏孩子，有自责、自罪及无价值感；精神运动性抑制，言语和动作减少，反应迟钝；不愿意和小朋友玩，较孤独；乏力、食欲减退和睡眠障碍等。

（二）躁狂发作

临床上，躁狂发作的典型症状是心境高涨、思维奔逸和活动增多。

1. 心境高涨 患者主观体验特别愉快，自我感觉良好，整天兴高采烈，得意扬扬，笑逐颜开，洋溢着欢乐的风趣和神态，甚至感到天空格外晴朗，周围事物的色彩格外绚丽，自己亦感到无比快乐和幸福。患者这种高涨的心境具有一定的感染力，常引起周围人的共鸣，引起阵阵的欢笑。有的患者尽管心境高涨，但情绪不稳，变幻莫测，时而欢乐愉悦，时而激动暴怒。部分患者则以愤怒、易激惹、敌意为特征，甚至可出现破坏及攻击行为，但常常很快转怒为喜或赔礼道歉。

2. 思维奔逸 表现为联想过程明显加速，自觉思维非常敏捷，思维内容丰富多变，思潮犹如大海中的汹涌波涛，有时感到自己舌头在和思想赛跑，言语跟不上思维的速度，常表现为言语增多、滔滔不绝、口若悬河、手舞足蹈、眉飞色舞，即使口干舌燥、声音嘶哑，仍要讲个不停。但讲话的内容较肤浅，且凌乱不切实际，常给人以信口开河之感。由于患者注意力随境转移，思维活动常受周围环境变化的影响致使话题突然改变，讲话的内容常从一个主题很快转到另一个主题，即表现为意念飘忽（flight of ideas），有的患者可出现音韵联想和字意联想。

患者的思维内容多与心境高涨一致，自我评价过高，表现为高傲自大，目空一切，自命不凡，盛气凌人，不可一世。可出现夸大观念，认为自己是最伟大的，能力是最强的，是世界上最富有的。甚至可达到夸大或富贵妄想的程度，但内容并不荒谬。有时也可出现关系妄想、被害妄想等，多继发于心境高涨，且持续时间不长。

3. 活动增多 表现精力旺盛，兴趣范围广，动作快速敏捷，活动明显增多，且忍耐不住，爱管闲事，整天忙忙碌碌，但做事常常虎头蛇尾，一事无成。对自己行为缺乏正确判断，常常随心所欲，不考虑后果，如任意挥霍钱财，有时十分慷慨，将高级烟酒赠送同事或路人。注重打扮装饰，但并不得体，招引周围人的注意，甚至当众表演，乱开玩笑。自认为有过人的才智，可解决所有的问题，乱指挥别人，训斥同事，专横跋扈，狂妄自大，自鸣得意，但毫无收获。社交活动多，随便请客，经常去娱乐场所，行为轻浮，且好接近异性。自觉精力充沛，有使不完的劲，不知疲倦，睡眠需要明显减少。病情严重时，自我控制能力下降，举止粗鲁，甚至有冲动毁物行为。

4. 躯体症状 由于患者自我感觉良好，故很少有躯体不适体诉，常表现为面色红润，两眼有神。体格检查可发现瞳孔轻度扩大，心率加快，且有交感神经亢进的症状如便秘。因患者极度兴奋，体力过度消耗，容易引起失水、体重减轻等。

5. 其他症状与特殊类型 患者的主动和被动注意力均增强，但不能持久，易为周围事物所吸引，急性期这种随境转移的症状最明显。部分患者有记忆力增强，且无法抑制，多变动，常常充满许多细节琐事，对记忆的时间常失去正确的分界，以至于过去的记忆混为一谈而无连贯。在发作极为严重时，患者极度的兴奋躁动，可有短暂、片断的幻听，行为紊乱而毫无目的的指向，伴有冲动行为；也可出现意识障碍，有错觉、幻觉及思维不连贯等症状，称为谵妄性躁狂（delirious mania）。多数患者在疾病早期即丧失自知力。

躁狂发作临床表现较轻者称为轻躁狂，患者可存在持续少数天的心境高涨、精力充沛、活动增多，有显著的自我感觉良好，注意力不集中，也不能持久，轻度挥霍，社交活动增多，性欲增强，睡眠需要减少。有时表现为易激惹，自负自傲，行为较莽撞，但不伴有幻觉、妄想等精神病性症状。对患者社会功能有轻度的影响。部分患者有时达不到影响社会功能的程度，一般人常不易觉察。老年患者临床上主要表现易激惹，狂妄自大，有夸大观念及妄想，言语增多，但常较啰嗦，可有攻击行为。意念飘忽和性欲亢进等症状亦较少见。病程较为迁延。

（三）混合发作

指躁狂症状和抑郁症状在一次发作中同时出现，临床上较少见。通常是在躁狂与抑郁快速转相时发生，例如一个躁狂发作的患者突然转为抑郁，几小时后又再发躁狂，使人得到"混合"的印象，但这种混合状态一般持续时间较短，多数较快转入躁狂相或抑郁相。混合发作时临床上躁狂症状和抑郁症状均不典型，容易误诊为分裂情感性精神障碍或精神分裂症。

（四）环性心境障碍

环性心境障碍（cyclothymia）是指心境高涨与低落反复交替出现，但程度均较轻，不符合躁狂或抑郁发作时的诊断标准。轻度躁狂发作时表现为十分愉悦、活跃和积极，且在社会生活中会作出一些承诺；但转变为抑郁时，不再乐观自信，而成为痛苦的"失败者"。随后，可能回到情绪相对正常的时期，或又转变为轻度的情绪高涨。一般心境相对正常的间歇期可长达数月，其主要特征是持续性心境不稳定。这种心境的波动与生活应激无明显关系，与患者的人格特征有密切关系，过去有人称为"坏性人格"。

（五）恶劣心境

恶劣心境（dysthymia）指一种以持久的心境低落为主的轻度抑郁，而从不出现躁狂。常伴有焦虑、躯体不适感和睡眠障碍，患者有求治要求，但无明显的精神运动性抑制或精神病性症状，生活不受严重影响。患者抑郁常持续 2 年以上，期间无长时间的完全缓解，如有缓解，一般不超过 2 个月。此类抑郁发作与生活事件和性格都有较大关系，也有人称为"神经症性抑郁"。焦虑情绪常伴强迫症状。躯体症状诉说也较常见。睡眠障碍以入睡困难、噩梦、睡眠较浅为特点。可有头痛、背痛、四肢痛等慢性疼痛症状，尚有自主神经功能失调症状，如胃部不适、腹泻或便秘等。但无明显早醒、昼夜节律改变及体重减轻等生物学方面改变的症状。

二、分类要点和常见类型划分

心境障碍的分类较为复杂，由于该病的病因未明，以至产生各种观点，并提出不同的分类，目前以症状分类为主要趋向。现简要说明各种分类的依据及有关的概念。

（一）国际疾病分类标准编码第 10 版（ICD－10）

ICD－10 将"心境障碍"作如下类别分类：①躁狂发作；②双相障碍；③抑郁发作；④复发性抑郁发作；⑤持续性心境（情感）障碍；⑥其他心境（情感）障碍；⑦未特定的心境（情感）障碍。在 ICD－10 中，躁狂和抑郁发作分别根据严重程度分为轻、中、重度，再按有无精神病性症状分别列出。

（二）其他分类

（1）美国精神障碍诊断与统计手册第 4 版（DSM－Ⅳ）有关"心境障碍"的分类，主要包括三部分内容。

1）抑郁障碍：①重症抑郁障碍；②恶劣心境；③未在他处标明的抑郁障碍。

2）双相障碍：①双相Ⅰ型障碍；②双相Ⅱ型障碍；③环性心境障碍；④未在他处标明的双相障碍。

3）其他心境障碍。

DSM－Ⅳ强调了诊断心境障碍时要注明病情轻重和病程特点，以及是否伴有精神病性症状等；尤其明确了双相Ⅰ型与Ⅱ型的划分。

（2）中国精神障碍分类与诊断标准第 3 版（CCMD－3）对"心境障碍（情感性精神障碍）"的分类，则有如下类别

1）躁狂发作。

2）双相障碍。

3）抑郁发作。

4）持续性情感障碍。

5）其他或待分类的心境障碍。

CCMD－3 中心境障碍的分类条目与 ICD－10 相比，列出了单相躁狂症的分类，并将反复发作躁狂症置于躁狂症中，而不作为双相障碍的一种亚型。

（三）特殊类别说明

1. 单、双相单相抑郁障碍通常指单相抑郁（UPD）或重性抑郁障碍（MDD）。因单相躁狂或单纯躁狂（pure mania）较少见，故 ICD 和 DSM 两大系统均未将单相躁狂单独分类，而是把所有的躁狂和轻躁狂，即使

无抑郁发作都视为双相。我国学者对此持保留态度，认为单相躁狂虽少但确实存在，不应归入双相障碍。单双相障碍诊断要点是有或无躁狂、轻躁狂发作，双相障碍至少有一次躁狂，轻躁狂或混合发作，单相障碍仅有抑郁发作而无躁狂、轻躁狂或混合发作。双相Ⅰ型（BP –I）指有一次或多次躁狂发作或混合发作，即界定 BP –I 的要点是躁狂发作，而不是轻躁狂；双相Ⅱ型（BP – Ⅱ）指有一次或多次轻躁狂发作，无躁狂发作，但有 MDD 发作，如以后出现躁狂发作则诊断应改为 BP –I。值得指出的是，双相障碍（尤其是双相抑郁）未引起临床医生足够重视与识别，据报道有 37% 的双相抑郁患者被误诊为单相抑郁，误诊或漏诊导致不正确的治疗，促使患者转为躁狂，诱发或加重快速循环发作，增加发作频度和缩短正常间歇期。

2. 快速循环型　1974 年由 Dunder 和 Fieve 提出，指双相情感障碍患者频繁发作（每年发作 4 次以上），发作可以是躁狂、轻躁狂、抑郁或混合发作，可见于 BP –I 和 BP – Ⅱ 患者。据估计双相障碍中有 10% ～ 30% 为快速循环型，74% 为女性且以抑郁发作较多见，仅 20% 在起病时即呈现快速循环。晚发型可能因为应激、物质依赖、低钾和使用抗抑郁药物而诱发，被称为心境不稳定剂，停药可能终止循环，但可能代之以严重的抑郁发作，处理较为困难，预后一般也较差。

3. 混合或心境恶劣躁狂（不愉快躁狂）　躁狂患者约 40% 伴明显心境恶劣或抑郁症状（混合状态），即充分发展的躁狂和抑郁症状共存，在 1 周内每天均符合躁狂诊断标准和 MDD（除时间不足 2 周外）的诊断标准。DSM – Ⅳ 中提到抗抑郁药物诱发的躁狂不应视为 BP –I，但未说明理由，CCMD –3 归为双相障碍混合型。

三、辅助检查

（一）实验室检查与特殊检查

1. 抑郁障碍　对怀疑为抑郁障碍的患者均应做全面的体格检查（包括神经系统检查），以排除躯体疾病的可能，同时也有助于发现一些作为患病诱因的躯体疾病。对怀疑为抑郁障碍的患者，除了进行全面的躯体检查及神经系统检查外，还要注意辅助检查及实验室检查，尤其注意血糖、甲状腺功能、心电图等。迄今为止，尚无针对抑郁障碍的特异性检查项目，但以下实验室检查具有一定的意义，可视情况予以选择性使用。

地塞米松抑制试验（dexamethasone sppression test, DST）该试验通过口服地塞米松抑制下丘脑 – 垂体 – 肾上腺素（HPA）的 ACTH 分泌，测定血浆皮质醇的含量，如含量下降，表明功能正常，为地塞米松试验阴性；如服用地塞米松后血清皮质醇含量不下降，则为地塞米松抑制试验阳性。试验方法为：在晚 11 点给患者口服地塞米松 1mg，次晨 8 点、下午 4 点及晚 11 点各取血一次，测定皮质醇含量。如果皮质醇含量等于或高于 $5\mu g/dl$ 即为阳性。此试验的临床实用价值仍有许多局限性：①敏感性不够，只有 45% 的抑郁症患者为阳性；②特异性也不够，有许多地塞米松抑制试验阳性者并没有明显抑郁症临床表现，而其他精神病患者本试验也可以阳性。但此试验可用于预测抑郁症的复发。

促甲状腺素释放激素抑制试验（thyrotropin releasing hormone suppression test，TRHST）此试验也被认为是检测抑郁症生物学指标的方法之一。试验方法为先取血测定基础促甲状腺素（TSH），然后静脉注射 500mg 促甲状腺素释放素（TRH），以后再在 15min、30min、60min 及 90min 分别取血测定 TSH。正常人在注射 TRH 后血清中的 TSH 含量能提高 10 ～ 29mU/mL，而抑郁症患者对 TRH 的反应则较迟钝（上升低于 7mU/mL），其异常率可达到 25% ～ 70%，女性患者的异常率更高。如果将 DST 及 TRHST 结合一起检查比单独检查可能对抑郁障碍的诊断更有意义。

2. 双相障碍　无特异性生物学指标，故体格检查及实验室检查按一般常规进行，由于部分双相障碍患者（尤以女性）可能有临床或临床下甲状腺功能低下，因此应做甲状腺实验室功能测定。对过度兴奋及进食不好者应注意水、电解质代谢及酸碱平衡的了解。在治疗过程中进行药物血浓度测定，以保证疗效、监测毒性反应及治疗依从性。

（二）症状评估

1. 抑郁障碍　评定抑郁障碍症状的临床评定量表较多，从其性质上看，可分为自评量表与他评量表两类。属于前者的有 Zung 抑郁自评量表（self - rating depression scale，SDS），属于后者的有汉密尔顿抑郁量表（Hamilton depression scale，HAMD）和 Montgomery - Asberg 抑郁量表（Montgomery - Asberg depression rating scale. MADRS）。从功能上看，评定量表又可分为症状评定量表和诊断量表，前者只能用于评估某些抑郁症状是否存在及其严重程度，多用于疗效评定、病情观察及精神药理学研究，不具有诊断功能，不能作为诊断依据（如贝克抑郁自评量表 BDI，HAMD）；后者是伴随诊断标准编制的，为诊断标准服务的量表，使依据诊断标准而进行的诊断过程及资料收集标准化。本章节主要介绍评估抑郁症状及其严重程度的症状评定量表。

（1）抑郁自评量表（SDS）：由 Zung 编制，是使用最广泛的抑郁症测量工具之一，特别是在精神科和医学界。它的使用和计分简便易行。20 条题目都按症状本身出现的程度分为 4 级。患者可根据自己的感觉分别做出没有、很少时间有、大部分时间有或全部时间都有的反应。这个量表题目是平衡的，一半题目表现消极症状，另一半题目反映积极症状，很容易评分。也可以作为临床检查目录使用。SDS 使用简便，在住院患者中测量的效度肯定，但进一步使用需要有更多的信度数据，特别是再测信度数据。由于还未证明 SDS 对少数有严重抑郁背景的患者的测量效度，所以如用于非住院患者或非精神科领域要十分慎重。且推荐的计分标准不能代替精神科诊断。

（2）汉密尔顿抑郁量表（HAMD）：HAMD 是目前使用最广泛的抑郁量表。HAMD 属于他评量表，其原始量表包括 21 条题目，只按前 17 条题目计算总分。目前有 17 项、21 项及 24 项三种版本。HAMD 的大部分项目采用 5 级评分（0 ~ 4），少数项目采用 0 ~ 2 分的 3 级评分法。像 HAMD 这样的观察量表较自评量表，最突出的优点是能够测量像迟滞这样的症状，另一个明显的优点是文盲和症状严重的患者也可以用此量表评定。

HAMD 具有很好的信度和效度，它能较敏感地反映抑郁症状的变化，并被认为是治疗学研究的最佳评定工具之一，其总分能较好地反映抑郁症的严重程度，病情越轻总分越低。使用不同项目量表的严重程度标准不同。如针对 17 项 HAMD 而言，其严重程度的划界是：24 分以上为严重抑郁，17 分为中度抑郁，7 分以下为无抑郁症状。

（3）Montgomery - Asberg 抑郁量表（MADRS）：此量表为 Montgomery 和 Asberg 发展而成，共 10 个项目，取 0 ~ 6 的 7 级记分法。主要用于评定抗抑郁治疗的疗效，许多精神药理学研究均采用这一量表。这一量表应由有经验的专科工作者任评定员。除其中第一项为观察项外，其余均为自我报告评定。

抑郁症的评定量表是临床诊断与评估过程中有用的工具，使用各种量表要适当掌握各量表的优缺点，取长补短。以上介绍的几种量表中，HAMD 最为流行，其他几个量表各有侧重点。应该注意，在使用这些量表时，必须结合病史、精神检查，并与诊断标准和定式检查相配合，才能发挥其应有的作用。

2. 双相障碍　Bech - Rafaelsen 躁狂量表（Bech - Rafaelsen mania scale，BRMS）和 Young 躁狂量表（Yound mania rating scale，YMRS）可以作为评估躁狂发作症状及其程度的工具，如定期随访测定可作病情变化的监测指标及反映疗效的指标。

两个量表有许多相似之处：评定采用会谈与观察相结合的方式，由经过量表训练的精神科医师进行临床精神检查后，综合家属或病房工作人员提供的资料进行评定。一次评定约需 20min。评定的时间范围一般规定为最近 1 周。BRMS 有 11 个条目，分 0 ~ 4 分 5 级：0- 无该项症状或与患者正常时的水平相仿；1- 症状轻微；2- 中度；3- 较重；4- 严重。每个条目都有工作用评分标准。结果主要看总分，能反映治疗效果的变化。YMRS 共有 11 个条目，4 个条目是 0 ~ 8 分 9 级，剩余的 7 个条目是 0 ~ 4 分 5 级评分。

国内 BRMS 的使用历史较长些，判断标准为 0 ~ 5 分无明显躁狂症状，6 ~ 10 分有肯定躁狂症状，22 分以上有严重躁狂症状。YMRS 目前尚无中国常模，国外常以 20 分作为有无躁狂的分界值。双相抑郁症状评估的评定量表可使用 HAMD 或 MADRS，此处不再详述。

四、病程特征和预后

抑郁症大多数为急性或亚急性起病，好发于秋冬季。单相抑郁发病年龄较双相障碍晚，一般以 30 ~ 40 岁居多，但应该指出的是，几乎每个年龄段都有罹患抑郁症的可能；每次发作持续时间比躁狂发作长，但也有短至几天的，长者可以超过 10 年，平均病程为 6 ~ 8 个月。病程的长短与年龄、病情严重程度以及发病次数有关。一般认为发作次数越多，病情越严重，伴有精神病性症状；年龄越大，病程持续时间就越长，缓解期也相应缩短。

随访研究显示，大多数经治疗恢复的抑郁症患者，仍有 30% 一年内复发。有过 1 次抑郁发作的患者，其中 50% 会再发；有过 2 次抑郁发作的患者，今后再次发作的可能性为 70%；有 3 次抑郁发作的患者，几乎 100% 会复发。有关影响复发的因素主要有：①维持治疗的抗抑郁药剂量及时间不足；②生活事件和应激；③社会适应不良；④慢性躯体疾病；⑤缺乏社会和家庭的支持；⑥阳性心境障碍家族史。随访研究还发现，单相抑郁症的预后较双相抑郁好。

双相障碍也多为急性或亚急性起病，好发于春末夏初。起病年龄较早，平均发病年龄一般不到 30 岁。若首次发作为躁狂相，发病年龄更早，在 20 岁左右。当然也有的发病更早，在 5 ~ 6 岁发病，也有的发病较晚，在 50 岁以后，但几乎 90% 以上的病例起于 50 岁以前。躁狂发作和混合发作的自然病程是数周到数月，平均 3 个月左右，有的只持续数天，个别可达 10 年以上。部分患者的病程可呈自限性，轻度发作即便不加治疗也可能在一段时间后自发缓解。躁狂和抑郁的发作没有固定的顺序，可连续多次躁狂发作后有一次抑郁发作。也可能反过来，或躁狂和抑郁交替发作，但很少有混合发作发展成躁狂发作的情况。发作间歇期症状可完全缓解，也有 20% ~ 30% 的双相 I 型和 15% 的双相 II 型患者持续存在情绪不稳。间歇期的长短不一，可从数月到数年。随着年龄增长和发作次数的增加，正常间歇期有逐渐缩短的趋势。有认为反复发作的躁狂症，每次发作持续时间几乎相仿，多次发作后可成慢性。快速循环发作是一种特殊的病程形式，其快速程度一般是指 1 年内有 4 次（或 2 个循环）以上的躁狂和抑郁发作。极快速循环者甚至可以 48h 为一个循环，两相间常无明显的间歇期，常被看作是双相障碍中的恶性病程形式，临床上中止其循环颇为棘手。快速循环可以是自发性病程，也可以是抗抑郁治疗特别是抗抑郁药促发躁狂或轻躁狂后转变而成。其中，以三环类最易诱发，安非他酮较少见。有资料显示，舒必利、阿普唑仑等也可能诱发快速循环。

虽然双相障碍有自限性，但如果不加治疗或治疗不当，复发几乎是不可避免的。未经治疗的患者中，50% 能够在首次发作后的第一年内自发缓解，其余的在以后的时间里缓解的不足 1/3，终身复发率达 90% 以上，约 15% 的患者自杀死亡，10% 转为慢性状态。在应用锂盐治疗双相障碍以前，患者一生平均有 9 次发作，长期的反复发作可导致人格改变和社会功能受损。过去一般认为几乎所有躁狂症患者都能恢复，现代治疗最终能使 50% 的患者完全恢复，但仍有少数患者残留轻度情感症状，社会功能也未完全恢复至病前水平。有人认为在一生中只发作一次的病例仅占 5%，但也有人认为可高达 50%。在最初的 3 次发作，每次发作间歇期会越来越短，以后发作的间歇期持续时间不再改变。对于每次发作而言，显著和完全缓解率约为 70%。

心境障碍的预后一般较好，对于抑郁发作而言，反复发作、慢性、老年、有心境障碍家族史、病前为适应不良人格、有慢性躯体疾病、缺乏社会支持系统、未经治疗和治疗不充分者，预后往往较差。双相障碍患者若病前职业状况不良、有酒依赖史、有精神病性症状、有抑郁症状、发作间歇期有抑郁特征和男性则预后不良；躁狂发作期短暂、晚年发病、无自杀观念以及没有共病情况者预后较好。

第四节　诊断和鉴别诊断

心境障碍的诊断主要应根据病史、临床症状、病程及体格检查和实验室检查，典型病例诊断一般不困难。目前国际上通用的诊断标准有 ICD - 10 和 DSM - IV。但任何一种诊断标准都难免有其局限性，而密切地临床观察，把握疾病横断面的主要症状及纵向病程的特点，进行科学的分析是临床诊断的可靠基础。

一、诊断要点

心境障碍的诊断主要根据病史、临床症状、病程特点、体格检查和实验室检查，比照相关的精神疾病诊断分类标准而确定。密切的临床观察，把握疾病横断面的主要症状或症状群及纵向病程特点，进行科学分析是临床诊断的可靠基础。

1. 临床特征　躁狂症和抑郁症分别是以显著而持久的心境高涨或低落为主要表现。躁狂发作时，在心境高涨的背景上，伴有思维奔逸及意志活动的增多；抑郁发作时，在心境低落的背景上，伴有思维迟缓和意志活动减少。大多数患者的思维和行为异常与高涨或低落的心境相协调。心境障碍临床特征识别的难点在于：①可伴有躯体症状。躁狂发作时常伴有食欲增加、性欲亢进、睡眠需要较少；抑郁发作时，躯体症状更为多见，不适体诉可涉及各系统器官，其中早醒、食欲减退、体重下降、性欲减退及抑郁心境晨重夜轻等生物学特征有助于诊断。②可伴有精神病性症状。既往在精神科临床实践中，心境障碍的诊断率不足往往与临床医生过分重视、并放大精神病性症状在疾病诊断中的重要性，导致进入只要存在精神病性症状就确立为精神分裂症这一误区。临床医生如能全面分析各种症状产生的基础、相互关系、主次序列等，将有助于确诊。③焦虑症状。超过50%的抑郁症患者伴有焦虑症状，而这些焦虑症状通常会掩盖抑郁症状，也往往是促使患者就医的主要原因，应仔细鉴别其中的主次关系。

2. 病程特点　大多数是发作性病程，在发作间歇期精神状态可恢复到病前水平。既往有类似的发作，或病程中出现躁狂与抑郁的交替发作，对诊断均有帮助。难点在于：①抑郁发作的病程。典型的抑郁发作呈发作－缓解病程，但部分难治性抑郁症患者以及慢性抑郁发作患者可能表现为迁延性病程，应注意在慢性病程中的波动性和潜在的发作－缓解特点。②双相障碍的病程。双相Ⅱ型患者其躁狂发作不明显，一般只达到轻躁狂发作（hypomania，HM）的程度，这种发作以症状轻、病期短、不影响其社会功能为特点，因此极易被患者、家属或医生所忽视。在DSM－Ⅳ中将双相Ⅱ型的轻躁狂发作时间定义为不短于4d，但Akiskal认为HM病期可仅为2d，Wick和Angst研究发现多数为1～3d，而这样短暂的病期很难被临床医生观察到。

3. 其他因素　家族中特别是一级亲属有较高的同类疾病阳性家族史，躯体和神经系统检查以及实验室检查一般无阳性发现，心理学测试、精神生化、神经电生理和脑影像学等辅助检查结果可供参考。

一、诊断标准

（一）抑郁发作

在ICD－10中，抑郁发作是指首次发作的抑郁症和复发的抑郁症，不包括双相抑郁。患者通常具有心境低落、兴趣和愉快感丧失、精力不济或疲劳感等典型症状。其他常见症状有：①集中注意和注意的能力降低；②自我评价降低；③自罪观念和无价值感（即使在轻度发作中也有）；④认为前途暗淡悲观；⑤自伤或自杀的观念或行为；⑥睡眠障碍；⑦食欲下降。病程持续至少2周。

根据抑郁发作的严重程度，将其分为轻度、中度和重度3种类型。

1. 轻度抑郁　是指具有至少2条典型症状，再加上至少2条其他症状，且患者的日常工作和社交活动有一定困难，患者的社会功能受到影响。

2. 中度抑郁　是指具有至少2条典型症状，再加上至少3条（最好4条）其他症状，且患者工作、社交或家务活动有相当困难。

3. 重度抑郁　是指3条典型症状都应存在，并加上至少4条其他症状，其中某些症状应达到严重的程度；症状极为严重或起病非常急骤时，依据不足2周的病程作出诊断也是合理的。除了在极有限的范围内，几乎不可能继续进行社交、工作或家务活动。作出诊断前，应明确排除器质性精神障碍，或精神活性物质和非成瘾物质所致的继发性抑郁障碍。

（二）躁狂发作

ICD－10对轻躁狂发作和躁狂发作分别进行了描述。

1. 轻躁狂　心境高涨或易激惹，对于个体来讲已达到肯定异常程度，且至少持续4d必须具备以下3条，且对个人日常的工作及生活有一定的影响：①活动增加或坐卧不宁；②语量增多；③注意集中困难或随境转移；④睡眠需要减少；⑤性功能增强；⑥轻度挥霍或行为轻率、不负责任；⑦社交活动增多或过分亲昵。

2. 躁狂发作　心境明显高涨，易激惹，与个体所处环境不协调。至少具有以下3条（若仅为易激惹，需4条）：①活动增加，丧失社会约束力以至行为出格；②言语增多；③意念飘忽或思维奔逸（语速增快、言语迫促）的主观体验；④注意力不集中或随境转移；⑤自我评价过高或夸大；⑥睡眠需要减少；⑦鲁莽行为（如挥霍、不负责任或不计后果的行为等）；⑧性欲亢进。严重者可出现幻觉、妄想等精神病性症状。

严重损害社会功能，或给别人造成危险或不良后果。病程至少已持续1周。排除器质性精神障碍或精神活性物质和非成瘾物质所致的类躁狂发作。

（三）环性心境

环性心境障碍是指反复出现轻度心境高涨或低落，但不符合躁狂或抑郁发作症状标准。心境不稳定至少2年，其间有轻度躁狂或轻度抑郁的周期，可伴有或不伴有心境正常间歇期，社会功能受损较轻。需排除：①心境变化并非躯体疾病或精神活性物质的直接后果，也非精神分裂症及其他精神病性障碍的附加症状；②排除躁狂或抑郁发作，一旦符合相应标准即诊断为其他类型心境障碍。

（四）恶劣心境

恶劣心境是慢性的心境低落，无论从严重程度还是一次发作的持续时间，目前均不符合轻度或中度复发性抑郁标准，同时无躁狂症状。至少2年内抑郁心境持续存在或反复出现，其间的正常心境很少持续几周。社会功能受损较轻，自知力完整或较完整。排除：①心境变化并非躯体疾病（如甲状腺功能亢进症），或精神活性物质导致的直接后果，也非精神分裂症及其他精神病性障碍的附加症状；②排除各型抑郁（包括慢性抑郁或环性心境障碍），一旦符合相应的其他类型心境障碍标准，则作出相应的其他类型诊断。

三、鉴别诊断

（一）继发性心境障碍

脑器质性疾病、躯体疾病、某些药物和精神活性物质等均可引起继发性心境障碍，与原发性心境障碍的鉴别要点：①前者有明确的器质性疾病、有服用某种药物或使用精神活性物质史，体格检查有阳性体征，实验室及其他辅助检查有相应指标的改变。②前者可出现意识障碍、遗忘综合征及智能障碍，后者除谵妄性躁狂发作外，一般无意识障碍、记忆障碍及智能障碍。③器质性和药源性心境障碍的症状随原发疾病的病情消长而波动，原发疾病好转，或在有关药物停用后，情感症状相应好转或消失。④前者既往无心境障碍的发作史，而后者可有类似的发作史。

（二）精神分裂症

精神分裂症的早期常可出现精神运动性兴奋，或出现抑郁症状，或在精神分裂症恢复期出现抑郁，类似于躁狂或抑郁发作。其鉴别要点为：①精神分裂症出现的精神运动性兴奋或抑郁症状，其情感症状并非是原发症状，而是以思维障碍和情感淡漠为原发症状；心境障碍则以情感高涨或低落为原发症状。②精神分裂症患者的思维、情感和意志行为等精神活动是不协调的，常表现言语零乱、思维不连贯、情感不协调，行为怪异；急性躁狂发作可表现为易激惹，亦可出现不协调的精神运动性兴奋，若患者过去有类似的发作而缓解良好，或用心境稳定剂治疗有效，应考虑诊断为躁狂发作。③精神分裂症的病程多数为发作进展或持续进展，缓解期常残留精神症状或人格的缺损；而心境障碍是间歇发作性病程，间歇期基本正常。④病前性格、家族遗传史、预后和药物治疗的反应等均有助于鉴别。

（三）创伤后应激障碍

创伤后应激障碍常伴有抑郁，与抑郁症的鉴别要点是：①前者常在严重的、灾难性的、对生命有威胁的创伤性事件如强奸、地震、被虐待后出现，以焦虑、痛苦、易激惹为主的情感改变，情绪波动性大，无晨重夕轻的节律改变；后者可有促发的生活事件，临床上以情感抑郁为主要表现，且有晨重夕轻的节律改变。②前者精神运动性迟缓不明显，睡眠障碍多为入睡困难，有与创伤有关的噩梦、梦魇，特别是从睡梦中醒来尖叫；而抑郁症有明显的精神运动性迟缓，睡眠障碍多为早醒。③前者常出现重新体验到创伤事件，有反复的闯入性回忆，易惊。

（四）抑郁症与恶劣心境

国内外随访研究表明两者之间无本质的区别，同一患者在不同的发作中可一次表现为典型的抑郁发作，而另一次可为恶劣心境，只是症状的严重程度不同或病期的差异。但有人认为两者之间仍有区别，主要鉴别点：①前者以内因为主，家族遗传史较明显，血清 DST、T_3 和 T_4 有改变；后者发病以心因为主，家族遗传史不明显，血清 DST、T_3 和 T_4 改变不明显。②前者临床上精神运动性迟缓症状明显，有明显的生物学特征性症状，如食欲减退、体重下降、性欲降低、早醒及晨重夜轻的节律改变；后者均不明显。③前者可伴有精神病性症状，后者无。④前者多为自限性病程，后者病期冗长，至少持续 2 年，且间歇期短。⑤前者病前可为循环性格或不一定，后者为多愁善感，郁郁寡欢，较内向。心境恶劣（dysthymia）与以往"抑郁性神经症"（depressive neurosis）或"神经症性抑郁"（neurotic depression）的概念有许多共同之处，其特征是抑郁情绪较轻，但持续时间长达 2 年以上，期间无长时间的完全缓解，如有缓解，一般不超过 2 个月。

（五）躁狂症、抑郁症与环性心境障碍

主要区别在于后者心境障碍的严重程度较轻，均未达到躁狂或抑郁发作的诊断标准，且不出现精神病性症状。

四、诊断难点与误诊分析

1. 双相障碍的误诊　误诊是双相障碍临床实践中常见、且影响深远的一个问题，其中最常见的是将双相抑郁误诊为单相抑郁，这种误诊给患者带来的危害巨大，因单用抗抑郁药可增加患者出现轻躁狂、躁狂和快速循环发作的风险。误诊的原因包括：①首次发作为抑郁发作的患者易被误诊，在临床上双相障碍患者以抑郁发作起病者 10 倍于以躁狂发作起病者。② DSM－Ⅳ中对轻躁狂的诊断过于严格，需要患者满足症状标准，并且至少持续 4d；但轻躁狂的持续时间一般是 1～3d。③许多患者在就诊时不能回忆轻躁狂发作，或将曾经出现过的轻躁狂发作视为正常行为的范畴，甚至当作渴望出现的状态。④部分医生未能及时识别患者的轻躁狂或躁狂发作。⑤不典型的抑郁症状在双相抑郁中更常见。另外，因对于心境障碍相关症状的错误理解，导致误诊为其他精神疾病也很普遍，例如，情感低落被误判为情感淡漠，思维奔逸被误判为思维松散，幻觉、妄想等精神病性症状也可被认为是精神分裂症的证据。双相障碍常与焦虑障碍共存，当焦虑症状严重时，可掩盖双相障碍证据，而焦虑却通常是躁狂状态的一个固有症状，儿童期出现的双相障碍通常伴有注意缺陷多动障碍和品行障碍。由于儿童青少年期双相障碍的症状表现不典型，因此做出正确诊断有一定难度，另外双相障碍患者共患精神活性物质相关障碍的比例很高，也使部分患者误诊或漏诊。

2. 减少误诊的途径　临床医生应全面系统地了解患者的病史，力图掌握其临床特征，通过询问在抑郁发作之前或之后是否有过显著的轻躁狂症状，来提高双相障碍诊断的准确性；是否在不同时期出现过心境不稳定性，也有助于发现潜在的双相障碍，还要追溯患者的家族史和患者的病前人格特征，对患者的临床资料进行纵向系统分析，这对正确诊断往往会起到重要作用。为减少误诊可供参考下列情况：①首次发作越年轻，双相障碍的可能性越大；②抑郁发作频率越多，双相障碍的可能性也越大；③双相障碍的症状学特点也有助于鉴别，双相障碍与重性抑郁障碍的临床特点相比有精神运动迟滞和睡眠多，焦虑激越、躯体主诉和体重减轻少；④双相障碍患者发病时间一般较早（20 岁左右）；⑤有心境障碍家族史，尤其是双相障碍家族史者，双相障碍的可能性也较大。

第五节　治疗

一、抑郁症的治疗

（一）治疗目标

抑郁症的治疗要达到 3 个目标：①提高临床治愈率和显效率，最大限度减少病残率和自杀率，关键在于彻底消除临床症状；②提高生存质量，恢复社会功能；③预防复发。抑郁为高复发性疾病（>50%）。

据报道，环境、行为和应激可以改变基因表达。抑郁复发可影响大脑生化过程，增加对环境应激的敏感性和复发的风险。药物虽非病因治疗，却可通过减少发作和降低基因激活的生化改变而减少复发，尤其是对既往有发作史、家族史、女性产后、慢性躯体疾病及生活负担重、精神压力大、缺乏社会支持和物质依赖的高危人群。

（二）治疗原则

抗抑郁药是当前治疗各种抑郁障碍的主要药物，能有效解除抑郁心境及伴随的焦虑、紧张和躯体症状，有效率 60% ~ 80%。

抗抑郁药的治疗原则是：①全面考虑患者症状特点、年龄、躯体状况、药物的耐受性、有无并发症，因人而异的个体化合理用药。②剂量逐步递增，尽可能采用最小有效量，使不良反应减至最少，以提高服药依从性。③小剂量疗效不佳时，根据不良反应和耐受情况，增至足量（有效药物上限）和足够长的疗程（>4 ~ 6 周）。④如仍无效，可考虑换药，换用同类另一种药物或作用机制不同的另一类药。应注意氟西汀须停药 5 周才能换用单胺氧化酶抑制药（MAOIs），其他选择性 5-羟色胺再摄取抑制药（SSRIs）需 2 周；MAOIs 停用 2 周后才能换用 SSRIs。⑤尽可能单一用药，足量、足疗程治疗。当换药治疗无效时，可考虑两种作用机制不同的抗抑郁药联合使用。一般不主张联用两种以上的抗抑郁药。⑥治疗前向患者及家人阐明药物性质、作用和可能发生的不良反应及对策，争取他们的主动配合，能遵医嘱按时按量服药。⑦治疗期间密切观察病情变化和不良反应，并及时处理。⑧根据心理 - 社会 - 生物医学模式，心理应激因素在本病发生发展中起重要作用，因此，在药物治疗基础上辅以心理治疗，可望取得更佳效果。⑨积极治疗与抑郁共病的其他躯体疾病、物质依赖、焦虑障碍等。

目前，一般推荐 SSRIs、5- 羟色胺和去甲肾上腺素再摄取抑制药（serotonin and noradrenaline re - up-take inhibitors，SNRIs）、去甲肾上腺素和特异性 5- 羟色胺能抗抑郁药（noradrenergic and specific sero-tonergic antidepressant，NaSSA）作为一线药物选用。我国目前临床用药情况调查表明，三环类抗抑郁药物（tricyclic antidepressants，TCAs）如阿米替林、氯米帕明等在不少地区作为治疗抑郁症首选药物。总之，因人而异，合理用药。

（三）治疗策略

抑郁症为高复发性疾病，目前倡导全病程治疗策略。抑郁症的全程治疗分为：急性期治疗、巩固期治疗和维持期治疗。首次发作的抑郁症，50% ~ 85% 会有第 2 次发作，因此常需维持治疗以防止复发。

1. 急性期治疗　控制症状，尽量达到临床痊愈（通常以 HAMD - 17 总分 ≤ 7，或 MADRS 总分 ≤ 12 作为评判标准）。治疗严重抑郁症时，一般药物治疗 2 ~ 4 周开始起效。如果患者用药治疗 6 ~ 8 周无效（现今认为急性期治疗时限应尽量延长，因为相关大型的临床研究，如 STAR*D 所报道的结果显示，随着治疗时间的延长，患者获得临床痊愈的比例会进一步上升），改用同类的另一种药物或作用机制不同的另一类药物可能有效。

2. 巩固期治疗　目的是防止症状复燃。巩固治疗至少 4 ~ 6 个月，在此期间患者病情不稳，复燃风险较大。

3. 维持期治疗　目的是防止症状复发。维持治疗结束后，病情稳定，可缓慢减药直至终止治疗，但应密切监测复发的早期征象，一旦发现有复发的早期征象，迅速恢复原有治疗。有关维持治疗的时间意见不一。多数意见认为首次抑郁发作维持治疗为 3 ~ 4 个月；有 2 次以上的复发，特别是起病于青少年、伴有精神病性症状、病情严重、自杀风险大、并有家族遗传史的患者，维持治疗至少 2 ~ 3 年；多次复发者主张长期维持治疗。有资料表明以急性期治疗剂量作为维持治疗的剂量，能更有效防止复发。新型抗抑郁药不良反应少，耐受性好，服用简便，为维持治疗提供了方便。如需终止维持治疗，应缓慢（数周）减量，以便观察有无复发迹象，亦可减少撤药综合征。

虽然抗抑郁药的维持用药在一定程度上预防抑郁症的复发，但不能防止转向躁狂发作，甚至可能促使躁狂的发作。有研究表明，抑郁症中有 20% ~ 50% 的患者会发展为双相抑郁。双相障碍抑郁患者应采用心境稳定剂维持治疗，预防复发。

（四）常用的抗抑郁药

1. 三环类及四环类抗抑郁药物　米帕明（丙咪嗪）、氯米帕明（氯丙咪嗪）、阿米替林及多塞平（多虑平）是常用的三环类抗抑郁药物（TCAs），主要用于治疗抑郁发作，总有效率约为 70%。对环性心境障碍和恶劣心境障碍疗效较差。有效治疗剂量为 150 ~ 300mg/d，分 2 次口服，也可以每晚睡前一次服用。

三环类抗抑郁药物的不良反应较多，均有抗胆碱能、心血管和镇静等不良反应，常见的有口干、便秘、视物模糊、排尿困难、心动过速、直立性低血压、心律改变和嗜睡等。老年和体弱的患者用药剂量要减小，必要时应注意监护。原有心血管疾病的患者不宜使用。

马普替林为四环抗抑郁药（tetracyclics anti - depressants），其抗抑郁作用与米帕明相同。有效治疗剂量为 150 ~ 250mg/d，不良反应较少，主要有口干、嗜睡、视物模糊、皮疹、体重增加等，偶可引起癫痫发作。

2. 单胺氧化酶抑制药　单胺氧化酶抑制药（MAOIs）主要有异丙肼、苯乙肼等药，过去曾用来治疗非典型抑郁症，由于会引起对肝实质损害的严重不良反应，目前已极少使用。与富含酪胺的食物如奶酪、酵母、鸡肝、酒类等合用时可发生高血压危象，一般不应与三环类抗抑郁药物合用。

新型的 MAOIs 吗氯贝胺（moclobemide）是一种可逆性、选择性单胺氧化酶 A 抑制药，它克服了非选择性、非可逆性 MAOI 的高血压危象、肝脏毒性及直立性低血压等不良反应的缺点，抗抑郁作用与米帕明相当。有效治疗剂量为 300 ~ 600mg/d，主要不良反应有恶心、口干、便秘、视物模糊及震颤。

3. 选择性 5- 羟色胺再摄取抑制药（SSRIs）　目前临床常用的有氟西汀、帕罗西汀、舍曲林、氟伏沙明、西酞普兰。临床的随机双盲研究表明，上述 5 种 SSRIs 对抑郁症的疗效优于安慰剂，与米帕明或阿米替林的疗效相当，而不良反应显著少于三环类抗抑郁药，患者耐受性好，使用方便和安全。有效治疗剂量氟西汀 20mg/d、帕罗西汀 20mg/d、舍曲林 50 ~ 100mg/d、氟伏沙明 100mg/d、西酞普兰 20 ~ 40mg/d。少数疗效欠佳者剂量可加倍或更大。但见效较慢，需 2 ~ 4 周。常见的不良反应有恶心、呕吐、厌食、便秘、腹泻、口干、震颤、失眠、焦虑及性功能障碍。偶尔出现皮疹。少数患者能诱发轻躁狂。不能与 MAOIs 合用。

4. 5 - 羟色胺和去甲肾上腺素再摄取抑制剂（SNRIs）　SNRIs 的主要品种有文拉法辛和度洛西汀。文拉法辛常用治疗剂量为 75 ~ 300mg/d，有普通制剂和缓释剂两种，普通制剂分 2 ~ 3 次服用，缓释剂 1/d。常见不良反应为恶心、盗汗、嗜睡、失眠及头晕等。个别患者可出现肝脏转氨酶及血清胆固醇升高，日剂量大于 200mg 时，可使血压轻度升高。不能与 MAOI 合用。度洛西汀常用治疗剂量为 60mg/d。

5. 去甲肾上腺素和特异性 5- 羟色胺能抗抑郁药（NaSSA）米氮平是 NaSSA 对代表性药物。研究表明，其抗抑郁作用与阿米替林相当。常用治疗剂量 15 ~ 45mg/d，分 1 ~ 2 次服用。常见不良反应有嗜睡、口干、食欲增加及体重增加。心悸、低血压、皮疹少见。粒细胞减少及血小板减少偶见。

6. 其他抗抑郁药

（1）曲唑酮：是一种 5- HT 受体拮抗药。临床试用结果表明对抑郁症的疗效与三环类抗抑郁药相当。常用治疗剂量为 200 ~ 500mg/d，分 2 ~ 3 次服用。不良反应为口干、便秘、静坐不能、嗜睡、直立性低血压、阴茎异常勃起等。

（2）噻奈普汀：是一种 5- HT 受体激动药。其疗效与丙咪嗪相当，常用剂量 37.5mg/d，分 2 ~ 3 次服用。常见不良反应有口干、便秘、头晕、恶心等，有肾功能损害者及老年人应适当减少剂量。

（五）电抽搐治疗

有严重消极自杀企图的患者及使用抗抑郁药治疗无效的抑郁症患者可采用电抽搐治疗。且见效快，疗效好。6 ~ 10 次为 1 个疗程。电抽搐治疗后仍需用药物维持治疗。

（六）心理治疗

对有明显心理社会因素作用的抑郁症患者，在药物治疗的同时常需合并心理治疗。支持性心理治疗，通过倾听、解释、指导、鼓励和安慰等帮助患者正确认识和对待自身疾病，主动配合治疗。认知治疗、行为治疗、人际心理治疗、婚姻及家庭治疗等一系列的心理治疗技术，可帮助患者识别和改变认知曲解，矫正患者适应不良性行为，改善患者人际交往能力和心理适应功能，提高患者的家庭和婚姻生活的满意度，从而能减轻或缓解患者的抑郁症状，调动患者的积极性，纠正其不良人格，提高患者解决问题的能力和应对处理应激的能力，节省患者的医疗费用，促进其康复，预防复发。

二、双相障碍的治疗

（一）治疗原则

1. 综合治疗原则　应采取精神药物治疗、物理治疗、心理治疗（包括家庭治疗）和危机干预等措施治疗，其目的在于提高疗效、改善依从性、预防复发和自杀、改善社会功能及更好提高患者生活质量。

2. 个体化治疗原则　个体对精神药物治疗的反应存在很大差异，制定治疗方案时需要考虑患者性别、年龄、主要症状、躯体情况、是否合并使用药物、首发或复发、既往治疗史等多方面因素，选择合适的药物，从较低剂量开始，其后根据患者反应而定。治疗过程中需要密切观察治疗反应、不良反应以及可能出现的药物相互作用等，并及时调整，提高患者的耐受性和依从性。

3. 长期治疗原则　由于双相障碍几乎终身以循环方式反复发作，其发作的频率较抑郁障碍高，尤以快速循环型患者为甚。因此，双相障碍常是慢性过程障碍，应坚持长期治疗原则以阻断反复发作。近年来临床上常出现因对双相抑郁认识不足而引起误诊和漏诊，导致了不正确的治疗，促使患者转为躁狂，诱发或加重快速循环发作，使发作频度增加、正常间歇期缩短。Ghaemi 等发现 37% 的双相抑郁患者被误诊为单相抑郁，因而早期诊断及合理的治疗策略非常重要。

（1）急性期治疗：目的是控制症状、缩短病程。注意治疗应充分，并达到完全缓解，以免症状复燃或恶化。如非难治性病例，一般情况下 6 ~ 8 周可达到此目的。

（2）巩固期治疗：目的是防止症状复燃、促使社会功能的恢复。药物（如心境稳定剂）剂量应与急性期相同。一般抑郁发作的巩固治疗时间为 4 ~ 6 个月，躁狂或混合性发作为 2 ~ 3 个月。如无复燃，即可转入维持期治疗。此期间应配合心理治疗，以防止患者自行减药或停药。

（3）维持期治疗：目的在于防止复发，维持良好社会功能，提高患者生活质量。对已确诊的双相障碍患者，可在第二次发作（不论是躁狂还是抑郁）缓解后即应给予维持治疗。在维持期治疗中，在密切观察下可适当调整巩固期的治疗措施进行，如逐渐减少或停用联合治疗中的非心境稳定剂。使用接近治疗剂量心境稳定剂者预防复发效果比低于治疗剂量者好。以锂盐为例，一般血锂浓度应在 0.6 ~ 0.8mmol/L。维持治疗的时间因人而异。如有 2 次以上的发作者，其维持治疗的时间至少 2 ~ 3 年，并逐渐停药，以避免复发。在停药期间如有复发迹象应及时恢复原治疗方案，缓解后应给予更长维持治疗期。此期间应去除可能存在的社会心理不良因素及施以心理治疗（包括家庭治疗），以便提高抗复发效果。

总之，坚持全程治疗是目前防止双相障碍反复发作的必要选择。国际上公认的心境障碍药物治疗疗程分为三期，当然临床实践中应注意个体化治疗方案。急性期治疗目的是控制症状和缩短病程，巩固期治疗目的是防止复燃和恢复社会功能，维持期治疗目的是防止复发、维持社会功能和改善生活质量。

应教育患者和家属了解复发的早期表现，以便他们自行监控，及时复诊。导致复发的诱因可能是：躯体情况，明显的社会心理因素，服药依从性不良或药物剂量不足。因此，在维持治疗期间应密切监测血药浓度并定期随访。如病情复发，则应及时调整原维持治疗药物的种类和剂量，尽快控制发作。

（二）双相躁狂发作治疗

躁狂发作主要使用心境稳定剂及抗精神病药物治疗。研究发现锂盐、丙戊酸盐、卡马西平、奥氮平、利培酮、喹硫平、齐拉西酮、阿立哌唑或传统抗精神药物单一用药能有效治疗急性躁狂发作（有效率接近 50%），但仅不到 1/4 的患者获得临床治愈。因此，临床上通常采用药物联合治疗以增加疗效和提高临床治愈率，事实上不少研究证实，第二代抗精神病药物联合锂盐或丙戊酸盐治疗较单一药物治疗有着更好的急性期疗效。

1. 心境稳定剂

（1）锂盐（lithiurn）：临床上常用碳酸锂，是治疗躁狂发作的首选药，它既可用于躁狂的急性发作，也可用于缓解期的维持治疗，有效率约 80%。急性躁狂发作时碳酸锂的剂量为 600 ～ 2 000mg/d，维持治疗剂量为 500 ～ 1 500mg/d。老年及体弱者剂量适当减少，一般起效时间为 7 ～ 10d。由于锂盐的治疗剂量与中毒剂量比较接近，在治疗中除密切观察病情变化和治疗反应外，应对血锂浓度进行监测，并根据病情、治疗反应和血锂浓度调整剂量。急性期治疗血锂浓度应维持在 0.8 ～ 1.2mmol/L，维持治疗时为 0.6 ～ 0.8mmol/L。

在急性躁狂发作时，锂盐起效前，为了控制患者的高度兴奋症状以防衰竭，可合并抗精神病药或电抽搐治疗。但有报道氟哌啶醇可能会增强锂盐的神经毒性作用如引起意识障碍等，故合并时两药的剂量均宜小，血锂浓度不宜超过 1.0mmol/L。在合并电抽搐治疗时，由于锂盐具有加强肌肉松弛药的作用，使呼吸恢复缓慢，故锂盐剂量宜小。

锂盐的不良反应主要有：恶心、呕吐、腹泻、多尿、多饮、手抖、乏力、心电图的改变等。锂盐中毒则可有意识障碍、共济失调、高热、昏迷、反射亢进、心律失常、血压下降、少尿或无尿等，必须立即停药，并及时抢救。

（2）抗惊厥药：主要有丙戊酸盐（sodium valproate，钠盐或镁盐）和卡马西平。许多研究显示丙戊酸对急性躁狂发作患者的疗效与锂盐相同，在用药第 5 天后开始起效。丙戊酸盐对混合发作、快速循环发作的疗效与单纯躁狂发作的疗效接近。丙戊酸盐的治疗剂量为 400 ～ 1 200mg/d，有效血药浓度为 45 ～ 110μg／mL。该药可与碳酸锂联用，但剂量应适当减小。丙戊酸盐常见不良反应为胃肠道症状、震颤、体重增加等。卡马西平适用于锂盐治疗无效、快速循环发作或混合发作的患者。该药也可与锂盐联用，但剂量应适当减小，治疗剂量为 600 ～ 1 200mg/d。常见不良反应有镇静、恶心、视物模糊、皮疹、再生障碍性贫血、肝功能异常等。

一些研究指出拉莫三嗪（lamotrigine）治疗双相 I 型躁狂发作的疗效与锂盐相当。由于拉莫三嗪与锂盐合用不影响肾脏对锂的廓清率，因此拉莫三嗪与锂盐合用治疗双相障碍值得推荐。需要指出的是：使用拉莫三嗪可见 Stevens – Johnson 综合征等不良反应，该综合征是一种过敏性的红斑病，病变可累及皮肤、黏膜、心肌等，具有潜在的、致命的危险性，其发生的危险性为 1‰。临床上需严格按照剂量逐渐递增的原则，以避免上述不良反应发生。

2. 抗精神病药　在所有抗精神病药物应用于急性躁狂发作的研究中，奥氮平获得最多的随机双盲、平行对照研究支持，结果表明奥氮平治疗躁狂及混合发作的疗效优于安慰剂，与锂盐、氟哌啶醇、丙戊酸钠疗效相当，而奥氮平联合锂盐或丙戊酸盐的疗效更佳。安慰剂对照试验证实奥氮平起始剂量 15mg/d 较 10mg/d 起效更快，甚至有研究提示起始剂量为 20 ～ 40mg/d 时患者兴奋躁动症状在 24h 内即明显改善。奥氮平的耐受性较好，但要注意过度镇静、直立性低血压、体重增加和糖脂代谢异常等问题。

其他抗精神病药物，如利培酮、喹硫平、齐拉西酮、阿立哌唑、氯丙嗪、氟哌啶醇等均能有效地控制躁狂发作的兴奋症状，治疗急性躁狂发作的疗效均优于安慰剂。齐拉西酮、阿立哌唑所致的高催乳素症、体重增加和糖脂代谢异常等不良反应很少见，也较少导致或加重抑郁症状。齐拉西酮常用治疗量为 80 ～ 160mg/d，且抗躁狂疗效与剂量相关，阿立哌唑常用治疗剂量为 30mg/d。而氯丙嗪等其他传统抗精神病药物的不良反应多见，并可能增加转为抑郁发作的风险，因此临床使用需谨慎。氯氮平虽对急性躁狂发作的疗效显著，但由于易发生严重不良事件（如粒细胞缺乏、抽搐发作等），氯氮平和碳酸锂合并治疗可用于难治性躁狂发作。抗精神病药物剂量视病情严重程度及药物不良反应而定。病情严重者可肌内注射氯丙嗪 50 ~ 100mg/d，或用氟哌啶醇 5 ~ 10mg，每日 2 ~ 3 次。病情较轻的患者宜口服抗精神病药物。第二代抗精神病药与锂盐合并使用，能有效控制躁狂发作，且起效较快。

（三）双相抑郁发作治疗

双相障碍的抑郁发作较为突出，多数患者明显抑郁的持续时间多于躁狂，而且双相抑郁的自杀风险非常高，并导致严重的社会功能损害。因此，双相抑郁发作的治疗目标是达到临床治愈。迄今，精神医学界所形成的共识是双相抑郁发作应将心境稳定剂作为基本治疗，其中锂盐和拉莫三嗪是一线药物，第二代（非典型）抗精神病药物也被广泛应用。仅在抑郁症状严重且心境稳定剂不能缓解时才考虑联用某些抗抑郁药，不过这种治疗方式会增加转躁或使循环周期加快的风险。

1. 心境稳定剂　随机对照研究证明，碳酸锂治疗双相抑郁有效，平均有效率 76%，而且不会导致转相或诱发快速循环发作。故双相抑郁的急性期治疗可单独使用心境稳定剂。最近两项锂盐合用抗抑郁药物治疗双相抑郁的研究发现，当血锂浓度超过 0.8mmol/L 时，加用帕罗西汀或米帕明的效果并不比加用安慰剂好；相反，当患者的血锂浓度 ≤ 0.8mmol/L 时，加用帕罗西汀的抗抑郁效果明显优于加用安慰剂。其结果给临床治疗的启示是：足量使用锂盐，或在治疗开始时尽快使血锂浓度达到 0.8mmol/L 以上，是确保有效的重要一步。有研究发现已接受一种心境稳定剂足量治疗但抑郁症状仍然未获缓解甚至恶化的患者，加用另一种心境稳定剂（锂盐或丙戊酸盐）与加用抗抑郁药物治疗同样有效，不过两种心境稳定剂联用时患者耐受性较差。目前尚缺乏有关丙戊酸盐治疗急性双相抑郁的随机对照研究报道。一些临床开放性研究提示丙戊酸盐治疗双相抑郁的总有效率约为 30%，与安慰剂相比无明显优势，特点是治疗过程中不会产生转相或诱发快速循环发作。

美国精神病学协会（APA）制定的《双相障碍实用治疗指南》修订版（2002 年）中推荐抗痉挛药物——拉莫三嗪作为治疗急性双相抑郁的一线用药。其临床依据来源于一项大样本的安慰剂对照随机研究，结果显示拉莫三嗪治疗双相 I 型抑郁疗效优于安慰剂，但转躁率无明显差异。另一项安慰剂平行对照研究选择双相 I 型、II 型患者为对象，结果未证实拉莫三嗪的疗效优于安慰剂，但进一步分析发现在双相 I 型患者中拉莫三嗪的疗效明显优于安慰剂。尽管这些研究均显示拉莫三嗪治疗急性双相抑郁有效，并能有效预防抑郁复发，但没有令人信服的证据表明拉莫三嗪有显著的抗躁狂效果，因此对于许多患者而言需要加用心境稳定剂。拉莫三嗪治疗急性双相抑郁的常用剂量为 200 ~ 400mg/d。起始剂量为 25mg/d，该药易出现皮疹，故加药速度应缓慢，严格按规定逐渐加大剂量。

2. 第二代抗精神病药物　临床研究证实，奥氮平能有效治疗急性双相抑郁发作并预防其短期内转躁。一项大样本（833 例双相 I 型抑郁患者）随机对照研究发现，奥氮平以及奥氮平联合氟西汀控制抑郁症状的疗效均优于安慰剂，1 周左右即起效；而从治疗后 4 周至治疗 8 周试验结束时的数据显示，奥氮平联合氟西汀的疗效更优于单用奥氮平。值得肯定的是无论单用或合用奥氮平，其转躁率（6% ~ 7%）与安慰剂比较无明显差异。

最近，APA 也推荐喹硫平作为双相抑郁发作的一线用药。一项以喹硫平 300mg/d 与 600mg/d 固定剂量、为期 8 周的治疗双相障碍随机双盲研究发现，无论采用 300mg/d 还是 600mg/d 治疗，与安慰剂治疗相比，患者 MADRS 量表治疗前后减分值有显著性差异；若以 MADRS 评分 ≤ 12 分作为临床治愈的标准，喹硫平 600mg/d 治疗 4 周时 49% 的患者达到临床治愈，而三组患者治疗过程中出现躁狂发作的概率相似（喹硫平 300mg/d：3.9%，喹硫平 600mg/d：2.2%，安慰剂：3.9%）。

3. 双相抑郁发作治疗中抗抑郁药物使用问题　治疗双相抑郁障碍时是否加用抗抑郁药物需要充分权衡利弊后慎重决定，因为这样虽然可以缓解抑郁症状，但也会促使患者的情感状态转向另一个极端。有报道称与抗抑郁药物相关的转躁率为 10% ~ 70%，因此目前有关心境障碍治疗指南均建议轻至中度的双相抑郁应避免使用抗抑郁药物，而单用心境稳定剂；对那些重度或持续的双相抑郁患者在使用抗抑郁药物后至症状缓解后则应尽快撤用抗抑郁药物。

需要指出的是，许多抗抑郁药物相关转躁率的估计以开放性研究为依据，没有通过设立对照组来减少疾病自然病程转躁所产生的偏倚。最近有关拉莫三嗪或奥氮平、帕罗西汀合用锂盐或锂盐合用丙戊酸钠治疗（治疗 6 ~ 8 周）双相抑郁的随机对照研究所报道的转躁率为 3% ~ 5%。而另有研究显示安非他酮、文拉法辛、舍曲林与心境稳定剂联合治疗 10 周的转躁率为 14%，不同药物间的转躁率并无明显差异。新型抗抑郁药物与心境稳定剂联用所致的转躁率相对较低。但由于循证依据尚不够充分，建议使用抗抑郁药物合并心境稳定剂治疗双相 I 型障碍抑郁发作时应持谨慎态度，尽可能避免使用抗抑郁药物，必要时可选择安非他酮、SSRIs、文拉法辛与心境稳定剂合用。

（四）电抽搐治疗和心理治疗

对那些躁狂发作严重、伴精神病性症状或紧张症症状的躁狂患者，电抽搐治疗（ECT；目前使用改良电抽搐治疗，MECT）是一种重要的治疗手段。研究发现 ECT 疗效优于锂盐以及锂盐合用氟哌啶醇，ECT 合并氯丙嗪治疗效果优于 ECT 或氯丙嗪单一治疗，另有研究提示基线时出现抑郁症状可以有效地预测患者对 ECT 的反应。针对急性躁狂发作的心理治疗主要是医患之间建立和维持治疗性同盟关系，改善患者自知力、监督治疗反应，并为患者及其家属提供有关双相障碍的基础理论知识和临床表现。当症状缓解后，此时心理治疗将着重于进一步的教育，提高患者及其家属对压力和睡眠卫生的认识，帮助他们识别复发的先兆，并评估他们对康复设施的需求。

几项治疗双相抑郁的随机对照研究结果表明，ECT 明显比 MAOIs、TCAs 或安慰剂有效。且严重抑郁、伴精神病性症状或紧张症状的抑郁尤其适用 ECT。目前很少有使用任何形式的心理治疗治疗急性双相抑郁的随机对照研究。个别报道认知行为治疗和改善人际关系治疗对双相抑郁有效，但都是样本量偏小的初步探讨，还没有关于心理治疗技术控制急性双相抑郁的结论性发现。

电抽搐治疗可单独应用或合并药物治疗，一般隔日一次，4 ~ 10 次为 1 个疗程。合并药物治疗的患者应适当减少药物剂量。电抽搐治疗后仍需用药物维持治疗。

（五）混合发作与快速循环发作的治疗

丙戊酸盐和卡马西平是混合性发作和快速循环发作的一线治疗药物。伴有精神病性症状的混合性发作可选用第二代（非典型）抗精神病药物，如奥氮平或利培酮，单用或与其他抗躁狂药物联合应用。

快速循环发作可为甲状腺功能减退、物质滥用、抗抑郁药物或抗精神病药物（特别是传统药物）不合理应用等因素所促发，在处理之前应澄清并予以纠正，应尽量避免使用抗抑郁药。一项治疗难治性快速循环双相 I 型、II 型双盲交叉研究发现拉莫三嗪改善抑郁的效果优于安慰剂。锂盐与拉莫三嗪联合治疗对快速循环发作也有效。严重病例或单剂治疗不佳时，可选择二种或三种药物联合治疗，如丙戊酸盐／卡马西平加用锂盐或奥氮平，在药物治疗基础上加 ECT 同样值得推荐。

（六）双相障碍的维持治疗

双相障碍属于复发性和终身性疾病，致残率非常高，因此预防复发是治疗关键。采取有效药物干预是长程治疗的核心，同时加强健康教育、及时识别和处理应激与复发先兆症状也是必要的。心理干预则是药物干预的有效补充。过去数十年间，双相障碍复发的预防并未引起国内外临床医生的足够重视，然而越来越多的基于随机对照研究显示出药物预防复发的有效性，但这些药物对预防躁狂或抑郁发作的有效程度存在差异，掌握这些信息对于实施个体化治疗非常重要。同时，须在药物维持治疗过程中进行必要的实验室指标检测。

三、心境障碍规范化治疗流程

1. 抑郁症规范化治疗流程 抑郁症目前主要以抗抑郁药物治疗，辅以心理治疗或 MECT 治疗。由于近年抗抑郁药的发展，不同药物的靶症状及药物间的相互作用问题，导致规范化的治疗流程制定极为必要，《中国抑郁障碍防治指南》对此作了建议（图 9-1）。

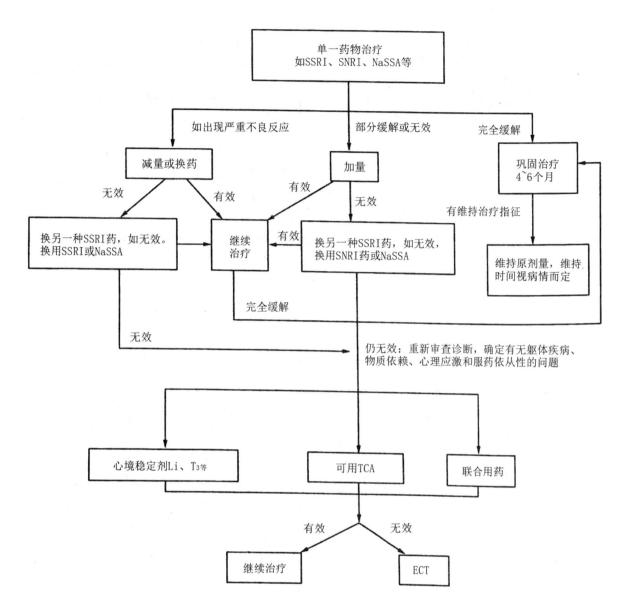

图9-1　抑郁症规范化治疗流程

* 伴有严重消极自杀言行或木僵的患者可立即行 ECT; 难治性抑郁症患者在抗抑郁药基础上合并 ECT

2. 双相躁狂／轻躁狂／混合性发作治疗规范化流程见图 9-2。

3. 双相抑郁发作规范化治疗流程见图 9-3。

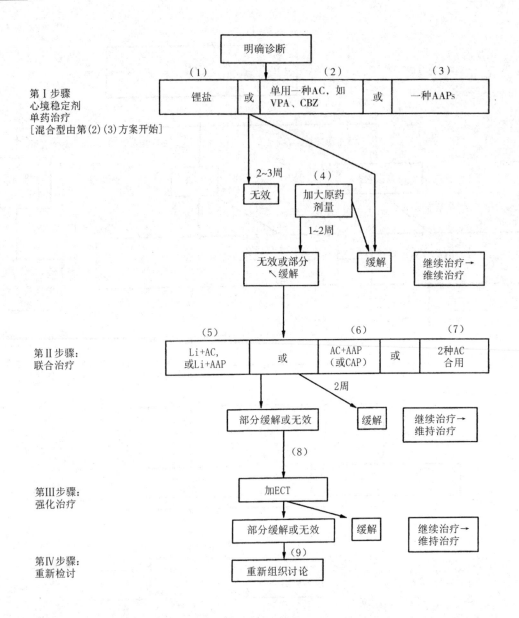

图9-2 双相躁狂/轻躁狂/混合性发作治疗规范化流程

Li：碳酸锂；AC：抗抽搐剂；CBZ：卡马西平；VPA：丙戊酸盐；CAPs：传统抗精神病药；AAPs：非典型抗精神病药

四、预防复发

研究发现，经药物治疗已康复的患者在停药后一年内复发率较高，且双相障碍的复发率明显高于单相抑郁障碍，分别为40%和30%。长期随访研究发现，绝大多数双相障碍患者可有多次复发；若在过去的2年中，双相患者每年均有一次以上的发作，主张应长期服用锂盐预防性治疗。经双盲对照研究证实锂盐维持治疗2年，只有11%无效或复发，而安慰剂有75%。服用锂盐预防性治疗，可有效防止躁狂或双相抑郁的复发，且预防躁狂发作更有效，有效率达80%以上。预防性治疗时锂盐的剂量需因人而异，但一般服药期间血锂浓度应保持在0.5～0.8mmol/L即可获得满意的效果。对抑郁症患者追踪10年的研究发现，75%～80%的患者多次复发。有人报道抑郁症第一次抑郁发作后概率为50%，第2次为75%，第3次为100%，故抑郁症患者需要进行维持治疗，预防复发。若第一次发作且经药物治疗临床缓解的患者，药物的维持治疗时间多数学者认为需6个月到1年；若为第二次发作，主张维持治疗3～5年；若为第三次发作，应长期维持治疗，甚至终身服药。多数学者认为维持治疗药物的剂量应与治疗剂量相同，亦有学者认为可略低于治疗剂量，但应嘱患者定期随访观察。

心理治疗和社会支持系统对预防本病复发也有非常重要的作用，应尽可能解除或减轻患者过重的心理负担和压力，帮助患者解决生活和工作中的实际困难及问题，提高患者的应对能力，并积极为其创造良好的环境，以防复发。

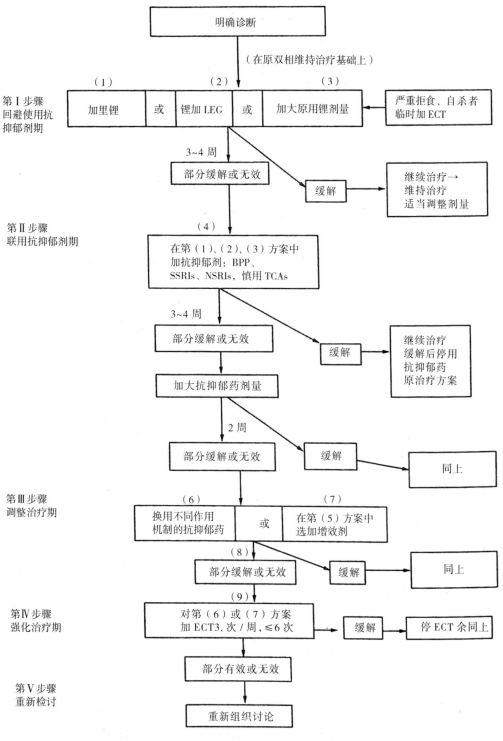

图 9-3　双相抑郁发作规范化治疗流程
LTC：拉莫三嗪；BPP：安非他酮

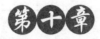

第十章

儿童特定心理功能发育障碍

第一节 言语和语言发育障碍

语言（language）代表一门科学，言语（speech）代表说话，这两者的意义有广狭之分，所以在ICD－10的标题中把这两者都写出来，但本节讨论的主要是言语障碍，在DSM－Ⅳ中称为交流（communication）障碍。

一、构音障碍

婴幼儿的发音常不准确，世界各地的婴幼儿这种"奶声奶气"的发音情况都差不多。到了三五岁以后，这种情况基本消失，虽然少数人的个别发音可以持续至成人而不改变，但因不影响交流（别人听得懂），所以实际上不构成"障碍"。有些地区常把英文字母中N声音发成了L（把宁读成玲）或把V发成W，但因大致仍能交流，所以更不属于障碍。广泛的构音障碍以致十分接近的人也听不懂，而其他方面表现基本正常者十分罕见。因为个别发音不准以致被人取笑产生焦虑自卑者较多见，这种小孩子应及时进行发音训练、及时纠正，以免影响正常人格发育。诊断时应排除其他疾病，要排除环境影响（例如其周围人是否也有构音障碍）。治疗主要是及时纠正，在七八岁以前能得到纠正最好，年龄越大，纠正越困难。虽然有些小孩以后也可以自然好转，但及时干预，至少可以好得快一些。

二、表达性言语障碍

言语是表达事物的符号，表达性言语障碍实际上就是把事物转化为言语以及使用言语的障碍。患儿常不知道怎样把自己的想法说出来，甚至也不知道怎样用手势或其他非言语的表达方式表达出来，但对别人的言语或非言语表达却完全能理解。选词和造句都可以有损害，因此说话（特别是解释一件事）常使别人不易理解。有时会使用较简单的词句，甚至是幼儿阶段使用的词句，因而跟幼儿说话时表达较顺利。

这类患儿还可伴有构音障碍、学习障碍、注意力不集中以及冲动、攻击等行为。在遭遇挫折时，因为难于表达，幼儿可出现暴怒发作，较大儿童可拒绝对答。由于不善表达，可影响社交关系，亦可对家人产生依赖。

据美国资料报道，严重的表达性言语障碍患者约占儿童人口的0.1%，而轻症患者则可能10倍于此。男孩为女孩的3～4倍。

在病因方面，神经系统疾病、遗传因素、环境因素、家庭因素都可能与部分病例有关。有人发现本病患者的左大脑半球血流量较低。据估计，在美国约有20%的人口有不同程度因中耳炎所致的听力障碍，而这种障碍与言语表达能力的发育关系十分密切，即使只有较轻度的听力障碍，也可以影响儿童言语表达的灵敏性、细致性的能力的发育。听力和言语表达障碍又可以影响学习及社交，引起一系列的继发障碍。本症也可以伴发其他精神障碍。

小孩在2～3岁时言语发育很快，如有表达障碍往往在此时引起父母的注意："小孩为什么还不会说话？"或者即使会说，词汇量也比同龄小孩少得多。4～7岁是一个关键时期，部分患儿在此时期言语发育明显加快，可以赶上同龄正常儿童，或只残留轻微障碍；另一些则依然如故，还引起一些继发障碍（如学习困难），有些患儿的操作智商还可较前降低。一些患儿早期表现较活泼可爱，进入少年期反而变得呆滞迟钝。

诊断根据检查结果来确定。检查除包括常规的精神检查、神经系统检查外，尚需进行言语能力评估、智力测验、听力测验。

三、理解性、表达性混合言语障碍

有表达性言语障碍者能理解别人的说话内容，而有理解性言语障碍者由于听不懂别人说什么，当然也学不会怎样表达，所以通常总是表现为理解和表达的混合障碍（ICD -10 只列出理解障碍，DSM - Ⅳ 只列出混合障碍）。

混合性障碍比起表达性障碍来，有更广泛的大脑发育损害，性质较表达性障碍严重。对非言语的交流理解能力也可受损，但亦可保留。

轻症患者对较特殊或较复杂的表达理解较慢，对幽默、相声等表达常"一时反应不过来"。严重患者对较简单的词句的理解也很缓慢。更严重者则可有类似孤独症的症状：社交退缩、刻板言行、不肯改变某种固定程式以及对挫折的忍受力很低等。但多数患者都不十分严重。混合性言语发育障碍患者约占学龄儿童的3% ~ 10%，但重症者不到0.1%。本症性别比例男女相似，与多数发育障碍以男性为多见不同。

本症的病因主要是神经生物学因素，一般是遗传或皮质损害所致，约2/3患者可查出神经系统阳性体征。EEG 常可发现非特异性异常，以左半球多见。CT 亦可有非特异性异常发现。诊断原则同表达性言语发育障碍。关于言语发育障碍的评估及治疗国外已有一些经验，我国儿童精神科在这方面起步较迟，正在摸索开展。

四、Landau - Kleffner 综合征

ICD -10 在特殊性言语发育障碍项下包括这一综合征，主要表现为理解性失语。失语症通常是指已获得言语能力后再失去，因此本综合征又称为"伴发癫痫的获得性失语"。其特征为：①失语症状的出现及进展迅速，通常不超过 6 个月；②病前言语功能发育正常（与本节所述的前三种障碍不同）；③在失语出现的前后一两年中，有癫痫发作及阵发性 EEG 异常（以颞叶为主）；④可排除其他原因引起的言语障碍。

本症病因未明，有可能是一种脑炎。主要是对症治疗。约 1/3 可完全恢复，2/3 残留不同程度的理解性失语症状。

第二节 学习技能发育障碍

学习技能发育障碍出现在生命发育的早期，以正常技能获得方式的紊乱为主要特征，这种紊乱不是简单的缺乏学习机会的后果，也不是后天脑外伤或脑疾病所致；而可能是某种类型的生物功能失调引起的认知加工过程的紊乱。其各种障碍的共同点均起病于婴幼儿期或童年期，损害随年龄的增长逐渐减轻；均具有功能发育的损害或延迟，且与中枢神经系统的生物学成熟过程密切相关；病程恒定，不像许多其他精神障碍那样具有缓解和复发的特点。

一、诊断要点

（1）学习技能损害必须达到显著的严重程度

1）学习成绩：即仅有 3% ~ 5% 的小学生的学习成绩会如此差。

2）发育上的先兆：在出现学习困难之前，一般在学前就出现了发育延迟或偏离；最常见的是言语或语言发育延迟或偏离。

3）伴随问题：多伴有注意力不集中、多动、逃课、学校适应问题、情绪障碍或品行问题。

4）性质异常：其性质异常的形式已超出正常发育的偏离部分。

5）对帮助的反应：在家和（或）在学校加强帮助并不能很快矫正患儿的学习困难。

（2）学习技能的损害必须具有特定性，不能完全以精神发育迟滞或综合智力的受损解释，其学业成就与智力水平不平行，学校成绩明显低于智力水平所应达到的水平。

（3）学习技能的损害必须具有发育性，即须在生命发育的早期就已存在，而不是在受教育过程中才出现。

（4）学习技能的损害不能以任何外在因素（如没有合适的学习机会、不充分教育等）解释其学习困难的程度。学习技能的损害可能为儿童发育内在因素。

（5）学习技能的损害不能以未矫正的视听觉障碍神经系统障碍解释。

二、诊断标准

参照 CCMD -2 诊断标准须符合下列 3 条：

（1）首次发现于婴幼儿期或童年期，病程持续，无缓解表现。

（2）临床以个别功能性的、原因不明的发育延迟为主要表现，至少具下列 3 项之一：言语、学习、运动技能障碍。

（3）排除儿童精神分裂症、儿童孤独症、精神发育迟滞及其他疾病引起的上述障碍。

三、临床常见类型

（一）阅读障碍

阅读障碍是一种词的识别技能及阅读理解的明显的发育障碍，这种障碍不能以智力障碍，不充足教育解释，也不是视觉、听力、神经系统障碍的结果。

国外对阅读障碍的认识和研究已有一百多年的历史。阅读障碍在 19 世纪末、20 世纪初即被引起注意。英国学者 James Hinshelwood 和 Pringle Morgan 分别于 1895 年和 1896 年提出了此病的临床报道，当时被称为先天性词聋。此后，著名学者 Samuel Orten 又用读字左右颠倒来描述这种情况。1970 年，Critchley 将特殊发育性阅读障碍描述为：一种学习阅读的障碍，尽管有常规的教育，充足的智力和社会文化机会。1975 年及 1980 年，ICD -9 以及 DSM - Ⅲ 将阅读障碍列为独立的诊断类别。在 ICD -9 中，阅读障碍被列入特殊学习技能发育之中，但对阅读障碍只有描述性定义，缺乏具体的诊断标准。ICD -10 则予以了较多补充，有较具体的诊断准则。在 DSM - Ⅲ，阅读障碍被列入特殊发育障碍，并有具体的诊断标准，DSM - Ⅲ -R 对此有略作修改。ICD -10 和 DSM - Ⅲ -R 均以阅读障碍是阅读技能发育的明显受损，不能以智力障碍、不充分教育、视听觉障碍、神经系统障碍解释，均强调标准化，个体施测的阅读测验成绩明显低于所受教育和智力应有的水平。但在 DSM - Ⅲ -R，将智能障碍列入鉴别诊断之中，表明阅读障碍在一些儿童中可与智力障碍同时存在。在我国，1984 年制定的 CCMD -1 尚无此诊断分类，1989 年 CCMD -2 方将阅读障碍列入儿童精神障碍分类之中。当前，CCMD -2 仅有特殊功能发育障碍的粗略标准，缺乏操作性阅读障碍诊断标准，实际应用时难度较大。现综述国内外的研究状况如下。

1. 临床表现

（1）一般临床表现：在字母书写系统中，阅读障碍早期阶段可能表现为背诵字母，说出字母正确名称、词的分节、读音的分析或分类等障碍。之后，在口语阅读方面显示出不足：朗读时遗漏字（如"兔子转身钻进篱笆底下洞里"读成"兔子转身进篱笆洞里"），加字（如"没想到她一进洞，就一直不停地往下掉"读成"没想到她一进到洞里，就一直不停地往地面上掉"）。念错字（如将"6"读成"9"，或把"d"读成"b"，把"愁"读成"秋"，"货物"读成"货动"，"搏斗"读成"博士"，"横过马路"读成"黄过马路"，"详细"读成"羊细"等）。写错字（如"就"写成"龙京"，"党"写成"堂"）。替换字（如"摔了一跤"念"跌了一跤"），将句中的词或词中的字母念反（"na"读"an"，"f"读"t"），朗读速度慢，长时间的停顿或不能正确地分节。阅读理解方面也存在缺陷，不能回忆起所读的内容，不能从所读的资料中得出结论或推理，用一般常识回答所读特殊故事里的问题，而不能利用故事里的信息。在中文系统中，阅读障碍还表现为：音调念错，念相似结构的音（"狐"念"孤"），多音字读错，读错两个字组成的词中的一个字，不能区分同音字等。阅读理解也明显受损。有的阅读障碍儿童在学前也可表现出一定的语言缺陷，认知功能障碍。如在临摹图画时，他们往往分不清主体与背景的关系，不能分析图形的组合，也不能将图形中各部分综合成一整体。学龄期可伴有语言技能障碍，拼读障碍，计算障碍等；并常伴有多动症和行为问题。并发免疫及自身免疫病者较正常人群多。左利手者多，神经系统软体征阳性率高。

（2）病程：一般于婴幼期或童年期起病，6～7岁（一、二年级时）明显。有时，阅读障碍在低年级可被代偿，9岁（四年级）或之后才明显严重。病情轻者，经治疗后阅读会逐渐赶上，到成年无阅读障碍征象。病情重者，尽管予以治疗，障碍的许多体征也还会持续终身。

（3）流行病学：在所有的已知语言中均发现阅读障碍，但不知道语言的性质和书写方式是否影响其发生率。现在一般报告该症的患病率为2%～8%；多发生于男孩，男：女比例为2:1～4:1。

2. 病因和发病机制　临床观察及流行病学研究发现，阅读困难有家族倾向。Sysvia等发现，阅读困难的发病率为45%以上；双生子的研究也显示同卵双生的同病率比异卵双生高，有报告其比率为87%：24%。基因连锁分析提示，在第15对染色体上存在有以常染色体显性方式遗传的基因位点；也有报告在第6位染色体上的基因位点。也有学者采用双耳分听技术、电生理方法、皮层血流分析、透示器半边视野等方法研究脑功能侧化，发现阅读困难儿童有脑结构侧化异常，可能为胎儿血内睾酮水平异常，导致发育异常所致。还有学者认为该类儿童文字系统处理的环节中，出现异常或缺陷；或者是识字模式异常或是语言通路异常。还有一部分是认知方式或空间知觉障碍。也有人认为是内耳前庭功能失调所致。父母和家庭的负性生活事件可以加重此类问题。

3. 诊断

（1）标准化个体测验所获得的阅读成绩，明显低于其智力和受教育所决定的预期水平。阅读障碍的诊断关键在于与学习能力和智能相比（由个体方式测定的智商来定），标准化个体测验所获得的阅读成绩，明显低于其智力和受教育所决定的预期水平；但问题的焦点及极易产生差异的是：阅读成绩和预期成绩间的差异达到何种水平才被认为有明显差异。在此方面，有四种评定方法：①阅读低于现有年级2个年级以上。②阅读年龄明显低于预期年龄（预期年龄＝智龄＋实际年龄＋年级，阅读年龄／预期年龄<0.9，提示阅读困难）或阅读成绩明显低于预期年级。③Z分差异法。④回归差异法。第一种方法没有考虑能力和成绩间的不一致，与现用诊断标准不符。第二种方法忽略了预期年龄或年级分布的标准差随年龄而增大，使更多的大年龄儿童被诊断为阅读障碍。也未考虑到阅读成绩与智商间的不完全相关。第三种方法未考虑到阅读成绩与智商间的不完全相关。第四种方法则克服了以上基本的缺点。在第四种方法中，要计算阅读成绩和智商间的回归方程，利用回归方程计算预期阅读成绩。如实际成绩明显低于预期成绩，则可确立诊断，但工作量很大。

（2）首次发现于婴幼儿期或童年期，病程持续，阅读能力的降低影响了其日常生活。

（3）排除儿童精神分裂症、儿童孤独症、精神发育迟滞及其他疾病引起的障碍。也除外由于视觉或听觉缺陷或神经系统疾病所致障碍。

4. 鉴别诊断

（1）儿童精神分裂症：首次发病于婴幼儿期的较少，伴其他思维障碍，病情有缓解和复发特点。

（2）儿童孤独症：也是首次发现于婴幼儿期，虽有语言和阅读障碍，但儿童孤独症主要为生活交往、沟通和局限的重复行为。

（3）精神发育迟滞：精神发育迟滞标准化个体测验所获得的阅读成绩，与其智力和受教育所决定的预期水平相符。阅读成绩与其智力水平均低于一般水平。

5. 预后

影响预后的因素很多，如智商、家庭状况。随访研究显示预后一般较差，如辍学率高、就业率低、社会经济地位低等。阅读障碍与品行障碍、情绪障碍和青少年犯罪的关系尚待进一步调查和探讨。

（二）运动技能发育障碍

本障碍的主要特征是运动发育严重损害，不能单纯归因于弥漫智力发育迟滞或任何特定的先天和后天神经系统障碍（除非隐含共济失调障碍）。运动笨拙常伴有某种程度的立体知觉和作业的操作困难。

1. 诊断要点　患儿的精细或粗大要点作业中的运动共济能力显著地低于其年龄和综合智力所应有的水平。最好能用标准化精细和粗大运动共济个别检查来评价，这种共济失调在早期就已开始，不是继发于任何视听觉或任何具有诊断意义的神经系统障碍基础上。

本障碍累及的精细或粗大运动共济的程度以及运动不能的特殊形式因年龄而异。运动发育的重要指征延迟出现，可伴有发育迟缓的语言障碍。婴幼儿期不会爬，步态笨拙，学走、学跳和上下楼梯很慢，学小三轮车慢或学不会，难以学会系扣子，吃饭慢，接球、拍球及跳绳都很差，安排东西无法找到正确的方向，穿鞋左右分不清，玩玩具无法归因定位，不会拿扫帚，整理餐具时摆不好。患儿精细和粗大运动动作一般也比较差，爱掉东西，好跌跤，易撞到障碍物上，字写得歪歪扭扭，经常"出格子"，图画能力差，常伴有学习困难。

2. 检查　6岁前可采用小儿智能发育筛查表中标准化的精细动作和大运动检查方法个别来评价儿童运动功能发育状况。年长儿可采用中南大学湘雅医学院标准化的《快速神经甄别测验·修订本》评价儿童运动功能发育状况。

（三）计算技能发育障碍

本障碍的主要特征是计算技能严重损害，不能单纯归因于弥漫智力发育迟滞或明显的教育不当来解释。其缺陷涉及对基本计算技巧即加减乘除的掌握。

1. 诊断要点　患儿的计算能力应显著低于其年龄、综合智力和所在年级的受教育所决定的预期水平。最好能用标准化个体测验来评价。计算困难不应主要归咎于明显的教育不当，也不是视觉、听觉或神经功能缺陷的直接后果，亦不是神经科、精神科或其他障碍的继发现象。迄今为止，对计算障碍的研究不如阅读障碍多，对其病因、病程、相关情况和结局都不甚了解。目前，在我国尚无标准化的计算个体测验方法。

2. 治疗　阅读障碍的治疗包括：知觉训练、阅读训练、药物治疗（piracetam）、父母参与和感觉统合训练，以上方法均被证明有效，但长期疗效尚需追踪。

（1）药物治疗：吡拉西坦（piracetam）可提高儿童的阅读、书写和某些认知方面的信息处理水平，如提高短期记忆，加快阅读速度，提高阅读能力。无明显的不良反应。

（2）感觉统合治疗：感觉统合治疗安排的主要活动是滑板和网缆上阅读及各种手—眼协调的技巧。该类治疗的主要观念是：提供感觉刺激输入的控制，特别是从前庭系统、肌肉关节和皮肤等而来的感觉输入，使儿童能统合这些感觉，并同时做出适应性反应。儿童在滑板上整个身体的运动，对于脑部中感觉的组织和动作的过程是非常重要的。大脑提供了重要的信息给身体其他相关部分的位置和空间，而且这些动作可协调感觉的讯息。此外，儿童在滑板和网缆上运动，其体内的感觉讯息和组织也随行动而改变，并且大脑处理过程建立一个如何以语言表达或阅读的基础。身体的移动也提供了手和手指的活动基础，如写字和使用工具。从驾驶滑板来的前庭和本体感觉的讯息还帮助小孩的触觉恢复正常。这些感觉讯息使孩子减少了夸张的活动，也使神经系统去做更有目的的活动。做完滑板后，小孩通常感到心神集中且宁静。

第三节　运动功能发育障碍

儿童运动功能的障碍主要表现是行为笨拙、"手脚慢"、协调动作差等，这很常见，因为许多疾病都可以引起这类表现，例如精神发育迟滞、脑瘫、肌肉骨骼疾病等，但本节所指的是由原因不明因素所致的运动障碍，而且严重到影响学习或社会生活者。轻度的运动障碍常不被认为是病，或被认为是正常个体差异，而且常常随着年龄增长而好转或减轻，即使延续到成年也可因为选择了合适的职业（不需要"手巧"或"手脚快"的职业）而被掩盖。

单纯的运动功能障碍很少来看精神科医生，但因各种精神障碍引起的类似运动障碍在精神科并不少见。因为运动障碍影响社会交往产生自卑、退缩，甚至抑郁者却需精神科医生协助处理。

第四节　广泛发育障碍

广泛发育障碍（pervasive developmental disorders，PDD，或译为全面发育障碍、弥漫性发育障碍）是1980年DSM－Ⅲ提出的一个新名称，它所包括的主要疾病是婴儿孤独症（infantile autism）。婴儿孤独症是1943年L Kanner所提出的一个名称，由于孤独症也是精神分裂症的一个症状的名称，所以在以后数十年间婴儿孤独症又被当作儿童精神分裂症的同义词，概念比较混乱。一直到20世纪70年代后期，婴儿孤独症才被看作是一种在社交技能、认知和交流等多方面存在障碍的发育障碍（包括发育延迟和扭曲），而与精神分裂症划清界限。

在DSM－Ⅲ里，PDD包括4种疾病，即婴儿孤独症、童年PDD、不典型PDD及残留型婴儿孤独症。经过几年实践，DSM－Ⅲ－R又将4种疾病归纳为2种，即孤独症障碍和未特定的PDD的名称，1992年出版的ICD－10中，PDD包括了八种情况。1994年出版的DSM－Ⅳ则将八种情况归纳为5种，即孤独症障碍、Rett障碍、童年瓦解性障碍、Asperger障碍和未特定的PDD。近年来，有一种将PDD改称为"孤独症谱障碍"的趋势。本书将按前面的5种情况叙述。

一、孤独症障碍

孤独症障碍（autistic disorder）是PDD的代表性疾病。其患病率约为儿童人口的2/10 000～5/10 000（据DSM－Ⅳ），有人认为这只是较严重患者的患病率，但较常见的多为轻症患者。早期认为社会经济水平较高的家庭其小孩患病率较高，后来的研究认为这是取样的偏差所致。男女比例约为4:1～3:1，但女孩一般较严重。

（一）病因

有些资料提示本病与遗传有关：①某些遗传疾病如苯丙酮尿症、脆性X染色体综合征均常伴有孤独症症状；②有些报告指出本症患儿的同胞中有2%～6%患本症，较一般人口高50倍；③有人研究了21对孪生儿，其中单卵11对，同病者4对（36%）；双卵者10对，无1例同病。后来又有人用更大的样本得出类似的结果。有人认为遗传主要造成认知功能失调，轻者表现为学习困难，重者表现为孤独症。根据目前的资料，孤独症患儿至少有一部分与遗传有关。

有些研究发现孤独症与脑器质性损害有关，如果这些损害发生于产前或围产期，则本症症状出生后即出现；如果发生于幼儿期，则出生后可有一段正常发育期。约有2%～5%患儿伴有脆性X染色体综合征。有15%～50%患儿伴有癫痫发作，EEG、诱发电位、CT均可发现非特异性异常（不足以作为诊断依据）。MRI也有非特异性异常，有人在MRI中发现患者有小脑蚓部小叶发育不良，认为可能有特异性，但未得到别人证实。PET发现许多脑区有葡萄糖代谢增加，但亦非特异性。智力测验发现低智商者下列情况发生率增高：癫痫发作、社交功能损害、自残及奇特行为，预后不良。许多患儿还有左大脑发育延迟（表现为左利手）、神经系统原始反射及软体征、躯体的小畸形。有一篇报道称这种患儿有80%地塞米松抑制试验阳性。有报告称患儿脑脊液中多巴胺代谢物升高。还有报告称约1/3患儿血中5-羟色胺浓度升高，但其意义尚不清楚。

免疫学的检查也有些异常发现，例如发现部分患儿的血及脑脊液中出现5－HT1A的自我抗体，但均不足以作为诊断依据。

总之，到目前为止，在神经科的临床及实验室检查，均未能发现有足以覆盖多数孤独症患者的原发损害。

（二）临床表现

目前诊断为孤独症的多数患儿的损害都没有早期报道的那样严重，但其症状的涵盖面却非常广泛，包括情感、认知、社交、交流、自主神经功能、整合功能及适应行为等多方面。DSM－Ⅳ特别强调其社交及交流功能的损害。

孤独症病情的轻重差异很大，Kanner当年描述的发病于婴儿早期的孤独症是很严重的病例，多种心理功能均有损害，但一般没有妄想、幻觉及联想散漫症状，所以很难与精神分裂症挂钩。轻的孤独症其社交功能、交流功能以及行为的异常都可以很轻，很难诊断为病，更像一个性格问题。

孤独症患者与别人的亲密度都较差，对人情温暖通常表现冷漠，对别人的痛苦不表同情，对别人的欢乐也不去共享，即使自己遭到打击，也不会去寻求别人的同情（例如患儿摔痛了也不去找大人诉述）。对言语或非言语表达的理解能力较差，这也是不能领会别人感情的原因之一。患儿本身的表达能力也较差，常有模仿言语、代名词用错（把自己称为"他"），或以某一词汇表达只有他自己懂的意义。言语发育多迟滞甚至不发育，在语音、语法、语义三个方面，语义的发育更差。想象力和象征能力也可有明显损害。仪式动作、刻板行为、自寻刺激、自我伤残、奇怪行为等常见。有时对某人、某物、某一摆设形式有特殊的依恋，不许别人去动。孤独症患儿情感反应一般肤浅，但有时也可反应过分，特别是动了他不许动的东西时。患者的认知障碍包括抽象能力、衔接概念及整合能力的损害。还可以有嗅觉、味觉、触觉的异常，以及视觉、听觉加工能力的发育不全。

多数患者智力都较差，但有些患儿的某些能力可以超常（包括音乐、绘画、算术、日期计算等能力）。言语表达及社交技巧都是差的。

孤独症一般在生后或婴儿早期即有症状，但家长却常不能及时发现而影响及时就诊。一般而言，其病程多朝好转的方向发展，但其好转的速度很不规则，时快时慢，难以预测。有时亦可因外界因素（例如患其他疾病）或原因不明的暂时因素而恶化。及时给予教育训练对改善其症状有重要意义，轻症者经这类处理后可以接近正常，有些患者的某些特殊能力提高很快，其他能力则提高很少或没有提高。

孤独症患儿到成人后，其症状仍继续缓慢改善，但仔细检查总可发现一些残留症状。总的说来，约有 2% ~ 15% 的患者的认知及适应功能可接近常人。但某些强迫症状、刻板动作、口吃等表现成年后仍常继续存在，仍较孤独不愿与人接触。言语理解及表达能力常接近正常。成年患者有的可以自立，但一般都不结婚。

（三）诊断

自 1980 年 DSM – Ⅲ 提出诊断标准后，孤独症的诊断标准已经历两次修订，现将 DSM – Ⅳ 孤独症障碍的诊断标准介绍如下。

孤独症的诊断标准包括 A、B、C 三条。

A. 在下列（1）（2）（3）三项中（共 12 小项），至少要符合 6 小项，其中要包括（1）项中的 2 小项，（2）（3）项中的至少 1 小项。

（1）社会交往有质的损害，表现如下：a. 非语言性交流行为的应用存在显著损害，例如：眼对眼的注视、面部表情、身体姿势及手势等。b. 不能与同龄人交往。c. 不能自发地与别人分享欢乐、兴趣、成就等（例如对自己有兴趣的事物，不能带给或指给别人看）。d. 在社交与情绪上不能与人发生相互作用。

（2）交流能力有质的损害，表现如下：a. 言语发育完全缺乏或延迟，而不伴有想用其他方式（例如手势或模仿动作）代偿的尝试。b. 有一定说话能力者，在提出话题和维持谈话的能力方面也有明显损害。c. 使用刻板的或重复的语言或特殊的、只有自己听得懂的语言。d. 缺少与其年龄相应的自发的假扮游戏或模仿日常生活的游戏。

（3）行为、兴趣或活动方面的局限的、重复的或刻板的格式，表现如下：a. 有一种或几种固定的、重复的、局限的兴趣，其程度和内容均属异常，且不易改变。b. 固执地遵循某种特殊的、没有意义的常规或仪式。c. 刻板重复的作态行为，如手指扑动或扭转、复杂的全身动作等。d. 长期持续的只注重事物的某些局部。

B. 3 岁以前，在下列三方面中，至少有一方面已有发育延迟或功能异常：

（1）社交相互关系。

（2）用于社交的言语。

（3）象征性或想象性的游戏。

C. 以上症状不能用 Rett 障碍或儿童期瓦解性障碍（婴儿痴呆）来解释。孤独症的诊断源自美国，以后的研究也是美国做得较多，故其诊断标准相对较成熟，国际及我国诊断标准均与之大同小异。

孤独症的检查除一般的精神检查之外，尚需重点检查其言语、认知、社交和适应功能。神经系统检查须排除先天性的代谢疾病（如苯丙酮尿症）及变性疾病。注意排除脆性 X 染色体综合征，排除先天性耳聋及其他感知缺损。孤独症虽常伴有精神发育迟缓，但不要把后者诊断为孤独症。较轻的孤独症有时诊断较难，特别是同时患有其他精神病时（例如与情感障碍、精神分裂症、焦虑症等同病时），必须仔细分析。

20 世纪 60 年代以来，对孤独症的症状评估，曾设计出多种量表，Parks 复习了其中 5 种，即 Rim-lands 的"行为紊乱儿童的诊断清单"，Ruttenberg 等的"孤独症及不典型儿童的行为评估工具"，Free-man 等的"孤独症的行为量表"，Schopler 等的"儿童期孤独症量表"及 Krug 等的"孤独症行为清单"。后两种量表的内容已在李雪荣主编的《现代儿童精神医学》（第十三章）一书中收录。以上五种量表中，第一种为家长填写，后四种均为专业人员填写，其信度已通过检验。Parks 认为，以上量表都有一定的特点，也都有些不足，因此不能完全依据其中任一量表的评分做出诊断。

（四）治疗

孤独症虽尚无特效治疗，但综合治疗对多数患者都有所帮助，其中少数尚可获得明显好转。行为治疗可用来矫正其不良行为，促进其社交行为，增加自信，激发其好奇心。特殊教育、适应行为训练、职业训练、环境安排以及对生活事件处理时给予支持等均对患者有重要帮助。伴发的精神病性障碍及癫痫等可使用药物治疗。小剂量的氟哌啶醇（例如每天 2 ~ 10mg）可使患者比较安静，有利于提高行为治疗的疗效。哌甲酯（利他林）可治疗伴有多动症的患儿，亦可使少动的患儿活跃起来。普萘洛尔（心得安）或可乐定对减轻患儿的冲动、攻击行为有效。有报告，纳曲酮 [1.5mg/（kg·d）] 有改善情绪、促进交往、减少刻板动作及自伤行为的作用。

使用第二代抗精神病药及第二代抗抑郁药作对症治疗也常有报道。关心患儿父母的情绪，指导家长正确对待及教育患儿也是十分重要的事。这种小孩症状改善甚慢，治疗者也必须有充分的耐心。

二、童年瓦解性障碍

童年瓦解性（disintegrative）障碍是一种较少见的疾病，过去称为婴儿痴呆、Heller 综合征。这种患儿一般在三、四岁以前发育正常（与孤独症不同），然后出现明显的退步现象，原来获得的能力（如言语能力）很快消失（例如在 1 年之内消失）。有些患儿在起病初期可出现明显的焦虑、烦躁症状，然后出现能力消失，其智力可很快降至中重度精神发育迟缓者水平。许多患儿夭折，能长大者也需生活照顾。病因未明，亦无肯定的神经系统体征，男孩较多见，男女比例为 4∶1 左右。诊断主要依据点：①出生后有一段正常发育期；②发病后有迅速的、明显的能力减退；③没有肯定的阳性体征；④能排除其他疾病。治疗同孤独症，但疗效较差，后期需更多的生活照顾。

三、Rett 综合征

本症虽在 1966 年即由 Rett 予以报告，但在 20 世纪 80 年代才受到注意并被纳入 ICD - 10。这也是一种少见病，主要见于女孩，属于进行性的神经系统疾病，时轻时重，常与年龄阶段有关。一般在出生后有一段正常发育期，大概在一二岁时开始出现症状，表现为言语及运动能力减退，病情逐渐加重，至四岁左右变得很明显，头及身体的发育显得缓慢，手部的协调动作消失，而出现特征性的绞手及洗涤样动作，走路时两腿扩得较开，有躯干共济失调，脊柱侧突，呼吸调节不良，还可出现舞蹈指划样动作，运动不便，只好坐轮椅。部分患者寿命正常，部分则可出现原因不明的突然死亡。本症原因不明，在孪生儿研究中，发现 8 对单卵者同病率为 100%，而在 6 对双卵者中同病率为 0。目前报告的都是女性病例，故认为是 X 染色体连锁显性遗传，男性可能自发流产。尸解常发现神经元丧失，轻度脑萎缩。

大概在 8 岁以后，症状进入相对静止期，患儿可继续发育。

诊断主要依据：①出生后 6 ~ 18 个月内有一正常发育期；②以后可出现孤独症样症状；③如患儿已过四五岁，则可有明显的运动症状（例如绞手动作多）；④三四岁后头围增长缓慢。

本症无特效治疗，主要是护理照顾以及针对运动症状适当的康复训练。80% 的患儿伴发癫痫，据报道，卡马西平的疗效优于其他抗癫痫药。

四、Asperger 综合征

本症与孤独症十分相似，主要的不同是本症患儿的语言及认知能力保留得较好，仅有极少数患儿的 IQ 低于 70。其社交能力也优于孤独症，话也较多。本症患病率约为 5/10 万 ~ 15/10 万人，男性多见，男比女为 3：1 ~ 4：1。发病较迟，进展缓慢，病情延续终生。有少数患者的个别心理功能发育得特别好，甚至超过普通人。

本症的治疗同孤独症。诊断原则同孤独症，但言语及认知功能均较好，可接近正常，因而有人认为本症只是一种"轻型的孤独症"，不是独立的疾病单元。

五、未特定的广泛发育障碍

作为备用诊断。有一些 PDD 症状但不足以满足上述 4 种情况的诊断标准者可暂时使用此诊断名称。

微信扫码
◆临床科研
◆医学前沿
◆临床资讯
◆临床笔记

儿童期情绪与行为障碍

第一节 儿童情绪障碍

一、概述

儿童情绪障碍是起病于儿童少年时期以焦虑、恐惧、强迫、抑郁、羞怯等为主要临床表现的疾患，它影响了正常的社会功能或伴有某些生理反应。在各个分类诊断系统中，均存在特发于童年的情绪障碍的分类，所指的是起病于儿童时期，与儿童的发育和境遇有一定关系，以焦虑、恐惧、羞怯等为主要表现的情绪异常。也即患儿存在的情绪表现在正常儿童的发展中也可存在，如分离焦虑，但在患儿中，这些情绪表现得更加严重，持续时间更长，影响患儿的日常生活和社会功能。特发于童年的情绪障碍主要包括儿童分离性焦虑症、儿童恐惧症、儿童社交恐惧症等，对于这些障碍，各个诊断分类系统均有较为详细的诊断标准。而儿童其他的情绪异常，如：广场恐怖、强迫等并不是儿童正常发展中可以出现的情绪表现，因此，如果患儿以这些症状为主要临床表现，则应归类于成人相应的诊断类别中，并沿用成人的诊断术语和诊断标准进行诊断。以上情况显示，儿童情绪障碍的概念、分类、诊断较为复杂，疾病种类也较成人焦虑障碍为多，因此是一个临床工作中非常值得重视的问题。虽然儿童情绪障碍是比较常见的儿童精神疾患，但到目前为止，详细的、全面的流行病学调查资料较难获得。Briggs G 等（2000）报告在 5 ~ 9 岁儿童中焦虑障碍的患病率为 6.1%，其中：单纯性恐惧 2.8%，分离性焦虑症 3.6%，广泛性焦虑障碍 0.5%。我国苏林雁等（2003）使用焦虑性情绪障碍筛查表（SCARED）及 CCMD -3 诊断标准，对长沙市 565 名 6 ~ 13 岁小学生进行调查，发现焦虑障碍患病率为 5.66%，其中：分离性焦虑症 1.24%，广泛性焦虑症 1.95%，儿童恐惧症 1.77%，儿童社交恐惧症 2.48%。之所以缺乏儿童情绪障碍患病情况的全面调查，原因可能在于儿童心理发展水平有限，用语言表达自己的情绪、心境存在一定困难，而以其他形式表达尚不被认识，同时也与儿童精神障碍分类及诊断标准的不统一有关。如何解决这个问题，是儿童精神医学工作者面临的重要任务。

二、抑郁、焦虑与恐怖

抑郁是一种不愉快、悲伤、痛苦的体验，患儿表现失去往日的兴趣和欢乐，言语和活动减少，常感"没意思""没劲""精力不足"，高兴不起来。有的患儿甚至出现"不如死了好"的念头或采取自伤或自杀的行为。由于幼儿语言表达能力的限制，他们的抑郁表现是食欲下降，体重减轻，经常哭泣而不易接受安抚，还可能出现睡眠不安或遗尿。过去对儿童抑郁研究较少，郭兰婷等报道用 Bullerne 抑郁量表调查 10 ~ 12 岁小学生 322 名，抑郁症状出现率 3.4% ~ 11.5%，抑郁症检出率 3.1%（10 人），其中 8 人有自杀观念。

焦虑是以不祥、不安、担忧为主的一种情绪体验，常伴有恐惧和抑郁。这种不祥、不安的内容多半是担心威胁自己或家庭主要成员的安全、造成重大伤害或对生存环境构成严重破坏的事即将发生，如：车祸、重大疾病、被遗弃、遭抢劫、洪水、地震等。虽然这种担忧和不安往往缺乏充分根据或者发生概率非常小，但患儿却感到立即要大祸临头，可怕的事就要发生在自己身上或家庭主要成员身上，因此坐立不安、不思饮食、不能成眠、丧失兴趣、放弃学习、紧张恐惧、惶惶不可终日，即使多方解释，也不能消除其焦虑、不安和恐惧。

焦虑状态时常伴有生理功能方面的症状和抑郁情绪，如：多汗、油脂分泌增加、心跳加快、血管收缩而皮肤苍白、血压可能偏高、小便次数增加等；由于担心、恐怕不祥的事要发生而紧张，常常哭泣，但活动并不减少；相反由于不安而活动增加，来回踱步或纠缠人诉述自己的不安和痛苦，并寻求援助。儿童焦虑有时还表现为活动增多，烦躁，向父母发脾气、找茬哭闹或多吃零食，似乎以此来安稳其不定的心绪。在校或学业上表现坐立不安、易和同学或老师发生冲突、学习注意力不集中、学习效率下降。有的可能离家、离校、外出游荡。

恐惧是一种负性情绪，当个体的安全遭到威胁便会引起惧怕或恐怖。不同的年龄阶段恐惧的对象也不大相同：年幼儿童怕黑暗、怕电闪雷鸣、怕陌生人或怪面孔的人；年长一些的儿童常出现对自身伤害、安全的恐怖和对社交情景及自然灾害的恐怖，如：怕得病、怕脏、怕中毒；怕当众讲话、怕被人注视、怕见异性、怕幽禁、怕空旷、惧怕某种情境、环境等。恐惧是一种常见的心理现象，大约90%的儿童在发育过程中曾经有过恐惧反应，随着年龄增长，认知水平提高和经验的积累，恐惧即消失。恐怖是对一些平时并不构成威胁的物体、对象或情境产生过分的恐惧，或虽然在偶然情况下发生时可能对患儿构成安全的威胁，但患儿的恐惧程度不仅大大超过了客观可能造成的危险或威胁，并且觉得一定要发生或马上要发生，或看到、听到、遇到类似的情况也会惊恐不安，或采取回避、拒绝的态度。关于恐怖的发生机制较多学者倾向于后天学习理论，即直接或间接的经验、学习的基础上获得。其中父母或周围熟悉人对患儿的影响尤其明显，如患儿怕脏、怕细菌、怕得病、怕死，常常和与患儿长期共同生活、信赖的提供其安全的人，突然患重症、传染病或突然去世，或其亲密的人长期过分地"讲卫生"，或夸大其词有关，从而对儿童造成不利影响，导致恐惧症。

三、儿童情绪障碍的病因

关于儿童情绪障碍病因的研究较少。初步的研究表明儿童情绪障碍的发生与多种因素有关，是生物学因素、儿童气质或个性特征及环境因素等相互作用的结果。

（一）生物学因素

许多研究发现焦虑症具有家族聚集性。成人焦虑症患者的子女、儿童焦虑症患者的一级亲属患焦虑症的风险均高于一般人群。Beidel 等发现成人焦虑障碍患者的子女发生焦虑障碍的可能性是父母不是焦虑障碍的儿童的 5 倍，但是父母与子女并不一定患相同类型的焦虑障碍。Joseph Biederman 等（2006）报道父母的分离焦虑和社交恐怖障碍与子女的分离焦虑和社交恐怖障碍相关，父母的惊恐障碍则增加了子女患强迫症和广场恐怖的风险。

还有研究提示儿童焦虑与五羟色胺、乙酰胆碱、多巴胺、去甲肾上腺素等多种神经递质有关。Luisa Lazaro 等（2008）运用 fMRI 研究发现强迫症儿童少年存在双侧额中回的明显激活，经过 6 个月药物有效治疗后，左侧岛叶和壳核的激活明显减轻。与成人强迫症相似，儿童少年强迫症与 $5-HT_{23}A$ 受体启动子多态性 $-1478G/A$ 有关。强迫症儿童少年还存在色氨酸羟化酶 2 基因多态性变异体的传递不平衡。

（二）气质与依恋

有研究表明难养型气质和启动缓慢型气质特点的儿童容易出现情绪障碍。如任榕娜等（2002）对情绪障碍儿童的气质类型进行了研究，发现 64.6% 的情绪障碍儿童为难养型气质，明显高于对照儿童。还有学者将儿童气质类型分为"压抑"与"非压抑"型以及中间型。其中，压抑型气质特点的儿童表现出对新异刺激易产生过度兴奋和退缩的倾向，且这种特点持续存在，成为日后发展为焦虑障碍的一个高危因素。还有研究表明依恋的类型与儿童情绪障碍相关。婴儿期的非安全型依恋、矛盾型依恋均是日后发生焦虑障碍的高危因素。此外，儿童的个性特征也与儿童情绪障碍的发生相关，如：胆小、依赖、过分追求完美等。

（三）环境因素

家庭环境与儿童情绪障碍的发生密切相关。如果父母的人格特征、健康状态、教育方式等方面存在问题，均有可能增加儿童患情绪障碍的风险。如过分苛求的父亲可能是患儿强迫、焦虑、恐怖的来源。焦虑障碍的父母会通过多种途径，包括自身的行为特点及教养方式等增加儿童患情绪障碍的风险。不良的教育方式也与儿童情绪障碍的发生有关。如：过度控制的养育方式与儿童焦虑障碍有关，过度关注的教养方式则与儿童分离性焦虑障碍有关。此外，各种应激事件在儿童情绪障碍的发生中也起一定作用，如：转学、父母离异、学习压力过大、被欺负等。

四、常见的儿童情绪障碍

（一）儿童分离性焦虑症

儿童分离性焦虑症（separation anxiety disorder of childhood）是特发于童年的情绪障碍中的一种，是指儿童与其所依恋对象分离时产生的与其发育水平不相称的过度的焦虑情绪。自儿童逐渐对主要抚养人产生依恋后，几乎所有的儿童都曾因与父母或主要养育者分离而焦虑。当这种焦虑程度严重到影响儿童的正常生活，如：上幼儿园、上学、日常生活、娱乐活动、就寝等，同时持续时间超过 1 个月时，则成为分离性焦虑症。分离性焦虑症是一种较为常见的儿童情绪障碍。在一般儿童人群中，该障碍的患病率为 3.5% ~ 5.4%。在青春期及少年中患病率为 0.7% ~ 4.1%。女孩更为常见，男女比例约为 1：3。发生年龄多为儿童期，平均发病年龄为 7.5 岁。

分离性焦虑症可以突然起病，也可以隐袭起病。突然起病的患儿通常有明显的应激事件，如：转学、搬家或家庭变故（父母离异等）。分离性焦虑症的主要临床表现为与父母或主要抚养人分离时产生过度的、与其发育水平不相称的焦虑。如：不能离开父母或主要抚养人在外玩耍，不能独自就寝，重复做有关分离的噩梦，拒绝上学或上幼儿园而要和父母或主要抚养人待在一起，当非要将他们分离时出现明显的焦虑。此外，还可伴躯体生理反应，如：头痛、胃痛、睡眠障碍等。这种分离焦虑的原因不仅是现存的，也可能是既往发生过的，或可能是对今后父母疾病、死亡、意外事件产生的担忧。年龄大的孩子还可能担心亲人离开后自己会发生危险、会出现意外、会有大祸临头使自己与亲人失散或自己被拐骗等。因此，不愿意离开亲人，不愿意去幼儿园或拒绝上学，即使勉强送去，也表现哭闹、挣扎。如一位 11 岁的男孩，小学五年级学生，父母伴其来诊时告诉大夫患儿近半年多以来无法安心上学，也无法安心在家，经常要打电话给母亲询问现在何处、是否安全、再三嘱咐母亲在路上要小心交通事故、何处拐弯、何处红灯、应如何行驶，要自己伴随母亲上班，以致无法继续正常学习和生活。他的这种情绪和行为也严重干扰了父母生活，使父母不能正常工作。

分离性焦虑症的病程变化甚大。大多数患儿，尤其是起病急的患儿，恢复完全。少数患儿病程持续。起病晚、共患其他精神障碍、有精神疾病家族史将增加患儿成年后发生焦虑障碍的风险。

CCMD –3 中有关分离性焦虑症的诊断标准如下：

1. 症状标准儿童与其依恋对象分离时产生过度的焦虑情绪，至少有下列 3 项。

（1）过分担心依恋对象可能遇到伤害，或害怕依恋对象一去不复返。

（2）过分担心自己会走失、被绑架、被杀害或住院，以致与依恋对象离别。

（3）因不愿离开依恋对象而不想上学或拒绝上学。

（4）非常害怕一人独处，或没有依恋对象的陪同绝不外出，宁愿待在家里。

（5）没有依恋对象在身边时不愿意或拒绝上床就寝。

（6）反复做噩梦，内容与离别有关，以致夜间多次惊醒。

（7）与依恋对象分离前过分担心，分离时和分离后出现过度的情绪反应，如：烦躁不安、哭喊、发脾气、痛苦、淡漠或退缩。

（8）与依恋对象分离时反复出现头痛、恶心、呕吐等躯体症状，但无相应躯体疾病。

2. 严重标准　日常生活和社会功能受损。

3. 病程标准　起病于 6 岁前，符合症状标准和严重标准至少已 1 个月。

4. 排除标准　不是由于广泛发育障碍、精神分裂症、儿童恐惧症及具有焦虑症状的其他症状所致。

（二）儿童社交恐惧症

在儿童，社交恐惧症分类较为复杂。一种情况是儿童正常发展过程中存在的对新环境或陌生人恐惧的突出化，即：儿童对新环境或陌生人产生与其发育水平不相称的明显的焦虑、恐惧情绪，并出现回避行为，严重到影响患儿的日常生活和社会功能，此时应归类于特发于童年的情绪障碍中的社交恐惧症（social anxiety disorder of childhood）。另一种情况是显著地持续地对社交或一些自我表现的恐惧，类似于成人社交恐惧症，此时，则应在成人相应类别处编码。

特发于童年的社交恐惧症的患病率尚无确切报道。其起病时间为 2.5 岁至学龄早期，无性别差异。

特发于童年的社交恐惧症主要表现为与陌生人（包括同龄人）交往时，产生明显的紧张、焦虑、恐惧情绪。他们遇到陌生的孩子或成人时，表现得过分胆小、紧张、害羞、害怕或尴尬，对自己的行为过分关注，并可能出现哭闹、不语，并有社交回避行为。患儿还可伴发多种躯体症状，如：脸红、口干、心慌、出汗、胃部不适等。患者与家人或熟悉者在一起时社交关系良好。

CCMD –3 中有关特发于童年的社交恐惧症诊断标准如下：

（1）症状标准

1）与陌生人（包括同龄人）交往时，存在持久的焦虑，有社交回避行为。

2）与陌生人交往时，患儿对其行为有自我意识，表现出尴尬或过分关注。

3）对新环境感到痛苦、不适、哭闹、不语或退出。

4）患儿与家人或熟悉的人在一起时，社交关系良好。

（2）严重标准：显著影响社交（包括与同龄人）功能，导致交往受限。

（3）符合症状标准和严重程度标准至少已 1 个月。

（4）不是由于精神分裂症、心境障碍、癫痫所致精神障碍、广泛发育障碍等所致。当患儿的临床表现与成人社交恐惧症相同时，则参照成人诊断标准进行诊断，并归类编码于成人相应的类别之下。具体内容请详见有关章节。

（三）儿童恐惧症

儿童恐惧症分类诊断也较为复杂。总体讲，如果儿童对日常生活中一般的客观事物或处境产生过分的恐惧，而这种恐惧情绪可以以较轻的形式在儿童正常发育阶段中出现，即：这种恐惧具有显著的发育阶段特定性，并出现回避、退缩行为，则归类于特发于童年的情绪障碍中的儿童恐惧症（phobic anxiety disorder of childhood），当儿童出现的恐惧情绪是正常发展中不应出现的，如：广场恐惧，则应归类于成人相应的类别之下。

如前所述，正常儿童在发展的不同阶段，可以对多种事物产生恐惧，如：黑暗、动物等，只是这些恐惧程度较轻或持续时间短暂，对儿童的日常生活或社会功能没有明显影响。而特发于童年的情绪障碍中的儿童恐惧症，儿童对这些事物产生与年龄不相称的、非理性的或夸大的恐惧，恐惧程度重，持续时间较长，影响患儿的日常生活或社会功能，并导致患儿对所恐惧事物的回避。除上述表现外，患儿尚常常伴有自主神经功能的紊乱，如：心慌、胸闷、呼吸急促、出汗等。恐惧的对象主要包括两大类，一类为恐惧身体损伤，如怕死、怕出血、怕注射、怕受伤等；另一类为恐惧自然事物或事件，如：怕高、怕黑暗、怕暴风雨和雷电、怕动物、怕怪物等。

儿童恐惧症与成人恐惧症略有不同，儿童恐惧症并不要求患儿一定认识到恐惧和担心是不合理的和无必要的。

CCMD –3 中有关特发于童年的儿童恐惧症诊断标准如下：

1. 症状标准　对日常生活中的一般客观事物和情景产生过分的恐惧情绪，出现回避、退缩行为。

2. 严重标准　日常生活和社会功能受损。

3. 病程标准　符合症状标准和严重标准至少已 1 个月。

4. 排除标准　不是由于广泛性焦虑障碍、精神分裂症、心境障碍、癫痫所致精神障碍、广泛发育障碍等所致。

对于应归类于成人相应类别下的恐惧症，则参照成人诊断标准予以诊断。学校恐惧症是儿童恐惧症的一种特殊类型。该障碍可发生于儿童少年这一阶段的任何年龄，但以学龄期比较突出。该障碍影响着约 1%～5% 的儿童少年。在刚入小学和小学毕业刚上初中时更为常见。

男女患病率相当。该障碍发病可能比较突然，也可以隐袭缓慢。患儿开始表现为对上学的厌倦和推诿，如早晨不愿起床，或诉头晕、腹痛，或要求休息看病，父母若不同意便大吵大闹，甚至扬言要自杀，或要父母答应他们提出的条件才去上学。但往往达到了他们的要求第二天仍然不去上学。有的是在患了某些躯体病休息之后，便再也不去上学。父母、老师、同学来劝说或陪送上学，或同意他们的"条件"，给各种好处也无济于事。有的父母强制将他们送去学校，但还没进教室或学校的门，便要逃跑，表现非常坚决，而不得不让其离开学校，回到家里。大多患儿在家表现正常，可学习，同学们放学后同他们玩耍。部分患儿不愿出门，怕见到熟悉的人，生活无规律，不学习，心绪日渐不佳，甚至变得脾气暴躁，怨天尤人，蛮不讲理，冲动毁物，或打骂父母。临床上可将本病分为两种类型，即神经症型和人格型。神经症型的患儿一般表现为胆怯、害羞、缺乏自信，躯体主诉较多，并可以此主诉反复在医院看病，并发疾病多为胃痉挛、胃十二指肠溃疡等。人格型则表现对父母严重的对抗不服从，挑剔闹事，变得自私，对亲人缺乏感情，轻则恶语伤人，重则动辄操戈。患学校恐惧症的儿童大多以在校遇到学习的失败、挫折或遭到不公平的待遇或亲眼看到老师对同学的处罚为诱因，少数并无明显诱因，而家族中很可能有情绪障碍病史者。在成人神经症的回顾性研究中还发现，7% 的学校恐惧症患者既往有分离性焦虑的症状，并且 20 年后发展成惊恐障碍。

（四）广泛性焦虑障碍

广泛性焦虑障碍（generalized anxiety disorder）是儿童期常见的情绪障碍，多发生于儿童晚期和青春期早期，起病年龄多为 10～14 岁。

与成人广泛性焦虑障碍相似，广泛性焦虑障碍儿童存在没有特定对象的广泛的焦虑。他们担心日常生活的多个方面，对很多无关紧要或发生概率极低的事情都会产生过度的、不可控制的焦虑。患儿会担心自己的学习、健康、安全、未来等多个方面，会担心家庭是否会发生被盗或着火等意外事件，还会担心家人的健康安危等。他们总在预期最坏的可能性，而低估自己处理问题的能力或忽视发生偶然事件的极低概率。他们还常常伴发各种躯体症状，如：头痛、头晕、胸闷、心悸、腹痛、出汗、肌肉紧张、颤抖等。患儿上述症状常常持续存在。首发症状越重，焦虑症状持续时间越长，且越易复发。有近一半的症状严重的患儿，2 年后仍然被诊断为广泛性焦虑障碍。

儿童广泛性焦虑障碍共患病较多。Verduin TL 等（2003）报道，在广泛性焦虑障碍儿童中，48.6% 共患特定恐怖，31% 共患社交恐惧症，24.8% 共患分离焦虑障碍，18.3% 共患注意缺陷多动障碍，11% 并发恶劣心境，10% 并发对立违抗障碍，6.4% 共患重性抑郁障碍。

CCMD-3 有关儿童广泛性焦虑障碍的诊断标准如下：

1. 症状标准

（1）以烦躁不安、整日紧张、无法放松为特征，并至少有下列两项

1）易激惹，常发脾气，好哭闹。

2）注意力难以集中，自觉脑子里一片空白。

3）担心学业失败或交友遭到拒绝。

4）感到易疲倦、筋疲力尽。

5）肌肉紧张感。

6）食欲缺乏、恶心或其他躯体不适。

7）睡眠紊乱（失眠、易醒、思睡却又睡不深等）。

（2）焦虑和担心出现在 2 种以上的场合、活动或环境中。

（3）明知焦虑不好，但无法控制。

2. 严重标准   社会功能明显受损。

3. 病程标准　起病于 18 岁前，符合症状标准和严重标准至少已 6 个月。

4. 排除标准　不是由于药物、躯体疾病（如甲状腺功能亢进）及其他精神疾病或发育障碍所致。

（五）强迫症

强迫症也是一种较为常见的儿童情绪障碍。有报道该障碍在儿童中的患病率为 0.5% ～ 1%，在少年中的患病率为 1% ～ 2%，约占儿童门诊的 10%，男童较女童稍多，平均发病年龄为 9 ～ 12 岁，儿童早期和青春早期是两个高发年龄段。该障碍一般起病比较缓慢。成人患者中约 1/3 在少年儿童期即开始起病。

已有研究表明在儿童少年中，强迫症状的表现或症状的数目与年龄无明显相关，因此，强迫症在儿童少年期的表现与成人类似，主要表现为多种强迫思维和强迫行为。在强迫思维中，强迫性回忆和强迫性穷思竭虑等均较常见，并对儿童少年的生活和学习产生较大影响。如：患儿控制不住地回忆过去发生过的每一件事的细节，回忆过去看过的事物或听过歌曲等，或对一些无关紧要的事，没完没了地想个究竟。如：为什么要把"爸爸"称为"爸爸"，而不能叫别的；什么样的学习方法是最好的、最适合自己的。这些都明显影响了患儿的生活和学习，使得患儿无法专心听讲、写作业，影响患儿的社会功能。在强迫行为中，强迫性洗涤或强迫性检查都较常见，患儿会反复洗手，反复核对，重复检查。这种行为常与怕脏、怕得病、怕做错事被惩罚有关。尤其在学龄儿童，常反复检查书包书本，以确定文具是否带齐，作业是否做对，字是否写得整齐，生怕被老师扣分、指责或处罚。强迫性计数及强迫性仪式动作在儿童少年强迫症中也屡屡见到，如：上学出门，或开始做某事，常要数到一个所谓吉利的数才能走或做。如没想好或数好，就要反复"想"或"数"。这种数数还常以动作，如行走步数或触摸某物次数来表示。若被周围人打断，患儿会十分气恼，并要重头做起。除上述表现外，患儿还会出现强迫性对立思维、强迫性意向等。因症状不同程度地影响了患儿的生活及社会功能，而患儿又无法控制症状的出现，因此患儿常常感到非常痛苦。

儿童强迫症状的内容和动作，对每一位患儿来讲相对比较固定，并且一般较为现实，具有一定的可理解性。倘若强迫观念的内容变得荒谬不可理解，强迫动作经常变化离奇，自知力不完整，情感活动也比较迟钝时，则要警惕是否可能为精神分裂症的前驱期。儿童强迫症共患病较多。有报道，在强迫症儿童少年中，其他精神障碍的终生共患率为 75%。其中，最常见的共患病是抑郁、其他焦虑障碍和进食障碍，抽动障碍也是强迫症儿童少年较为常见的共患病。

因儿童强迫症并非特发于童年的情绪障碍，因此，其诊断、编码均参照成人强迫症有关内容。

（六）癔症

癔症是儿童中较为常见的一种情绪障碍。该障碍在我国分类诊断系统中仍然保留，但在 ICD - 10 和 DSM - Ⅳ 中则以解离障碍和转换障碍所替代。儿童癔症的患病率报道很少。该障碍多发生于学龄期儿童，女童多发，农村患病率较城市高。有时呈集体发作。经济文化落后地区集体发作相对更多。与成人癔症相似，儿童癔症主要涉及明显的心理因素所导致的意识和自我身份紊乱、随意运动或感觉系统的功能障碍。其临床表现与成人相似。其中，各种感觉和运动障碍较为常见。感觉和运动障碍最易发生于 10 ～ 15 岁儿童少年，最常见的是瘫痪、肢体无力、抽搐，也可见失语、失明等。虽然患儿出现各种感觉运动系统症状，但是并无神经系统阳性体征，其他辅助检查也无器质性疾病的依据。儿童癔症也非特发于童年的情绪障碍，其诊断、编码等均参照成人有关内容。

五、儿童情绪障碍的治疗

应采用综合治疗的方法治疗儿童情绪障碍。具体包括：

（一）药物治疗

药物治疗是儿童情绪障碍的重要治疗方法。对于确实存在明显症状，经过环境调整、心理治疗、行为治疗无明显改善的患儿，建议使用比较系统的药物治疗以尽快有效地控制和缓解患儿的症状。儿童情绪障碍药物治疗的种类与成人基本相同，主要是抗焦虑、抗抑郁类药物。对于学龄前儿童一般推荐使用抗焦虑药物。

1. 抗焦虑药　对减轻焦虑、紧张、恐惧等症状具有良好效果，同时还有较好的镇静、帮助睡眠的作用。

常用的药物包括阿普唑仑、劳拉西泮。对于症状严重、上述药物治疗效果不明显的儿童，也可选用氯硝西泮等药物。该类药物不良反应轻微，但需要经常反复服用者最好不要长期使用同一种药物。

2. 抗抑郁药 因三环类抗抑郁药不良反应较多，故已越来越少地用于儿童情绪障碍的治疗。而五羟色胺再摄取抑制剂具有较好的抗焦虑、抗抑郁、缓解强迫症状的作用，不良反应较小，因此，已日益广泛地用于儿童情绪障碍的治疗。目前，在各种五羟色胺再摄取抑制剂中，美国 FDA 已批准舍曲林用于 6 岁以上儿童强迫症的治疗，氟西汀用于 7 岁以上儿童强迫症和抑郁症的治疗，氟伏沙明用于 8 岁以上儿童强迫症的治疗。除氟西汀外，虽然这些药物只批准用于治疗儿童强迫症，但是，已有越来越多的研究表明，该类药物可有效治疗儿童少年的其他情绪障碍，如：广泛性焦虑障碍、恐惧症、社交恐惧症等，因此，已日益广泛地用于儿童少年其他情绪障碍的治疗。

（二）心理及行为治疗

因儿童情绪障碍的发生与患儿的个性特征、社会心理因素、家庭因素等密切相关，因此，心理治疗在情绪障碍的治疗中起着非常重要的作用。因多种心理治疗方法均可用于儿童少年，因此，应根据患儿的具体情况选用适合于患儿的治疗方法，包括支持性心理治疗、认知疗法、认知行为治疗、行为矫正治疗、家庭治疗、精神动力学治疗等。

支持性心理治疗使用比较普遍。在治疗前要熟知患儿的情况。治疗时要通过与患儿的交谈及. 观察，建立起信任的关系，并对患儿所表现的困惑、疑虑、恐惧不安、气愤和痛苦给予充分的尊重、理解，在此基础上劝导、鼓励、反复保证以减轻患儿的怀疑、恐怖、焦虑紧张和不安。行为治疗也是儿童情绪障碍治疗中常用的方法。该方法以"刺激 – 反应"的学习过程来解释行为，并可使行为朝预期的方向改变或恢复到原来的正常行为。恐惧症、强迫症的患儿可使用系统脱敏法等进行治疗。

认知行为治疗目前使用日益广泛，并有较好循证依据，可有效治疗儿童情绪障碍。

家庭治疗将患儿和家庭其他成员共同作为治疗的对象，对改善患儿症状也具有重要意义。因情绪与行为模式既与先天遗传因素有关，同时也是后天获得的，儿童既接受父母或祖辈的遗传素质，在后天也仍然受到他们行为模式的影响。另外家庭成员间的关系、养育的态度及家庭出现的种种问题都有可能与患儿的情绪障碍有关，并成为影响治疗的因素。部分患儿的症状并非仅仅是个体的症状，而可能是整个家庭的病理问题在患儿身上的反映。因此，儿童情绪障碍单靠药物治疗可能难以痊愈，家庭治疗也非常重要。

第二节 儿童多动综合征

儿童多动综合征（hyperkinetic syndrome）简称多动症，主要表现为与年龄不相称的注意力易分散，注意广度缩小，不分场合的过度活动，情绪冲动并伴有认知障碍和学习困难，智力正常或接近正常。该病于学前起病，呈慢性过程。它不仅影响儿童的学校、家庭和校外生活，而且容易导致儿童持久的学习困难、行为问题和低的自尊心。多动症儿童也不为其他同龄伙伴接受。如不能得到及时治疗，有相当一部分儿童症状会持续终身。

早在 1845 年，Hoffmann 已把儿童的活动过度作为病态来描述。1937 年，Bradley 指出这是一种儿童行为障碍的特殊形式，并应用苯丙胺治疗取得疗效。1947 年，Strauss 等以脑损伤作为重要病因，故取名为"脑损伤综合征"。1949 年 Clements 等认为这种损伤是轻微的，又称为"轻微脑损伤综合征"，简称 MBD。1966 年 Gessel 指出多动症不是轻微脑损伤，而是"轻微脑功能失调"，也简称 MBD。近年来，世界卫生组织在《国际疾病分类》第 9 和 10 版（ICD –9 和 ICD – 10）中命名为"儿童多动综合征"。美国精神病学会出版的《精神障碍诊断和统计手册》第 4 版（DSM－Ⅳ），根据多动症最为常见和突出的症状是注意力集中困难，故改称为"注意缺陷障碍及伴多动或不伴多动的注意缺陷障碍"（ADD 和 ADHD）。不论是多动症或注意缺陷障碍，这些名称均不涉及病因，而是症状描述性用语。

一、流行病学

儿童多动症的患病率一般报告为 3% ~ 5%，男女比例为 9：1 ~ 4：1。跨文化研究发现几乎在所有的国家和文化背景均有多动症发生。但在不同的国家和社会经济文化阶层中，其患病率有差异。英国报告患病率不到1%，一般他们把该类问题归为儿童行为问题。荷兰报告为5%～20%，20世纪70-80年代美国报告为5%～10%。现在认为按 DSM－Ⅳ 标准，儿童多动症的患病率为3%～5%。日本为4%。我国报告的学龄儿童多动症的患病率为1.3%～13.4%。此外，研究发现，不少多动症儿童来自父母分居或离婚的家庭，父亲经济地位低或为体力劳动者、父母婚姻不和谐以及家庭教育不一致者较多见。多动症儿童的父亲和男性亲属物质滥用、母亲和女性亲属布里凯综合征（Briquet syndrome 一种癔症）等病理心理问题明显多见。

儿童多动症的症状基本在学前出现，但在九岁最为突出。多动症儿童常伴有学习困难和行为问题，为了使多动症儿童的学业水平能与其智力能力保持一致，大约有20%的多动症儿童需给予特殊教育，15%的儿童需提供特殊的行为矫正服务。

二、病因和发病机制

很多学者对儿童多动症的病因和发病机制进行了研究，然而病因至今还不清楚，有人推测可能是一种复杂疾病。但至今尚无定论。现将文献报道概括分述如下。

（一）生物学因素

1. 轻微脑损伤　从多动症被指出以来，就有一种脑损伤的假说。人们总是试图阐明损伤的范围和特征，但最近一些很严格的病例对照研究表明，有明显脑损伤的比例并不太高。

2. 遗传因素

（1）多动儿童和正常儿童对照研究：多动症儿童的父母童年期有多动历史者较多，多动症儿童的同胞兄弟姐妹患病率高于对照组3倍，情感性精神病也多见。此外，多动症儿童父亲反社会人格特征或酒依赖、母亲有癔症者均较多。并发品行障碍的多动儿童成人亲属的人格障碍、酒瘾及癔症比例更高。也就是说儿童多动症的亲属精神病理问题较多，尤其是多动症、品行障碍、物质滥用和抑郁症等问题，这在几个研究中都得到了证实。

（2）养子的研究：Cantwell 和 Morrison 与 Stewart 发现多动症儿童的亲生父母被诊断为多动症的比例较高。多动症儿童的亲生父母的反社会人格、酒依赖及癔症明显高于养父母或对照组儿童的父母，亲生父母的童年期有多动和品行障碍的历史及有精神病障碍者也较多。对其有血缘和无血缘关系亲戚的研究也证明遗传因素起了重要作用。

（3）双生子的研究：单卵双生子的多动症同病率高于双卵双生子5倍多，单卵双胎的多动和注意力障碍的症状的一致性较双卵双胎要高得多。O'connor 和 Martin 报告，单卵双胎的多动症状一致性是100%，而双卵双胎多动症状的一致性要低得多。最近双子研究又报告注意力障碍、多动和冲动症状的主要变量（70%～80%）与遗传因素有关（平均大约有80%）。也有学者报告单卵双胎儿童多动症的同病率为80%左右，而双卵双胎的同病率仅为29%。

（4）遗传度的研究：Stevenson 用多元回归的方法分析了91对女性双胞胎和105对同性别的双胞胎，多动的遗传度是0.75，注意缺陷的遗传度是0.76，再次说明遗传对该症的影响。LevyF 对1 938例有双胞胎的家庭进行了研究，按 DSM－Ⅳ 标准，先证者的一致率、单双卵双胞胎、同胞的遗传度进行了计算，其结果是0.75～0.91。

（5）分子遗传学研究：目前有几个课题组已分别用几个大的家系，多动症儿童和其家族成员进行分子遗传研究。Biederman 等在波士顿对大的家系进行了定量遗传分析，证明单基因可能解释疾病的表现。而其他学者认为是多基因遗传。儿童多动症最早的分子遗传研究指出多动症和多巴胺基因的多态性有关。开始的焦点集中在 D_2 受体基因，有学者认为它的增加还与乙醇依赖、抽动症、病理性赌博等有关，也有学者称这类问题为奖赏缺陷综合征。Lahoste 报告多动症儿童 D_4 受体7个重复等位基因的比例较对照组高，Bailey 等、Swanson 重复了此结果。Sunohahara 等、Faraone 在成人 ADHD 也得到类似结果。Comings DE 等报告儿童多动症是多基因遗传，与 DβH、DT_1 基因和 D_2 受体基因有关。当然也有些不一致的结果，可能与选择的多动症表型不同有关。Barkley RA 等预测下个10年在人类基因组完成的同时或以后，儿童多动症的分子遗传研究可能是卓有成效的一个领域。

3. 儿茶酚胺的代谢研究　动物实验以及对人的研究从不同角度提示多动症儿童主要是儿茶酚胺的通路的异常。尿、血清和脑脊液的肾上腺素和多巴胺的浓度测定支持多巴胺和肾上腺素更新率降低的假说。多动症儿童脑脊液的测定结果为多巴胺更新降低或是多巴胺的敏感性增高，验证了多动症的低多巴胺状态的假说。而抽动秽语综合征与多巴胺的过度更新有关。动物实验提示多动儿童可能有多巴胺代谢障碍。有人用6-羟基多巴胺注射新生鼠，选择性地破坏了多巴胺通路后，这些鼠有明显的多动行为和走迷津困难，当给精神药物后，提高了完成学习任务的能力，减少了活动水平。随鼠龄增大，活动可减少，但学习缺陷仍存在。活动水平高和有攻击行为的狗也有遗传性的学习困难。这些受累的动物对右苯丙胺反应较好，可改善其学习缺陷状况、多动和侵略行为。多动症儿童亦可观察到与此类似的现象。

功能性MRI发现额枕、纹状体和网状结构是被中枢兴奋药影响的儿茶酚胺来调节。哌甲酯的研究提示多巴胺是涉及的主要介质，5-羟色胺与其也有关。

4. 神经生化的研究　还有人把多动症儿童和正常儿童的多巴β-羟化酶、单胺氧化酶、儿茶酚胺氧位甲基移位酶做了比较，未发现区别。去甲肾上腺素和多巴胺的代谢产物高香草酸（HVA）和5-羟基吲哚乙酸（5-HIAA）的结果不一致。而对儿童多动症中有一亚组3-甲氧基4-羟基苯乙二醇（MHPG）的明显降低的看法较为一致。

5. 神经解剖　有学者对多动儿童及其同胞兄弟进行了检查，发现多动儿童用哌甲酯后，基底节和中脑的血流增加，但使前部皮层血流降低，特别是脑皮层的运动区。用脑影像技术也证明有儿童多动症史的青年人有皮层的萎缩，虽然以前CT研究未发现多动儿童与正常儿童有何不同，但新的影像技术如PET等较一致的发现有脑功能低下变化，特别是前额区。这些发现是很重要的，因前额和皮层运动区的功能对维持注意、控制冲动、调节攻击和运动活动是十分重要的。Seidman LA总结13个研究（共202例男孩和14例女孩）的MRI检查发现，常见的异常部位是胼胝体和尾状核，胼胝体异常主要是前（顶鞘）、后（压部）或两者体积减小。尾状核体积减小为单侧或双侧，仅有一个研究报告是体积增大；苍白球和右前体积也减小，一个研究发现整个体积减小（4.7%）特别是右侧减小（5.2%）。这些发现与早期理论模型一致。

功能性MRI结果不一致，来自成人和有家族聚集性的多动症儿童尾状核、额区和前扣带回代谢的改变，主要是代谢减少。

（二）环境因素

已有一些研究提示ADHD也可能因各种环境因素引起。1975年，有学者提出食物过敏会引起儿童的多动和注意力障碍。也有人提出食物添加剂和水杨酸盐类会引起儿童过度活动、冲动和学习问题。但对此还有些争论。

（三）病理机制

最近用PET研究发现多巴胺受体的密度与儿童发育有关，多巴胺受体密度的特异性变化是直到少年期才成熟。多动儿童易被影响的区域认为是前额叶的多巴通路。神经心理研究提示多动儿童前额叶功能未成熟。人们认为前额叶皮层与儿童的冲动和攻击行为有关。局部脑血流研究发现，主要是额叶和尾状核两个部位受累。有些研究已证明用药使基底节和中脑的血流增加，而使运动区的血流减少。这些发现可以解释为什么服哌甲酯后可使多动儿童的注意力增加，运动行为减少，冲动行为得到控制，并能协调精细动作和粗大运动。其他研究多集中在丘脑，网状激活系统和前中脑束。多动儿童和正常对照比较，神经内分泌也有些区别，研究发现多动儿童的生长激素对苯丙胺或哌甲酯的反应是不同的，这进一步说明了多动和正常儿童有生物学的不同。不论是皮肤电还是诱发电位的研究，均发现多动症儿童一般对刺激表现为觉醒水平的不足，以前的研究也发现觉醒水平不足与反社会行为和品行障碍有关，因为觉醒不足，奖惩行为在一般心理水平不能起作用，多动症儿童难以吸取以前教训，其行为问题也难以矫正。

心理学研究还发现多动症儿童的社会阈值升高，不管是正性还是负性强化，多动儿童均不易接受，一般奖惩不易约束和矫正该类儿童的行为问题。有研究证明服哌甲酯或其他神经兴奋药，多动儿童社会阈值被降低，正性或负性强化的水平被调整，为行为矫正奠定了基础。这些心理的、生理的和药理的研究提供了一个理论框架来解释多动儿童为什么不能从生活事件中吸取教训。所以，该类儿童难以遵循社会规范，易出现学业困难和人际关系紧张及社会适应障碍。

（四）神经心理与神经生物学假说

Viginia Douglas 强调注意力转移和冲动控制，引出注意缺陷障碍的概念。Jeffrey Matler 提出儿童多动的症状与脑前叶功能不良有关。Paul Wender 提出尾状核和愉快中枢等部位儿茶酚胺活动减少的假说。Satter 和 Cantwell 提出皮层觉醒不足的假说。所有这些观念至今仍影响影像学、功能影像学的思维。目前一些提法主要集中在认知和脑。

Barkley 年提出 ADHD 关键的缺陷是执行功能，包括工作记忆、抑制和计划的损害。执行功能依赖由前脑皮层调节的网状结构。Voller 和 Heilman 提出右侧缺陷（注意缺陷有脑半球优势）涉及额前皮层和基底神经节。分子遗传研究指出 ADHD 和多巴胺基因的多态性有关，也可能是涉及基因与基因之间、基因与环境之间相互作用的一种复杂疾病。

三、临床表现

多动症的症状多种多样，并常因年龄、所处环境和周围人对待态度的不同而有所不同。

（一）活动过度

活动过度大都开始于幼儿早期，进入小学后因受到各种限制，表现得更为显著。有部分儿童在婴儿时期就开始有过度活动，他们表现格外活泼，会从摇篮或小车里向外爬。当他们开始学步时，往往是以跑代走。患儿稍大，看小人书看不了几页，就换一本，或干脆把书撕了。有时翻箱倒柜，搞得乱七八糟。进入小学后，患儿上课时小动作不停，屁股在椅子上扭动，把书本涂得不像样子。他们的手闲不住，凡能碰到的东西总要碰一下，因喜欢招惹别人，常与同学发生争吵或打架；又因患儿好插嘴和干扰大人的活动，易引起大人的厌烦。活动过度最惹人注目，故 ICD –9 和 ICD – 10 以多动综合征命名。

（二）注意力集中困难

这种小儿的注意很易受环境的影响而分散，因而注意力集中的时间短暂。他们在玩积木或其他游戏时，往往也显得不专心。他们在上课时，专心听课的时间短暂，老师布置的作业常听不清，以致做作业时常出现遗漏、倒置和解释错误。他们对来自各方的刺激几乎都起反应，不能滤过无关刺激，所以注意力难以集中。由于注意力集中短暂和注意力易分散是多动症最经常出现的症状，DSM – Ⅲ 和 DSM – Ⅲ –R 对其命名为注意缺陷障碍。

（三）情绪不稳，冲动任性

多动儿童由于缺乏克制能力，常对一些不愉快刺激，做出过分反应，以致在冲动之下伤人或破坏东西。他们要什么，非得立刻满足。他们的情绪不稳，会无故叫喊或吵闹，又无耐心，做什么事情都急急匆匆。冲动任性是多动症的突出而又经常出现的症状。为此，有些学者将其作为核心症状来看待。

（四）学习困难

多动症儿童的智力水平大都正常或接近正常。然而由于以上症状，仍给学习带来一定困难。部分多动症儿童存在知觉活动障碍，如在临摹图画时，他们往往分不清主体与背景的关系，不能分析图形的组合，也不能将图形中各部分综合成一整体。有些多动儿童将"6"读成"9"，或把"d"读成"b"，甚至分不清左或右。前者的改变，属于综合分析障碍，后者属于空间定位障碍。他们还有诵读、拼音、书写或语言表达等方面的困难，多动症儿童未经认真思考就回答，认识欠完整，也是造成学习困难的原因之一。

此外，多动症儿童约有 30% ～ 60% 伴有对抗障碍，20% ～ 30% 的患儿伴有品行障碍，20% ～ 30% 的患儿伴有焦虑障碍，20% ～ 60% 的患儿伴有学习技能障碍。

一般来讲，多动儿童的临床症状波动有时与儿童所处场合不同、从事的活动不同有关。多动症儿童在做作业，从事重复性或需巨大努力的活动及做不新奇的事情时，其注意力的维持最困难。有吸引力、新的情况下或不熟悉的环境中多动症的症状可减轻。在连续而直接的强化程序下比局部的和延迟的强化程序，注意力的维持情况明显好些。在指导语进行必要重复时，多动症儿童完成任务，其注意力的维持问题不大。在没有特别严格的规范和严格的纪律要求遵守的地方，多动儿童与正常儿童几乎无区别。其症状随情景而波动的现象说明了多动儿童表现的症状严重程度受环境的影响，并与其有高度相互作用。

四、诊断与鉴别诊断

因到目前为止，尚无明确的病理变化作为诊断依据，所以目前仍主要是以患儿的家长和老师提供的病史、临床表现特征、体格检查（包括神经系统检查）、精神检查为主要依据。

（一）症状标准

与同龄的大多数人相比下列症状更常见，需具备下列行为中的或注意障碍的 6 条，或冲动障碍及多动共 6 条。

1. 注意

（1）常常不能仔细地注意细节，或在做功课、工作或其他活动中出现漫不经心的错误。

（2）在完成任务或做游戏时常常无法保持注意。

（3）别人对他（她）讲话时常常显得没在听。

（4）常常无法始终遵守指令，无法完成功课、日常杂务或工作中的义务。

（5）组织任务或活动的能力常常受损。

（6）常常回避或厌恶需要保持精神努力的任务，如家庭作业。

（7）常常遗失某种任务或活动的必需品，如学校的作业、铅笔、玩具或工具。

（8）常常易被外界刺激吸引。

（9）在日常活动中常常忘事。

2. 多动

（1）双手或双足常常不安稳，或坐着时蠕动。

（2）在课堂或其他要求保持座位的场合离开位子。

（3）常常在不适当的场合奔跑或登高爬梯。

（4）游戏时常不适当地喧哗，难以安静地参与娱乐活动。

（5）表现出持久的活动过分，社会环境或别人的要求无法使患儿显著改观。

（6）常常说话过多。

3. 冲动性

（1）常在别人提问未完成时其答案即脱口而出。

（2）在游戏或有组织的场合常不能排队或按顺序等候。

（3）经常打扰或干涉他人。

（二）病程标准

通常于 7 岁前起病，病程持续 6 个月以上。

（三）排除标准

不是由于广泛性发育障碍、精神发育迟滞、儿童期精神障碍、器质性精神障碍、神经精神系统疾病和药物不良反应等引起。

（四）严重程度分类

1. 轻度　症状符合或稍微超过诊断标准所需症状，仅有微小的或没有学校和社会功能的损害。

2. 中等　症状和损害在轻度和重度之间。

3. 重度　超过诊断标准所需症状很多，有明显而广泛的学校、家庭和伙伴关系方面的社会功能的损害。

鉴别诊断：应与以下出现类似多动症症状的疾病或障碍相鉴别：①精神发育迟滞；②孤独障碍；③抑郁症；④慢性社会环境问题引起；⑤抽动秽语综合征或多发抽动综合征；⑥其他行为障碍。很多精神发育迟滞有过度的无目的性的活动，判断能力有缺陷，不能完成学业，常常从一个活动转移到另一活动，冲动控制亦有缺陷。精神发育迟滞和儿童多动综合征的主要区别是精神发育迟滞儿童的智力能力的水平低于正常水平，学习成绩与其智力能力的水平一般相符合，而儿童多动综合征的学习成绩则明显低于其智力能力的水平。

孤独障碍儿童也有多动、冲动和注意障碍等症状，但这些孤独障碍儿童有严重的社会和人际交往的障碍及语言障碍，因此孤独障碍儿童确实有别于多动症儿童。有些情绪障碍的儿童，也有精神运动性兴奋和注意缺陷障碍等症状，这些儿童很难与多动症儿童鉴别。多动综合征儿童常与情绪障碍儿童交叉重叠，因他们有长期的不愉快、沮丧及来自对父母、同学、玩伴和老师关系的负性反应。他们对表扬、爱等阳性强化也表现烦躁不安，母亲的奖赏也不能使这些儿童的强化阈值发生改变。情绪障碍儿童，其病情呈发作性，且情绪障碍的症状性质严重，而多动综合征儿童的病程呈慢性和连续的，属轻或中等程度的障碍。

长期混乱的破裂家庭，其生活环境难以造成一个使儿童集中精力去认真完成作业的环境。不管儿童是因父母的榜样作用不好，还是因父母教育不一致并互相指责引起，生活在这样环境中的儿童有不少有多动症的症状。在多动症症状产生前后，社会和家庭环境产生的不利征兆可能有助于与一般儿童多动症鉴别。社会混乱的家庭可能会有一个或多个儿童出现严重的多动，多动症症状可能和破裂的家庭气氛共存或是继发于成人有乙醇依赖、反社会人格和有癔症患者的家庭。一旦把儿童放到稳定的、一致的和完整的家庭和社会环境中，其症状完全消失，在这种情况下，不能轻易做出儿童多动症诊断。多动症和抽动症可能有症状的重叠，很多抽动症儿童有注意力不集中，多动和冲动的历史。大概有10%的多动儿童伴有抽动秽语综合征或多发抽动综合征。抽动和多动并存有一定的治疗意义，用匹莫齐特治疗抽动，用右苯丙胺治疗多动症。抽动儿童一般是一组一组的肌肉抽动，有的还伴有清嗓子等喉音及骂脏字。单纯的抽动和秽语综合征与多动症较易鉴别。最后一个需鉴别诊断的是品行障碍和对抗行为。后两者对他人有更多的干扰或破坏性行为，对抗性障碍最初的症状常常是围绕破坏校规，不服从或对抗学校领导和老师，并有违拗。品行障碍的儿童和少年常常不管其他人，并伴有频发的反社会和犯罪行为。至于多动症儿童一般没有严重的反社会活动，多动的儿童并不想有破坏性的行为和举止，但因自控能力差而能讲出冲动和做出不考虑后果的事情。多动伴有其他障碍的儿童应积极治疗，因有两种障碍重叠症状的儿童预后不好。

五、预后

随着多种治疗方法的应用，儿童多动症的预后是较乐观的。但如不治疗，多动症儿童到成人时，大约有1/3的人符合DSM－Ⅲ－R轴Ⅰ上的诊断。主要有四大类：①多动症的残留症状；②反社会人格障碍；③乙醇依赖；④癔症、焦虑症和一些类精神分裂症。很多有人格障碍的成人有儿童多动症史，有难以控制的冲动行为障碍，忍受应激的阈值低，情绪不稳和长期的不满情绪。追踪未经治疗或很少治疗的多动症儿童，给我们提供了多动症儿童的一个自然病程。有人报告未经治疗的多动症儿童，随年龄增大无目的性的过度活动水平降低。但有20%的人在青春期有犯罪行为，物质滥用，学业低下，冲动和注意力不集中仍然存在。

患该症的很多成人诉说他们常常有抑郁和焦虑或癔症样症状，这可能是被同伴们排斥的一种挫折性反应。大部分烦躁症状随治疗而消失，但还会有不同程度的坐立不安。治疗使奖赏阈值降低，使患该症的成人变得对生活更满意。

总的来讲，症状随成熟变化，预后如何与在童年期是否并发品行障碍和对抗性障碍有密切关系。也与智力水平特别是学习困难存在与否有关。还与家庭大小、社会和经济状况，家庭是否完整有关。如长期合理治疗，到成人时一般预后是好的，预后不好者占治疗组的1/5以下。一般有并发症者预后不好，所以加强干预和治疗该亚组是很有必要的。现在认为在成人中有1%～2%的注意缺陷障碍。

六、治疗

多动症的治疗有 6 项主要治疗方法和几项附加治疗方法，联合治疗较单独治疗效果好。

（一）认知行为治疗

认知行为治疗对控制多动行为、冲动控制和侵略行为是有效的。Douglas 描述了治疗该类行为是教每个人停下来，看一看，听一听，想一想。该技能通过语言的自我指导，角色排演，自我奖赏和自我表扬的方法，改善和矫正了患儿行为问题。短期行为治疗比长期效果好。儿童的认知心理治疗一般限制为 10 ~ 15 次一疗程，每次 1 小时为好。

（二）特殊教育项目

很多多动孩子不喜欢自始至终的参加一种活动，在大多情况下，注意力不能集中，使其不能很好地完成学习任务并导致学业困难。某些国家 1/3 的多动症儿童因特殊的学习困难被安排接受 1 ~ 2 年的特殊教育，帮助其解决在学校较易发生的沮丧和缺少学习动机问题。该种特殊教育不对孩子贴上落后或学习迟滞的标签，使其教育环境和方法适于多动症儿童。合并用一些药，促使这类儿童在学业中发掘自己的潜力，帮助他们提高学习成绩，使其学业水平与其智力水平能保持一致。

（三）社会化的技能

儿童不限于在班内的学业和行为问题，在家庭内外也均有一些人际关系问题，指导多动症儿童社会交往技能是很困难的。然而在有条件情况下，很有必要让多动症儿童与有同情心的伙伴多接触，如加入某些运动队的活动，不是仅要求多动症儿童完成某些运动活动，而是为多动儿童提供完成社会化的环境。

（四）躯体的训练项目

多动儿童可从渐进的躯体训练项目得到益处。因他们在团队的集体活动中交往有困难，易使体育活动成为他们的负性经验。而躯体的训练项目是个体运动，可指导他们控制冲动和攻击行为，使他们听从指导，增强自尊心和自信心。躯体的训练包括拳击、柔道、举重、健身、田径运动、游泳、网球等项目，使躯体的外观和感觉处于良好状态将改善躯体活动。不采用团队评定法，多动儿童会更主动的参与多方面的活动。良好的师生关系促进躯体训练的进行，不是简单的躯体训练，而是使儿童在学校全面按指导做事。主要是通过躯体训练项目促使多动儿童更好的自我控制，自律和自尊。近年来，有学者用感觉统合的训练方法治疗儿童多动症，尤其是对伴有运动技能障碍者效果很不错。

（五）父母管理班

因为在家庭内，额外的要求会引起额外的行为，所以父母管理班是需要的。父母常频繁责备儿童的问题行为，父母与多动症儿童之间缺乏明智或中肯的批评。父母需要特殊帮助，以了解如何以较和谐的方式与孩子相处，学习如何选择较合理的期望水平。父母必须学习如何建立良好的方式限制某些行为，指导儿童完成一些家务劳动并负一定的责任。父母需要学习前后一致的、正性的、有效的行为矫正方式。

（六）药物

自从 1937 年 C Bradly 首次用中枢兴奋药以来，对治疗多动症的多种有效药物进行了研究，作为多种治疗形式的一种，药物成为一种很有意义的治疗工具，以前的研究已证明，药物降低了社会阈值，使奖惩的行为治疗方法对他们的行为在不同水平基础上有所控制。

最有效的药物增加多巴胺或肾上腺素的翻转，低剂量的突触后受体阻断剂也表现了轻至中度对多动的冲动的控制，有促进认知的完成和注意力集中的作用。对儿童多动症有效的药物有中枢神经兴奋药哌甲酯、右旋苯丙胺、甲基苯丙胺等，匹莫林半衰期较哌甲酯长，一天只用一次。

另一类有效药物是三环类抗抑郁药（TCAs）和单胺氧化酶抑制剂（MAOIs）。TCAs 的短期作用与类交感神经兴奋药相似。然而长期应用，TCAs 易产生耐药作用。临床研究结果提示，作用较好的是丙米嗪、地昔帕明、氯米帕明和阿米替林。这些抗抑郁药的作用基本相同。父母愿意选择这类药，因父母确实看到了药物对儿童行为的控制作用。而哌甲酯半衰期短，当小儿回到家时，药物作用已过，与未用药状态的行为相似。

一小部分研究验证了 MAOIs 的作用，与中枢神经兴奋药的作用相似，长期用药效果也不错，但常伴有一些耐药现象发生。

临床药物治疗的目的是：①促进多动儿童思考，改善对冲动行为的控制；②减少烦躁不安；③改善社会交往的技术；④改善认知行为；⑤改善精细运动的共济。药物有时改善特殊的学习困难，然而不伴多动症状的学习困难儿童，用药几乎没效。不同剂量作用不同，高剂量（0.6mg/kg）改善认知功能和注意力，低剂量（0.3mg/kg）改善行为、社交技能和冲动控制。对大部分儿童来讲，比较理想的哌甲酯剂量是 0.45mg/kg。大概在用药 45 分钟后有认知行为的改变，最好的认知行为的改善是用药后 1 个半小时至 3 小时内，疗效大约持续 4 小时。因药物的疗效持续时间短，重复用药是必要的。现在临床也有人推荐每天 3 次，早饭、午饭前和下午 3 点半。对有课外活动和家庭作业的高年级小学生用该服法较为必要，对低年级和没有课外活动和家庭作业的小学生时第 3 次药可不用。不良反应：拟交感神经兴奋药的不良反应是食欲下降、失眠、头痛、胃疼、易怒、生长缓慢、抽动等，一般在治疗第 4 周消失。长期用药偶产生生长缓慢问题，用 6 ~ 8 年比预期体重低 2.27 ~ 4.54kg，矮 1.25cm。若每年用药间歇两次，暑假停 6 周，寒假停 2 周，则一般不出现生长缓慢。生长缓慢可能是因为食欲下降所致热量不足，或者是因拟交感神经兴奋药反射性地引起非睡眠状态增加，致生长激素分泌下降。因生长激素在睡眠状态分泌。

多动儿童用拟交感神经兴奋药是否产生多发抽动或抽动秽语综合征问题是有争论的。并发抽动的大部分儿童，不是有抽动症的阳性家族史，就是用药开始前已有不正常的躯体运动。虽然用很大剂量的拟交感神经兴奋药会产生抽动症和不正常的躯体运动，但还不能证明抽动秽语综合征是用药引起。大概有 1/10 的多动儿童在治疗开始前或初期多动和抽动共存，多动症状和抽动秽语综合征共存时，有学者建议中枢兴奋药和抗精神病药同时应用较有益。

（七）其他治疗

这类治疗针对该治疗有效的患儿。如一些儿童对选择性去除食物中的添加剂特别是食品中的色素有效。另外一些对小量咖啡有效，而过敏的多动儿童合并用抗过敏药物治疗有较好的作用。对年长的多动儿童职业咨询和训练很有帮助。户外野营和自信心的训练，对多动儿童发展认知功能和自律性的训练是有帮助的。多种形式的联合治疗可使学业成绩不良、社交困难等症状好转，酒依赖、物质滥用也减少，儿童的社会功能恢复到正常范围内，与父母的关系形成良性循环。

此外，父母和老师要了解多动的孩子不是故意的，要忽视其不伤大雅的一些小动作，给予他们一定的活动机会。建议允许其分段完成作业或某一计划，给其提供安静的环境，尽量避免可能引开其注意力的刺激来源，如其作业的地方，教室里的座位，要安排在能与老师互动好的地方。还要多发现多动症儿童的优点，创造机会让其发挥优点，以获得长辈和同学的表扬，让其有成功的享受，以保持他们的自信心和自尊心。

目前也有不少学者利用 EEG 生物反馈方法治疗 ADHD，其长期疗效满意。

第三节　儿童少年品行障碍

一、概述

品行障碍是指 18 岁以下的儿童、少年反复持久出现的违反与其年龄相应的社会道德规范行为准则或规则，侵犯他人或公众利益的行为障碍。这种行为在国外国内通常称为所谓的反社会行为，包括广泛的行为表现，泛指经常的说谎、偷窃、逃学、离家出走、打架斗殴及婚前性淫乱行为等（以上行为危害周围人的情节轻微），也包括属于犯罪行为的强奸、纵火、抢劫、杀人等行为，此类反社会行为可能在 5 ~ 6 岁时即已发生，但是一般是在较大儿童和少年期发生，12 岁时可能就已有明显反社会行为，一般在 15 ~ 16 岁时可能已达到高峰阶段。16 岁以后发生者罕见，在诊断上明确诊断标准需要反社会行为至少持续半年时间，而且此类行为已经导致患者在学习和社交职业功能上有明显受损时，一般才能确诊。

很长时期以来对少年品行障碍的基本概念缺乏明确的，为大家公认的严格定义和基本概念，世界不同国家学者中间存在不同理解和分歧意见，争论较多。一向在医学界、法学界和社会学界学者中间有许多专家、学者往往把少年品行障碍与少年犯罪(juvenile delinquency)两个概念不加区别地混乱地加以应用，在实践上和理论上产生了较大影响。直到近年来 I Kolin 和 DP Farrington 等提出必须根据反社会行为的严重性把两者严格加以区别的见解对学术界产生了很大的积极影响，进一步澄清了既往在理论和实践上的混乱局面，他们把那种情节轻微，且只限于非犯罪性质的社会行为(往往只限制于家庭和学校范围之内的)归在少年品行障碍名义之下；而把那种情节严重，属于法律规定的犯罪行为，即把属于少年犯罪性质的，专门列出规定为品行障碍的严重类型。他们的这种分类见解也已为世界不少学者赞同和采用，但是也还没有被国际上精神疾病分类诊断标准所普遍采用，本节采用了上述 Famngton koluin 的意见，主要是考虑多年来大量反复研究结果都说明品行障碍与少年犯罪有密切关联性。Farrington koluin 等人的见解是科学的，符合客观实际的。

在儿童和少年中，品行障碍是极其普遍多见的，根据美国 Williams 和 Cald 对 13 ~ 16 岁男孩的自我报道的品行障碍所表现的反社会行为调查研究结果，发现此类行为可占样本的绝大多数，占 88%，但是只有 22% 属于少年犯罪行为接触到警察部门，其中只有 2%，曾与法院有过接触。自 20 世纪以来，特别是第二次世界大战以后，少年品行障碍及其严重类型迅速在世界范围内广泛发展和蔓延，危害性日益严重，已经成为世界多数国家整个社会严重关注的重大社会问题之一。发达国家中少年犯罪问题尤为严重。国际上，一般以少年人口中 1% 作为少年犯罪的高发率，以美国为例，一般报道是 5% ~ 10%。对暴力犯罪被逮捕的美国罪犯统计表明每 5 名罪犯即有 1 人是 18 岁以下的少年人，在每 9 个儿童中，估计有 1 人在 18 岁以前，由于少年犯罪行为，而被带上法庭。发展中国家少年犯罪比率增长很快，而且日趋严重，也是令人十分担忧的。我国少年犯罪比率较低，属于世界各国中比率较低的少数国家之一，确切的发生率还不了解。但是就历史发展来看我国青少年犯罪在整个刑事犯罪中所占比重，犯罪绝对数，以及对社会危害性都远较 20 世纪 50 年代严重得多。而且，当前杀人、强奸、抢劫等暴力型犯罪有增加趋势。团伙犯罪明显增加，犯罪性质，手段日趋狡诈、危险。始犯年龄提前平均年龄降低，少年化趋势增加，女性少年犯数量有所增加。

二、个体原因探讨

品行障碍及其严重类型的个体原因是复杂的。虽然有 70 多年研究，迄今还没有一致确认的结论，而是众说纷纭莫衷一是，这是因为少年反社会行为是一个较复杂的社会行为，既涉及个体的躯体素质，又涉及少年的生理 – 心理 – 社会特征，还受到家庭、社会等环境的很大影响。过去不少西方学者曾企图以第一因素解释少年犯罪的个体原因，但是只能说明部分案例。我国多数学者坚持多因素综合论观点，把少年品行障碍及其严重类型的成因理解为多层面的结构体系，既有生物和躯体因素，又有社会和家庭环境等因素，还有个体心理以及意识因素。它的原因涉及社会文化、道德教育、政治经济、家庭学校诸多方面，由于存在许多错综复杂因素，所以它的原因就不是孤立的，而是各种消极因素共同作用的结果。我们对少年犯罪的研究表明应将各种消极因素，当成有机联系的统一体来考察，即把它们置于整体的普遍联系和相互作用中来予以探讨。为了便于陈述下面将分别列出个体原因多见的各种因素予以讨论。

（一）生物因素

近年不少学者研究结果说明品行障碍在成因上生物因素起一定作用。如 DO Leuis 等不少学者研究结果，指出少年反社会行为明显与儿童、少年时期颅脑、面部外伤、围产期损害，有密切关系。北京大学精神卫生研究所在 20 世纪 80 年代对儿童和少年品行障碍和少年犯罪的系统调查研究结果证明这些儿童、少年与没有品行障碍的对照组加以比较，研究结果说明研究组儿童、少年较对照组无论在个人史、分娩期围产期，以及婴幼儿期都有明显多的颅脑外伤、围产期疾病或外伤，以及中枢神经系统感染、疾病（包括癫痫等疾病）。少数病（案）例还有较对照组多的严重躯体疾病。国外许多学者根据少年罪犯与对照组（非少年犯）研究结果说明品行障碍及其严重类型患者的父母二系，三代人家庭成员中精神病、精神发育迟滞、痴呆等患者明显较没有反社会行为的对照组多。有些研究还指出研究组对象，在婴幼儿期有明显发育缓慢表现，如说话开始晚，走路、牙齿生长较晚。另外研究还说明少年罪犯的智商测查结果常是属于低智商（如智商一般是 90 或低于 90），特别是屡犯尤为明显，Wect 和 Farriugton 研究发现控制了家庭因素后低智商仍是明显的。Mednick 对有暴力行为的少年犯研究表明具有异常脑电图者（过度缓慢的 Theti 波和异常快速 Beta 波）占 1/4 ~ 1/2，但在一般（正常）人群中异常表现只占 5% ~ 25%。这种异常脑电图改变被解释为少年犯存在大脑发育成熟缓慢的表现。Dalgaard 等近代临床遗传学研究说明单卵双生子与双卵双生子的共同犯罪率有明显差异，前者为 35%，后者 13%，明显地表明犯罪行为上具有一定的遗传效应。双生子研究的一个缺点是在同一家庭环境养育的双生子难以确切地区分遗传与后天环境因素的不同作用。所以，Crowe 等提出了寄养子研究方法，Crowe 对成年罪犯等的寄养子研究证明，如生父是罪犯则他的儿子也是罪犯的关联性较高，但是并不与养父有关联性认为在少年犯罪成因上的遗传因素只有较少的重要性，并指出对那种少年反社会行为持续发展到成年时期的屡犯遗传因素是具有重要意义的。

（二）社会环境、家庭环境因素

长期以来许多学者强调少年品行障碍及其严重类型最多见于社会经济地位低的家庭，近年虽有不同争论，但不少学者，例如 Braithcoaite 就确认少年犯罪与低社会经济地位有相关性，但是可能不像既往所设想的那样密切。近 20 年来，日本和中国的研究都说明这类少年的父母亲职业明显以工人、农民占相对多数，West 指出这类少年家庭特点属于贫困和低文化家庭。家庭环境因素是少年品行障碍及其严重类型的成因中最为重要的关键性的原因，这一认识是经过几十年反复研究，并经不同学科、不同民族、社会文化予以反复验证，证明了它是举世学者所公认的客观事实，少年时期是一个人生理 – 心理成熟和社会化不断完善化的重要阶段，但是它毕竟是一个逐渐发展到成熟的中间过渡时期，存在错综复杂的多层面的不成熟因素和成熟因素的相互交错。这一时期中生理、心理、社会性处于发展阶段，具有较大的不稳定性。家庭是影响儿童、少年最重要的力量，家庭最主要职能之一在于养育、管教子女，教育子女逐步导向完善的社会化，学龄期和青春期是接受社会化较好的一个时期，这一阶段为孩子的社会化初步奠定基础，世界观逐步形成。社会角色的塑造和形成大多扎根于儿童、少年期。在双亲帮助、培育下孩子通过社会学习一步步接受了社会规范、行为准则，并把社会所认可的行为模式，逐渐内化为本人人格的组成成分，同时将社会反对的行为模式内化为本人良心所鞭策的力量，成为制约本人行为的动力。这样，这位少年即由原来的"自然人"得以变成为社会所接受成员，这一过程就是社会化过程，绝大多数少年通过社会化的不断完善，能够顺利地完成社会化，但是也有少数少年，根据国外国内长期纵向研究约占 30% 左右的少年，主要由于家庭、学校等某些非社会化因素的强有力影响，而导致习得了不良行为。

家庭是社会的基本组成单位，家庭的职能作用和影响在很大程度上可影响社会的巩固和发展，家庭通过家庭成员的密切感情联结，养育和教育的功能可以把大量违背社会规范、行为准则的不良思想和行为约束、限制或消灭在家庭范围之内，从而不致扩散到社会，因而保证了社会的稳定和安定。家庭的这种社会控制职能的有力发挥，正是实现社会控制的最基本的力量和根源。不良的、非社会化家庭环境因素，"问题家庭"因素在很大程度上是与少年品行障碍，特别是少年犯罪有干预，某些预防和治疗措施，教育和行为矫正，在很大程度上还要依靠家庭成员如父母亲与学校社区等共同协力，才可能较好地完成。

主要家庭环境因素如下：

1. 家庭严重不和睦　"破裂家庭"如家庭内部严重矛盾，长期争吵，家庭长期处于负性情绪气氛之中，家庭主要成员的暂时或持久性的分离，甚至离婚，双亲不全家庭，单亲家庭，特别是单亲家庭往往是贫困家庭，养育教育子女本有较多困难。早期研究破裂家庭在成因上的意义，如美国学者 Glueck 对美国 500 例少年罪犯与非少年犯对照组研究结果，表明少年犯约有 60% 的人出身于破裂家庭（即双亲不全家庭），出身于非破裂家庭的少年犯约占 30%，以后又有大量类似研究结果报道，但近年研究认为家庭结构与种族、性别、犯罪类别、社区等多种因素有关，其重要性并不像 Glueck 所估计的那么重要。

2. 缺乏亲密、温暖的亲子关系　Bolwly 早就提出儿童时期亲子感情连贯的重大意义，它对儿童在今后心身健康发展和正常社会关系的确立有很大作用和影响，缺乏亲密的亲子相互关系，"孩子与双亲缺乏情感的认同"、"缺乏亲密感情交流"、"孩子不认同于双亲角色"，以及以后各国学者研究结果都一致提示这样的亲子关系与少年犯罪形成有密切关联性。Mccord 等对生长于破裂家庭的 5 ~ 15 岁孩子做了长达 30 年追踪研究结果，发现破裂家庭中生长的孩子中成长于缺少母爱之家的男孩子以后发生少年犯罪的占 61.8%，而生长于有母爱之家的，则在以后产生少年犯罪的只占 21.6%，这说明问题的关键并不在于破裂家庭，而在于母亲对孩子是否存在密切的、眷爱的关系。亲子之间眷爱的关系与上述双亲不全，以及双亲监督、管教不当等因素有时难以确切地加以区分，这些因素之间相互关联性问题尚待进一步研究。

3. 双亲对孩子缺少监督或监督无效　许多学者公认这方面原因也是重要成因之一。对孩子缺少监督指对孩子的日常活动，双亲不加限制或管束，例如孩子可以独立的活动，双亲对之完全放任自流。中国对少年犯罪原因系统调查研究表明家庭、学校、社会完全不予管束的少年流失群作为犯罪原因占极高比率（即占 95% 以上），国内外不少研究都说明失去家庭、学校教育闲散，无固定职业游荡于社区少年比率较高。

4. 双亲对孩子的管教过严或不当　双亲对孩子采取过分严苛粗暴管教态度，如过严的惩罚和体罚，这在国内外学者研究都一致公认是对品行障碍、少年犯罪行为形成是重要原因之一。在中外学者研究还发现父亲或母亲一方严管，而另一方偏袒或者在管教上前后采取宽严不一致的方式都会对孩子产生严重后果。过分娇惯、过分保护方式也会在形成反社会行为上有较大影响。

5. 不良的社会交往　违法犯罪少年多数在开始时并没有明显犯罪意图或动机，而是在社会交往中受了坏伙伴、朋友的引诱或影响才产生违法动机和参与违法或犯罪活动的，所以不良的社会交往通常是促使少年品行障碍及其严重类型犯罪动机的中介因素。这不仅说明少年违法、犯罪行为的幼稚，不成熟特点，也说明不良交往对于少年走向犯罪道路是一个重要条件，不良交往还常常使少年之间相互影响形成一批累犯，并形成犯罪团伙。

此外，多人口家庭（在我国以 5 口人以上）少年罪犯比率高，由家庭的文化素质和教育水平来看，少年犯的父母亲多数属于低下文化。家庭成员中有罪犯对产生少年违法犯罪也有较重要作用和影响。上述诸主要因素之间的相互关系，及其理论机制研究还不够充分。种种假说虽对一些案例能加以支持，但还难以普遍地应用，也不能对此类障碍及其严重类型的干预提供有效帮助。中国学者个体原因有代表性的理论假说是多种（消极）因素综合论，认为反社会行为是自然属性和社会属性相统一的，是一种违背社会规范的社会行为。虽然一般来讲，社会因素在成因上总是起主要作用，但是任何的社会因素都是通过少年的个体的生理 – 心理机制，也可以说归根结底是通过大脑的物质过程才形成个体的违法或犯罪行为的心理与行为障碍的。

三、临床案例的主要表现及预后

品行障碍严重类型的高峰年龄，国内外报道一般认为是 15 ~ 18 岁，占少年犯罪总人数的绝大多数，触犯法律的年龄一般开始于 13 ~ 16 岁，少年犯罪类型，以非法手段获取或占有公私财物的侵犯财物罪占绝对多数，如盗窃、抢劫等。14 ~ 17 岁以后，性犯罪日益突出。17 岁以后，暴力犯罪越来越多，如强奸、轮奸罪、伤害罪、杀人罪增多，犯罪手法是多样的，较复杂的。犯罪行为一般随着年龄增长到成年期而减少或逐渐消失。英国著名学者 D. Weet 等对少年品行障碍严重类型长期纵向研究，对了解少年犯罪的发生及其发展规律是有帮助的，研究结果指出少年犯在 18 ~ 19 岁左右犯罪行为逐渐减少或消失约占总人数的 110% 以上，一般到了 25 ~ 30 岁，反社会行为消失，只有约占 1/4 的人发展为屡犯，其中约 60% ~ 10% 的人其反社会行为持续发展到成年期，成为反社会型人格障碍。但是类似研究报告并不完全一致，如 Clueck 等追踪观察到 31 岁时约有 1/3 反社会行为完全缓解，约有 1/4 ~ 1/3 的患者发展了更多的暴力行为。近年 Robcics 追踪研究了 30 年发现有 12% 的反社会行为消失，27% 有较大改善。

四、预防干预和治疗

由于少年品行障碍特别是少年犯罪，是一个复杂的涉及广泛内容的社会历史问题，并非单纯的医疗问题，探讨干预和治疗以前必须先要探讨客观预防，这就有必要阐述我国关于对少年犯罪的行之有效的综合治理政策和措施，限于篇幅，本章节不予论述请参阅有关专门论著，本章仅对微观预防方面略加讨论。

在预防方面，首先在家庭养育管教上，双亲要善于教育和引导，使孩子得以顺利地逐渐地完善社会化过程，即主要地使孩子学会社会规范、行为准则，确立正确的是非和道德观念，学会正确处理个人与他人，个人与家庭和社会的关系。其次，学校是孩子进一步发展社会意识的最重要基地。孩子们接受了深入的社会学习，特别是在校接受智能和品德的培育，有力地发展了个人内省力和自我控制能力，逐渐地把孩子培养成一个有益于社会的人。少年违法或犯罪行为，并非单纯少年自身的问题，而是一个社会问题，因此，在预防、干预上必须把上述着眼于家庭的微观预防与宏观预防（国家、社区性预防干预和与治疗系统）结合在一起，形成一套完整的，保护广大少年儿童，以及预防、干预、治疗少年品行障碍及其严重类型的社会网络系统，形成和发挥整体性积极保护干预的组织和力量是必不可少的。这就是说由家庭管教到学校教育，社区帮助小组帮教，工读学校集中管理教育到少年管教所、劳动教养组织惩处性集中改造教育等形式一体化预防、干预、教育、改造的完整体系。并针对不同性质问题不同危害社会程度区别对待、处置。发挥国家、社会各方面力量，共同努力。

当前就微观预防和干预来说，重要任务在于提高父母亲的文化教育素质，以改善和加强儿童、少年的家庭教育。家庭教育中存在的一个主要问题是针对孩子管教上的粗暴、纵容和对孩子的娇惯溺爱。就大多数品行障碍患者来说，他们的反社会行为都是一时性的表现，一般是在接近成年以前这些行为就渐渐减少，甚至消失了，对这类患者的预防，干预的责任，主要是落在双亲的肩上，而且根据国内外经验都证明：最有效的干预者，就是患者的父母亲。也有一些反面教训说明，如果警察或政府机关过早地对轻微情节品行障碍的儿童少年进行干预往往会把事情弄糟，这种干预往往形成明显精神创伤。这是因为儿童、少年年纪较小，身心发育不成熟，缺少辨别是非能力，易于接受外界不良影响，为了保护未成年人避免精神伤害，以利于患者的改过自新。对轻微或初犯的品行障碍患者要尽可能地避免社区干预或公、检、法部门审理，对家庭、学校管教和教育不能取得明显效果的品行障碍或者严重情节的患者，根据条件和情况可参加邻里街道、居民组织等有关帮教小组或社区工读学校以取得社区性干预或治疗，多数患者可留在原学校、工厂、单位等，参加帮教小组接受帮助。一部分人，可送到工读学校接受集中教育。国外通常所强调的治疗性社区干预措施，是教给参与者的以解决人际关系困难和改善家庭关系的技巧和方法。工读学校是挽救轻微危害行为的特殊教育机构之一，在校的品行障碍儿童少年，一般经过 1 ~ 2 年的集中学习和接受帮助教育，认识和改正错误以后，重新回到正常学校继续学习。也可根据条件参加工作，对罪行轻微不予追究刑事责任的少年，我国实行有效的一种方法是劳动教养，它是一种强制性教育改造措施，在管理方式上在劳动条件上都与监狱不同。对罪行严重，具有较大危害性的少年，或者业已达到刑事责任年龄的少年犯罪分子必要依法惩处。对少年犯的关押教育必须贯彻教育感化和改造的精神，惩办的目的在于把罪犯改造成为有益于社会的新人。

最近以来国外较广泛应用的是行为矫正治疗，建立一种居留性集体之家（residential group homes）一般建立在社区之内，这类机构不同于传统管教机构，在于把少年违法犯罪者置于一种类似家庭方式的生活环境之中，在机构内部强调的是自我控制和加强责任心，由专门教师、心理学家训练少年的社交技巧，在机构中的年轻人可以拜访双亲，以及与一些朋友保持联系，有条件可返回原来学校学习，良好表现者最终可以返回双亲的家中。Sarason pattecson 等还在推行此种治疗中专门给患者和他们的父母同时接受有关知识、经验的学习和培训，借以改善家庭成员以及社会的人际关系而取得较好效果。

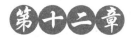

第十二章

不同时期心理卫生护理

第一节　心理卫生概论

心理卫生的思想起源最早可以追溯到古希腊时代。但是现代心理卫生运动却兴起于 20 世纪初，其发起人是曾患精神病的美国人比尔斯（Clifford Whittingham Beers）。1908 年，比尔斯根据自己得病前后的经历和体验，写了一本书，名为《一颗找回自我的心》（a Mind That FoundItself）。此书引起了心理学家和社会大众的大力支持和强烈反响，由此开始了一场由美国发起，最后遍及世界各国的心理卫生运动。1908 年，世界第一个心理卫生组织——康涅狄格州心理卫生协会成立，1930 年国际心理卫生委员会成立，1948 年，在联合国教科文组织主持下，成立了世界心理健康联合会（WFMH）。中国的心理卫生运动在 20 世纪 30 年代也开始起步，1936 年，成立了中国心理卫生协会，但因抗日战争暴发，实际未开展工作而名存实亡。1985 年，一个真正意义上的中国心理卫生协会终于成立了，该学会的成立对我国心理卫生事业的发展起到了非常重要的推动作用。

那么到底什么是心理卫生？心理卫生的目标又是什么？我们一起来看一下。

一、心理卫生的定义

到底什么是心理卫生，目前尚没有一个统一的定义，从字面意思上来看，心理卫生（mental hygiene 或 mental health）等同于心理健康或精神卫生，一般认为心理卫生就是指心理健康。一种观点认为心理是研究如何保持心理健康，防止精神病、神经症和其他心理异常的一门学科，是探讨人类用以维护和保持心理健康的原则和措施的一门学问。

另一种观点认为心理卫生指的是一种心理上的健康状态。心理健康是健康的一个组成部分，1946 年，世界卫生组织提出："健康是一种在躯体上、心理上和社会等各个方面都能保持完全和谐的状态，而不仅仅是没有疾病或病症"。

身体健康很容易理解，至于心理状态满足什么样的标准才算健康，也就是说心理健康的标准，目前尚无一个公认的结论。

常见的心理健康的标准如下：

（一）美国人本主义心理学家马斯洛（Maslow）和米特尔曼（Mittelman）的 10 项标准

（1）有充分的安全感；

（2）充分了解自己，并能对自己的能力做恰当的估计；

（3）生活目标、理想切合实际；

（4）与现实环境保持接触；

（5）能保持个性的完整与和谐；

（6）具有从经验中学习的能力；

（7）能保持良好的人际关系；

（8）适度的情绪发泄与控制；

（9）在不违背集体意志的前提下有限度地发挥个性；

（10）在不违背社会道德规范的情况下能适当满足个人基本需要。

（二）我国心理学家郭念锋先生提出了心理健康的10条标准

1. 周期节律性　人的心理活动在形式和效率上都有着自己内在的节律性，比如白天思维清晰，注意力高，适于工作；晚上能进入睡眠，以便养精蓄锐，第二天工作。如果一个人每到了晚上就睡不着觉，那表明他的心理活动的固有节律处在紊乱状态。

2. 意识水平　意识水平的高低，往往以注意力水平为客观指标。如果一个人不能专注于某种工作，不能专注于思考问题，思想经常开小差或者因注意力分散而出现工作上的差错，就有可能存在心理健康方面的问题了。

3. 暗示性　易受暗示性的人，往往容易被周围环境引起情绪的波动和思维的动摇，有时表现为意志力薄弱。他们的情绪和思维很容易随环境变化，给精神活动带来不太稳定的特点。

4. 心理活动强度　这是指对于精神刺激的抵抗能力。一种强烈的精神打击出现在面前，抵抗力低的人往往容易遗留下后患，可能因为一次精神刺激而导致反应性精神病或癔症，而抵抗力强的人虽有反应但不致病。

5. 心理活动耐受力　这是指人的心理对于现实生活中长期反复地出现的精神刺激的抵抗能力。这种慢性刺激虽不是一次性的强大剧烈，但却久久不能消失，几乎每日每时都要缠绕着人的心灵。

6. 心理康复能力　由于人们各自的认识能力不同，人们各自的经验不同，从一次打击中恢复过来所需要的时间也会有所不同，恢复的程度也有差别。这种从创伤刺激中恢复到往常水平的能力，称为心理康复能力。

7. 心理自控力　情绪的强度、情感的表达、思维的方向和过程都是在人的自觉控制下实现的。当一个人身心十分健康时，他的心理活动会十分自如，情感的表达恰如其分，词令通畅、仪态大方，既不拘谨也不放肆。

8. 自信心　一个人是否有恰当的自信心是精神健康的一种标准。自信心实质上是一种自我认知和思维的分析综合能力，这种能力可以在生活实践中逐步提高。

9. 社会交往　一个人与社会中其他人的交往，也往往标志着一个人的精神健康水平。当一个人严重地、毫无理由地与亲友断绝来往，或者变得十分冷漠时，这就构成了精神病症状，叫作接触不良。如果过分地进行社会交往，也可能处于一种躁狂状态。

10. 环境适应能力　环境就是人的生存环境，包括工作环境、生活环境、工作性质、人际关系等。人不仅能适应环境，而且可以通过实践和认识去改造环境。

（三）许又新先生提出衡量心理健康可以用3个标准

即：体验标准、操作标准和发展标准。这3个标准，也要联系起来综合地加以考察和衡量。

1. 体验标准　是指以个人的主观体验和内心世界为准，主要包括良好的心情和恰当的自我评价。

2. 操作标准　是指通过观察、实验和测验等方法考察心理活动的过程和效应，其核心是效率，主要包括个人心理活动的效率和个人的社会效率或社会功能，如工作及学习效率高，人际关系和谐等。

3. 发展标准　着重对人的心理状况进行时间纵向（过去、现在与未来）的考察分析（而前2个标准主要着眼于横向，考虑一个人的精神现状）。发展标准指有向较高水平发展的可能性，并且有使可能性变成现实的行动措施。

（四）心理学者马建青提出了心理健康的7条标准

（1）智力正常。

（2）情绪协调，心境良好。

（3）具备一定的意志品质。

（4）人际关系和谐。

（5）能动地适应环境。

（6）保持人格完整。

（7）符合年龄特征。

（五）第三届国际心理卫生大会认为的心理健康标志

（1）身体、情绪十分协调。

（2）适应环境，人际关系中彼此能谦让。

（3）有幸福感。

（4）在职业工作中，能充分发挥自己的能力，过着有效率的生活。

不同的心理治疗流派关于心理卫生的观点也各有不同：精神分析理论认为有能力去爱和建设性地进行工作就是心理卫生的体现；认知理论认为，适应良好的个体是思想合乎逻辑、理性、具有科学验证精神、不受非理性想法困扰的人；人本主义认为达到心理卫生状态的人能够自我实现，即：具有清晰的洞察力，具有区别他人虚假不真的能力；能够接纳自己和别人，也能够享受独处；对生命保持不断更新和投入的态度，可以达到较高层次的适应水平。

笔者认为，上述各心理健康的标准虽然看起来有些不同，但是总的来说，要达到一个心理健康的状态，至少要满足三个方面，就是自我和谐、与社会和谐、与自然环境和谐。其中自我的和谐包括认知能力、情感状态、行为活动三方面的协调和统一，在此前提下能够经常感受到幸福。

与社会的和谐，包括有良好的遵守社会规范的能力、良好的人际交往的能力，能够适应社会环境。

与自然环境的和谐，我国文化中索来讲究"天人合一"，人是自然界的一部分，离开了人类的自然属性去谈论心理卫生是不合理的，也是不可能达到心理健康的水平的。重视人类的自然性包括要有规律的生活，保持身体健康，尊重人的生命周期中生理变化的特点，这一点对于保持心理健康尤为重要。反过来，心理健康状态又会影响生理健康，高血压、冠心病、甲状腺功能亢进等心身疾病的发生、发展及转归均与心理健康状态有关系。

上述文中提到的"和谐"，主要指的是一种主观的感受，个体如果经常能够感受到这种和谐，必然会产生一种幸福感。有学者认为：心理健康是个体的一种主观体验，是身心和谐的结果。主观幸福感是心理健康的最终表现，也是个体良好的生理状态以及个体内部和外部和谐的结果。

二、心理卫生的目标

从学科的角度来看，心理卫生属于医学心理学在预防医学中的分支。因此，心理卫生的目标应该是致力于预防和矫治各种心理障碍和心理疾病，进而达到维护和促进心理健康的目的。

心理卫生主要借助于三级预防来达到上述目的：

初级预防：向人们提供心理卫生知识，以防止和减少心理疾病的发生。

二级预防：提供早期诊断和早期干预，即尽早发现心理疾患，并及时提供心理与医学的干预。

三级预防：采取措施减轻精神障碍患者的残疾程度，提高其社会适应能力。

三、保持心理卫生的条件

（一）保持心理卫生的生理条件——良好的生理状态

前文提到过良好的生理状态是保持心理健康的一个很重要的影响因素。这一状态至少受到先天因素和后天的环境因素的影响。

先天因素：包括遗传病、先天畸形、母孕期感染等。

环境因素：包括远离对人体不利的环境因素、规律作息、尽量保持躯体上的舒适。前者相对容易做到。可是在生活节奏日益加快的现代社会，这一点满足起来似乎比较困难。夜生活、加班熬夜、快餐似乎渐渐为人们所接受，也可以说是被接受。然而研究表明，在生理需要不被满足的情况下，人类会出现各种各样的精神问题。比如，睡眠剥夺实验表明，人类在睡眠被剥夺的情况下，可以出现易激惹、幻觉。长期处于疲劳状态下的人在积劳成疾的同时，也会出现各种各样的情绪、行为以及认知方面的问题，包括没有斗志、情绪比较低沉、行为上没有动机，什么都不想做，伴有注意力的问题、记忆力的问题等。

（二）保持心理卫生的心理条件——认识到心理不健康存在的必然性

根据前文提到的心理健康的标准，读者可以很清楚地发现完全满足上述任一学者提到的关于心理健康的标准都是很难的，实际上，心理上完全健康的人是不存在的。因此，从心理的角度来看，保持心理卫生的一个重要前提恰恰是要认识到完全的健康是不存在的，正因为如此，才需要经常调适自己的状态，以达到尽量健康的水平。

作为在心理治疗领域颇有影响力的心理治疗流派，精神分析心理治疗认为，心理治疗的目的就是要让来访者能够面对并接受残酷的现实。只有这样才能够最大限度地调整自己去适应外部的现实环境和内部的主观的环境，达到自我的和谐以及与环境的和谐。做到这一点对于每一个人来说都不是很容易，因为人的天性是趋利避害的，有时候所趋的"利"和所避的"害"并不是真实的，而是想象中的，因为人总是很善于歪曲现实，在无意识中欺瞒自己的眼睛和心灵。

下面几节中，笔者要和大家一起来看一下人生各个阶段的生理特点和心理特点，让我们根据目前的研究结果来尽量客观地面对我们自己——人类，这个现实。

第二节　儿童期心理卫生护理

儿童期是生理和心理变化最大的阶段，细分为婴儿期（0～3岁）、幼儿期（3～6、7岁）、童年期（6、7～11、12岁）。有些研究者把少年期（11、12～14、15岁）也归在儿童期，因为少年期和青年早期（15、16～18岁）是出现心理问题最明显的时期，本书将在下一节中介绍。

儿童期是心理发展的重要阶段，也是人格形成的关键时期，心理学的各个流派都非常重视儿童期的心理卫生工作，做好这一时期的心理卫生工作，可以起到事半功倍的效果。而如今的研究表明，心理卫生工作应该从胎儿期，甚至妊娠早期开始。

一、儿童期的生理心理特点

（一）胎儿期

现代医学表明，早在胎儿期，个体尚未出生之前，已经开始了与外部环境的互动。根据现有的研究结果，胎儿早在两个月的时候就开始有了皮肤的感觉；三个月时，会吮吸自己的手指及碰到自己的手臂和脐带；四个月时，胎儿开始有了听力；五个月时，胎儿已经能够记住一些声音，并可以开始建立安全感；六个月时，开始出现嗅觉；七个月时，视觉开始发育，并开始具备了发声的功能；八个月时，可以通过味觉来感受苦与甜，并可以感受到母亲的情绪变化，并作出不同的反应。

（二）婴儿期（0～3岁）

人类是唯一一个还没有成熟便出生的物种。新生儿的脑重约是成人脑重的三分之一，到三岁时相当于成人脑重的三分之二（有的研究认为是四分之三）。相应地，神经元和神经突触的数量也在快速发展，在一岁以内，从生理上婴儿主要学会的是抚摸、抓握、翻身、坐、爬、立、走、形成各种条件反射和协调的随意运动，而各种人类特有的功能也在这一时期渐渐发展出来，最明显的就是独立行走和言语的产生。这两个能力曾经是从猿到人转变过程中的两个质的飞跃，以及人类产生的标志，可是在人类出生之后的第一个年头里，婴儿已经开始一步步地发展出了这种能力。婴儿的发展过程让我们看到人类生命的神奇。独立行走能力的产生，使婴儿的生活范围扩大，他们开始出现了最初的游戏活动。对言语的理解和应用，使得婴儿对周围环境的理解更深一步，他们可以理解成人的言语，并能够用言语与成人交流。在最初与外界环境接触的过程中，独立行走和语言的运用，对于婴儿心理的发展起着重大的影响作用。从心理上，婴儿会感受到自主感，开始能把自己和周围的环境区分开来，随着自己走路、自己吃饭、自己拿东西这些行为的逐渐增多，婴儿渐渐有了自我意识，开始能够区分"你"和"我"。而这种自主感对于婴儿的个体化，以及今后独立自主能力的培养起到了相当关键的作用。

根据客体关系理论，从出生到2个月，婴儿处于自闭阶段，在这一阶段，新生儿与外界几乎是没有接触，绝大多数时间都处在睡眠状态，其心理退缩近似于子宫内的隔绝状态。这段时期，提供了婴儿从母体内到母体外生活的一个过渡阶段。从神经生理的角度来看，新生儿还没有区分自己和外部世界的能力。2～6个月，婴儿处于共生阶段，在这一阶段婴儿开始建立了对于能够满足它的需要的客体（照料者）的朦胧觉察。从神经生理上，记忆、认知以及运动协调的功能也开始发展。这些能力的产生使得婴儿能够记住并回忆它的早期经验，比如被亲吻、被喂养、被拥抱，在这些经验中，他们开始意识到有一个不同于自己的客体存在。这个客体可以随时满足它的需要：在它饿的时候，乳房就会出现；当它想看到妈妈的时候，妈妈就会出现在眼前。这个时候，婴儿所能够体验到的是一种全能感。当然，未必每次他／她饥饿的时候，乳房都会出现，于是婴儿的早期经验里，便有了好的乳房和坏的乳房的划分。这一区分有利于自体和客体的划分。在这个时期，婴儿开始建立了与母亲（或者起到母亲作用的照料者）之间的强烈依恋。表现为婴儿对父母一天24小时都必须在身边的需要。

6～24个月，婴儿进入了分离——个体化阶段。在这个阶段，随着婴儿神经生理的发展，他们开始能够看到更多的不同于母亲和其他照料者的外界物体，表现出对这些物体的好奇，并开始通过爬行或者蹒跚学步开始独立地探索它所感兴趣的领域。可是在这个阶段，他们又不能够完全独立起来，所以有过养育经验的父母可能都会有这样的经验，就是孩子在独立探索的过程中，会一步几回头地检查母亲是不是在不远处。当它确定母亲在看着它的时候，就会放心地继续玩耍。可是当母亲不在的时候，它可能会哇哇大哭，哭声传递出强烈的恐惧和无助。在依恋理论中，把身后的母亲比喻为安全基地，似乎她是一个婴儿可以随时回去充电、歇脚的地方。可是最重要的是，她是一个可以给婴儿提供安全感的地方。然而婴儿似乎意识不到这个安全基地的重要性，他／她为自己可以独立地去感知和探索世界的能力所陶醉，沉浸在一种无上的全能感中。这种全能感便是成人的自信心的雏形。这段时期的婴儿，表现出独立性和依赖性的并存。许多父母会发现，这个时期孩子开始会说"不"，通过言语和行为的方式。也就是说，不同于共生阶段的甜蜜与和谐，婴儿开始与自己的父母闹别扭，而此期的孩子无论是从行为上、还是从情绪上开始表现出多变性，令家长难以掌控。伴随着闹别扭的不断出现，孩子渐渐发展出一些同理心，即老百姓通常说的"通人性"。他们开始学会察言观色，在感受到母亲生气的时候，表现出小心翼翼，不再大哭大闹等非常合乎情境的行为反应。这种同理心的建立，虽然只是一个小小的萌芽，但对于其今后的人生中与人建立良好的关系至关重要。

24～36个月，这个阶段婴儿开始出现了明确的自我意识，并且能够意识到客体的恒久性。这个恒久性与共生期婴儿对客体片面的感知是相对的。共生期的婴儿在不能及时得到乳房的时候，会体验到坏乳房，在能够及时得到乳房的时候会体验到好乳房。它会把这两个乳房体验为两个完全不同的客体。而此期的婴儿能够意识到，不管母亲在与不在，母亲的形象都是固定的。对于母亲，它开始有了完整的觉知，即意识到了母亲虽然会提供给自己各种各样的情感和生理的满足，但也会缺席，而这个可以提供满足的母亲和那个会缺席的母亲是同一个人。随着这种认知的出现，婴儿开始建立一种情感客体的恒常性，即母亲暂时不在，可是母亲的爱还在，母亲还是爱我的，她会回来看我。从依恋理论来看，在这一时期，婴儿可以忍受并理解母亲暂时的缺席，不会因为母亲的缺席，而认为母亲再也不会回来，因此而体验到严重的丧失感和强烈的愤怒。也就是说，这种情感客体的恒常性的建立，也增强了个体处理分离所产生的负性情绪的能力。

（三）幼儿期（3～6、7岁）

这段时期，个体身体继续发育、大脑也继续发育，到7岁时脑重接近成人。在生理发育的基础上，幼儿能够较好地控制自己的身体和动作，能够学习和掌握一些基本的技能，动作总体上是协调和灵活的，比如，穿衣服、系鞋带、围围巾等。

在认知上，幼儿的感知觉迅速发展，能够有意识地进行感知和观察，但不持久，容易转移，记忆带有直观形象性和无意性。其思维形式以形象思维为主，到5、6岁，学龄前期的时候，开始出现逻辑思维。由于对外界充满了好奇，加上语言能力的迅速发展，这个时期的儿童特别喜欢问问题。与婴儿期相似，幼儿期的情感同样是非常易变的。而且在情感的强度和深刻性上，此期儿童的情感非常强烈，而且容易受到外界环境的影响，比如一个孩子笑，其他孩子也会跟着笑，一个孩子大吵大闹，其他孩子也会效仿。在社会情感上，儿童在此期开始出现道德感，并且开始有了判断是非的能力。

意志行为方面，其活动的目的性逐渐增长，能够遵守一定的规则，比如开始学会听老师和家长的话，但是自觉性和自制力仍较差。其主导的活动是游戏，相对于婴儿期的游戏来说，幼儿期的游戏更有目的性、游戏的复杂性和内容均有明显提高。

这个时期，游戏应该是儿童主要的生活内容。俗话说："玩儿是孩子的天性。…'会玩儿的孩子才会学习。"从心理学的角度来看，游戏对于儿童起到如下作用：在游戏中，幼儿的注意力、观察力、判断力、想象力都会得到激发和促进；在游戏中，要运用各种感官以及躯体各个部分地协调，可以训练幼儿的感知能力；可以发展儿童的想象力和创造性；通过计划、实施、实现自己的想法，并从中获得乐趣，儿童可以形成积极的自我形象：我是可爱的，我是有能力的、我是受大家欢迎的；同时可以形成积极的人生态度：生活是美好的、与人交往是快乐的；在游戏中，通过与其他儿童的互动，可以发展社交能力、遵守游戏规则的能力，为将来步入社会遵守社会规范打下基础。除此之外，游戏的过程中还锻炼了儿童的体能发展，增强其体力和免疫力，有利于他们的身体健康。

在婴儿期的基础上，此期儿童的自我意识进一步发展，开始有了自己的主见，并且能够区分自己是男孩还是女孩，开始有了性别认同。

（四）童年期（6、7～11、12岁）

这个时期也成为学龄期。上文提到，人类是唯一一个在还没有成熟的情况下出生的物种。发育到此期，除了生殖系统的发育还没有成熟以外，其他器官已经接近成人。脑重在12岁左右已经进一步接近成人或达到成人的水平，大脑皮质的兴奋和抑制过程都在发展，行为自控管理能力增强。此期是感觉、知觉、记忆、注意等认知功能发展最快的一个时期。言语功能进一步发展，不仅口语日渐发达，能说的词汇量越来越多，并且开始掌握书面语；感知的敏锐性提高；有意注意发展，注意的稳定性提高；无意记忆向有意记忆发展，有意记忆成为记忆的主要方式；意义记忆开始发展，越来越多地取代机械记忆；抽象记忆的发展速度逐渐超过形象记忆的发展速度；逻辑思维进一步发展。此期儿童的情绪依然是强烈、易变、外露的。对外界的好奇心依然很强。

儿童的个性在此期得到全面发展，自我意识进一步发展，开始能够描述自己是一个什么样的人，能够概括自己的心理特征。开始出现自我评价，并且表现为自我评价的独立性不断增强、自我评价的批判性不断提高、自我评价的广泛性不断扩展，自我评价的稳定性逐渐增长。与此同时，儿童的社会意识迅速增长，道德观念逐步形成。性格的可塑性比较大，模仿性很强。

这个时期，儿童与父母的亲子关系进一步发展，同时随着与学校环境接触的增多开始发展伙伴关系。同伴关系是儿童学习和发展社会技能的主要途径，在发展同伴关系的同时逐渐形成对他人观点的敏感性，掌握同伴交往的规则，学习适应良好的行为，学会建立和发展父母之外的亲密关系。同伴关系影响到儿童对学校的态度，进而会影响到他们对学习的态度。与同伴的交往过程还有助于发展自我观念和形成自我价值感，有助于获得群体归属感和文化认同感，有助于提高心理健康水平。说到这里，有一句话一定要强调的是，有些家长认为自己可以在家里教会孩子很多学校里老师讲的知识，因此在孩子不想去上学的时候，干脆就不让孩子去了。这绝对是一个决策上的失误。因为，一定要记住，学校不仅仅是个学知识的环境，更是一个学会做人的环境，学习如何与人交往的环境，孩子与父母的关系永远不能取代同伴关系。

二、儿童期的心理问题及处理方式

（一）感觉统合失调

感觉统合的概念最早由美国南加州大学的Jean Aryes博士提出，它是指大脑将从身体各器官（眼、耳、鼻、舌、口、皮肤等）传来的感觉信息进行加工和综合处理的过程。只有经过感觉统合，人类才能完成那些复杂而高级的认知活动，包括注意力、记忆力、言语能力、组织能力以及逻辑思维能力等。

感觉统合失调是指儿童大脑对人体各种感觉器官传来的感觉不能很好地进行分析和综合整理，造成整个身体不能和谐有效地运作。其发病率在10%～30%之间，国内外的报道结果相似。

1. 感觉统合失调的临床表现

（1）前庭平衡功能失常：表现为多动不安，常有头晕或跌倒的感觉，平衡能力差，容易摔倒，外出游玩或玩球类游戏时，常迷失方向。动作笨，容易绊倒，玩跳绳、踢球或扔球游戏时，经常发生困难，左右混淆。

（2）视感觉不良：表现为无法流利地阅读，经常多字或少字。写字时偏旁部首颠倒，甚至不认识字。做题时经常抄错或遗漏，比如把 56 写成 65。

（3）听感觉不良：表现为对别人说的话听而不见，经常忘记老师和家长交代的事情，做事丢三落四。有重听或语音分辨不清的现象。

（4）动作协调不良：表现为不会自己穿衣服、扣扣子、系鞋带、用筷子、写字、画画。或者即使学会了，也要比同龄儿童慢许多。分辨不出相似的物品，不会做拼图游戏。

（5）除上述表现之外，感觉统合失调的儿童还表现为不喜欢碰触、抚摸，拒绝理发、洗头洗脸。意外碰伤自己不能觉察，害怕乘电梯，不喜欢玩秋千、压板、旋转的玩具和木马。在学习上表现为，注意力不集中，上课不专心，爱做小动作。他们比一般孩子更难带，很难与别人相处，不能考虑别人的需要。

有些孩子还表现为说话晚，言语表达困难。

2. 发病原因　关于感觉统合失调的原因，目前尚不能做出明确的解释。目前的研究提示该病的发病原因与多种因素有关，既有孕期危险因素，如妊娠高血压疾病，也有家庭环境等心理社会因素。

（1）先天因素包括：早产、出生时低体重、新生儿窒息、高胆红素血症、母孕期的妊娠高血压疾病、先兆流产等疾病等。

（2）心理社会因素包括：都市化的生活导致的活动范围狭窄，活动内容局限；生活中家长对于孩子的过度保护，限制了孩子独立活动的能力和范围；从卫生的角度考虑，不让孩子玩沙、玩土，限制了孩子触觉的发展；过早地使用学步车，限制了儿童前庭功能的发展。

3. 治疗　目前，对于感觉统合失调的孩子，尚无有效的药物治疗方法，其治疗主要着眼于以下两个方面。

（1）预防：在此提出预防，是因为笔者认为预防是最好的治疗。预防的措施包括：做好孕前期的准备以及整个孕期自身状态的调整，尽量减少孕期或围产期带来的损伤。进行早期科学的胎教，比如通过抚摸、弹扣、拍打、触压等方式进行运动胎教，可以徐进胎儿触动觉、平衡觉以及肢体运动的发展。通过反复训练，可以使胎儿建立起有效的反射，增强肢体运动、肌肉的力量以及相应功能的协调发育。

配合婴儿期感觉功能的迅速发展，全面丰富感觉刺激，借此来预防感觉统合失调的出现。比如，经常抱婴儿外出，听鸟叫、看花草、感受日常生活中各种各样的声音；在婴儿的小床边挂上各种各样颜色鲜明的玩具，并定期替换；有意识地刺激孩子的嗅觉、味觉、平衡觉、触觉，比如，带孩子到安全的地方，鼓励运用自己的各种感官让他们去探索外周的世界。许多家长因为怕脏而限制孩子用自己的小手去触摸外面的世界，这种做法是不可取的。

（2）感觉统合训练：感觉统合训练指的是针对感觉统合失调的儿童所采取的一系列游戏运动训练方法。感觉统合训练要从婴幼儿期开始，越早越好。一般认为，6 岁以前做才会有效。具体的做法如下所述。

1）大脑平衡功能训练：在孩子出生后的前 3 个月，要经常并且适度地抱着孩子轻轻摇晃，让孩子的大脑平衡能力得到最初的锻炼；在孩子 7、8 个月大的时候，一定要训练孩子的爬行能力，这样对锻炼孩子的手脚协调能力很有帮助；当孩子再大一些时，要让孩子多走平衡木，或者多做荡秋千、旋转木马等游戏。

2）本体感训练：让孩子参加各种各样的游戏和运动——从小就可以让孩子翻跟斗，让孩子参加拍皮球、跳绳、游泳、打羽毛球等训练。

3）触觉训练：从小让孩子玩水、玩沙、玩泥土；让孩子学习游戏；经常让孩子光着脚走路；给孩子洗澡后用比较粗糙的毛巾给孩子擦身体，并用电吹风给孩子吹干身体；经常用毛刷子给孩子刷身体；用毛巾把孩子卷起来和孩子一起游戏；和孩子玩一切需要身体接触的游戏。

（二）孤独症与多动症

请参考儿童期心理卫生部分。

三、如何保持儿童期的心理卫生

根据儿童期的生理心理发展特点，儿童期的心理卫生工作要根据具体时期来具体对待。不同的时期，有不同的内容。

（一）做好孕前及孕期的保健工作，保证母亲的身体和心理处在良好的状态

胎儿的生长发育完全依赖于母亲供给的营养，在妊娠的前三个月，孕妇的营养状态影响着细胞的分化、骨骼的生长以及神经系统的发育，这段时期与未来个体的心理健康关系相当密切。在其后六个月的妊娠期内，子宫内能量及营养素的供应，则决定着新生儿的大小。这两个阶段与个体未来的整个生理健康关系都相当密切。

除了保证孕期的营养状态之外，还要保证母孕期身体的健康。研究表明，宫内感染、某些药物、抽烟和饮酒均会对胎儿造成严重损害，导致胎儿低体重、畸形、脑发育异常。比如，酒精可通过胎盘进入胎儿体内，引起胎儿酒精中毒综合征，典型表现是：体重低，中枢神经系统发育障碍，可有小头畸形；面部很怪，前额突起，眼裂小，斜视，鼻底部深，鼻梁短，鼻孔朝天，上口唇向里收缩，扇风耳；还有心脏及四肢的畸形。

一些疾病如风疹、糖尿病、高血压等疾病也会对胎儿的发育导致不良影响。比如，孕妇前三个月内感染风疹后，风疹病毒可以通过胎盘感染胎儿，使胎儿发生先天性风疹。重者可导致死产或早产，轻者可导致先天性心脏畸形、白内障、耳聋和发育障碍等，称为先天性风疹或先天性风疹综合征。母亲的情绪状态会直接影响到胎儿，如前文所述，孕妇在情绪好的时候，体内可分泌一些有益的激素和酶，这些激素和酶可以改善胎盘的血液供应，进而促进胎儿的健康成长。在情绪不良的情况下，如在应激状态或焦虑状态中，孕妇体内会产生大量的肾上腺皮质激素，并随着血液循环进入胎儿体内，使胎儿产生与母亲一样的情绪，并破坏胚胎的正常发育。大量调查资料表明，孕妇在恐惧、愤怒、烦躁、哀愁等负性情绪状态中，身体的各部分功能都会发生明显变化，从而导致血液成分的改变，影响胎儿身体和大脑的正常发育。

另外，外部环境的一些物理和化学因素也会通过影响孕妇，间接的影响胎儿的发育。外部的物理因素包括：①射线：孕妇照 X 线，对胎儿有很大的影响，特别是妊娠头 3 个月，这时期是胚胎器官的发育关键时期，胚胎对各种有害因素异常敏感。②电磁辐射：孕妇在妊娠期的前三个月尤其要避免接触电磁辐射。③噪声：越来越多的研究表明，严重的噪声会影响胎儿听觉器官的发育。化学因素包括大气污染、水污染和空气污染等。

（二）胎儿期要进行胎教

研究表明，经过胎教的儿童爱唱爱跳的占73%，为对照组的2.3倍。孕 20 周以后，胎儿即可形成条件反射，经过早期训练可以提高小儿的心身素质水平，促进多种心理潜能的发展，胎儿接受听觉训练对出生后的早期言语训练具有积极的先导作用。有节奏的音乐胎教可以刺激胎儿体内的细胞分析和谐地运动，进而促进机体的新陈代谢，并且还可以促进孕妇体内某些激素和酶的释放，这些激素和酶可以改善胎盘的血液供应，进而促进胎儿的健康成长。适时的运动胎教可以促进胎儿触动觉和平衡觉的发育，并开始建立一些早期的条件反射，为胎儿出生以后运动系统的发展打下良好基础。言语胎教可以促进个体的言语和智力发育。

根据上述研究结果可见，进行胎教有利于个体的身心健康发展，也会为个体的心理卫生打下良好基础。

由于我国的独生子女政策，似乎我们国家的父母更加重视胎教。但是进行胎教前有一个重要的前提是我们不能忽略的，即胎教的执行者，年轻的父母亲一定要在小生命孕育之前在心理和生理上都做好做父母的准备。无论是从物质条件上，还是从精神状况方面，都要做好迎接这个新生命的准备，这样才可能充满爱心地在一种温馨、平和的氛围中进行胎教。所以未婚先孕、意外妊娠等应激性的妊娠，都是不利于胎儿的生长发育的。

（三）在新生儿期给予足够的关爱，促进自体与客体的分化

如上文所述，在自闭阶段、共生阶段以及分离个体化阶段，照料者与婴儿的互动对于促进他们的心理发育相当必要。早期对于孤儿院的婴儿的研究提示，没有母亲照料的儿童仅仅能够得到必需的饮食，得不到拥抱、爱抚，在此种情况下，他们对外周的世界几乎没有反应，某些孩子因为消瘦和营养不良而死去。而同龄的有母亲照顾的孩子则可以发展出对外界刺激的觉察、处理和反应能力，在生理上也可以健康成长。因此，母亲（或者起到母亲作用的照料者）与婴儿之间的互动对于自我功能的成熟相当重要。

根据鲍比的依恋理论，个体的依恋水平与其终身的心理健康有着重要的关系。而依恋方式的建立也与早期母婴关系的质量密切相关。依恋理论认为，依恋类型分为安全型、焦虑型、回避型和紊乱型四种。

在这几种依恋类型中，第一种是安全型，后三种是不安全型。鲍比认为，安全依恋的个体可以有效地探索世界，社会功能较完好，而不安全依恋的个体会较多地罹患各种心理障碍以及严重的精神病。那么如何才能建立安全型的依恋，并促进分离个体化过程的顺利度过呢？

首先要给予新生儿足够的关爱，给予其及时的、敏感的照料，保证其生理上的舒适性，同时使其在情感上能够得到足够的、及时的关注，以确保它在生命的早期获得足够的安全感。

其次，在儿童开始出现要求独立的行为表现时，给予其恰当及时的鼓励，既不要限制他，又要给他提供一个安全基地，即提供给他一个既允许他自由探索，又可以回去依赖的照料者。因为在分离个体化的早期，婴儿既有独立的愿望，又没有足够的自信，所以他们需要这样一个照料者。如果这个照料者能够很好地履行这一安全基地的功能，个体就能够顺利地度过这一时期。

第三，掌握正确的喂养方式。这段时期的营养十分重要，因为这段时期脑细胞仍在分裂。如这时缺乏营养，就会影响脑细胞的数量，也势必影响孩子的智力发展。另外，这段时期的母乳喂养也有很重要的心理学意义。现在公认，乳儿吃牛奶不如吃母奶，母奶和牛奶不仅营养上有差异，更重要的是母亲喂奶可以让小宝宝获得感情上的温暖。有人报道，国外有个育婴院，保育人员少，采取自动化喂奶的方法，到时候一按电钮就往孩子嘴里灌奶。结果孩子情绪很坏，患病率和死亡率很高。后来增加保育人员，并规定抱起来让孩子自由地吃奶，还规定每天抱起来逗着玩玩，结果情况大有改观。有人还研究，即使同样让孩子吃母奶，母亲的态度不同对孩子的影响也不一样。如果母亲把喂奶当任务，孩子吃着奶，自己想别的，忙别的，这不利于孩子的情感发展；如果把孩子抱在怀里，孩子一边吃奶，妈妈一边微笑着，拍着，抚摸着，孩子就不仅吸进乳汁，而且饱尝了母爱，有利于健康情绪的发展。同时，乳儿吃奶要定时定量，每天喂几次奶，什么时候喂奶，都要有规律，不可孩子一哭就用奶头堵嘴。据研究，一个成人良好的习惯，有规律的生活方式，往往与乳儿时期吃奶时的习惯有关。

从心理卫生的角度说，孩子对情感的需要与吃奶的需要同等重要。因为乳儿正是情绪急剧分化、丰富、发展的重要时期，这时如能多加关照，对培养健康的情绪具有重要的意义。所以，孩子所处的环境要优美，经常更换不同色彩的纸带、气球或其他玩具，经常听优雅轻快的乐曲，要经常逗逗孩子，要经常抱抱孩子。有人说孩子不能抱，抱惯了就放不下了。这是可能的，但不能因小失大。因为经常抱抱孩子，让孩子享受爱抚，有利于培养孩子良好的情绪，而且对促进孩子的智力发展也有重要意义。孩子一旦被抱起来，视野就会豁然开阔，绚丽多姿的外界信息就会大量映入眼帘，这对促进孩子的智力发展是有好处的。还有，婴儿从六个月起到一周岁，是心理活动急剧发展的时期，同时也是建立"母子联结"的关键时期，如果这个时期孩子能和母亲多接触，则容易培养良好的情绪；反之，如果孩子长期得不到母爱，则会出现夜惊、拒食、消化系统的功能紊乱，甚至造成发育缓慢。有人还认为，缺乏母爱和长大成人以后患神经症、精神病、心身疾病和病态人格都有关系。

第四，正确断奶。在这个阶段宝宝还有一个需要面临的问题是断奶。从心理学的角度来说断奶不仅是改变了进食方式，更主要的是切断了与母亲之间的那种亲密的联系。断奶对孩子来说是件大事，处理不好会对他幼小的心灵造成重大的精神创伤。有的孩子虽然实际上断了奶，可是心理上仍然没有断奶。表现为性格不成熟，遇事容易紧张，缺乏行动力，紧张的时候多通过吃东西来缓解。这些多与断奶时处理不当引起的不安全感有关。不恰当的断奶方法包括：为了断奶妈妈与孩子暂时隔离，让孩子在失去乳房的同时也见不到妈妈，在物质上和心理上彻底丧失这个依恋对象，这对家长来说是暂时的，但是对于孩子来说，在其心理上很可能以为永远失去妈妈了，同时还会联想到是不是我不够好，所以妈妈不要我了，进而影响其自尊心；妈妈下决心给孩子断奶，结果断一次未断成，让孩子再吃一段时间，然后想想还得断，又突然断一次，接二连三地给孩子造成重复的创伤；还有的往奶头上涂辣椒面。这些都对孩子心理健康不利，近期会造成孩子情绪不稳，大哭大闹，或者夜惊、拒食、难以喂养等情况，远期会为以后易感神经症埋下种子。正确的做法是有计划有步骤地做这件事，不要搞"突然袭击"。在断奶之前的两三个月里，就应哄着孩子吃蛋糕、稀粥等食物，先找一些替代性的可以满足孩子物质需要和安全感的食物，而且这类食物的量要渐渐增加，等到孩子对这些食物产生了兴趣，而且虽然不吃奶了，但是仍然可以得到母亲的爱和关注时，断奶的目的就比较好达到了。

第五，耐心细致地对孩子进行大小便的控制训练。对孩子大小便自我控制训练不宜过早，一般认为从孩子两岁半开始训练为宜。在训练的过程中，要耐心，要和蔼，不要埋怨，不要斥责。有人研究，通过严厉斥责，甚至打骂来训练孩子大小便的自我控制，不但训练过程长，学会控制慢，而且容易造成心理创伤。使孩子形成肛欲期人格，表现为做事过分认真、超强控制、固执、刻板、犹豫不决、过分追求完美、注重细节，这些性格是强迫症重要的心理病理基础。

（四）把握幼儿期儿童的特点，有目的地进行引导

俗话说，三岁看大，七岁看老。说的是这个时期儿童的人格已经开始形成，初具雏形。儿童的人格形成和社会性发展是在社会化中实现的。所谓社会化是指个体在于社会环境相互作用的过程中，逐渐获得他所在的社会所要求的各种行为规范、知识技能和所能接受的价值观念，成为一个独立的社会成员，并且逐步适应社会的过程。在幼儿的社会化过程中，起主要作用的因素包括家庭、学前教育机构。家庭中对儿童影响比较大的首先是父母以及扮演父母角色的照料者。由于此期的儿童模范能力特别强，所以作为对儿童直接产生影响，并且与儿童接触最多的照料者，其一举一动都会成为儿童效仿的模板。中国有句古话，叫做："上梁不正下梁歪"。从某一个侧面阐述了这个道理。这个时期的儿童没有形成自己独立的道德观和是非判断标准，父母和老师便成为他们直接学习的榜样。无论在幼儿园还是在家庭中，父母和老师都要有意识地做到以下几点：

1. 创造和谐的家庭环境，让孩子经常感受到家庭的温暖温暖的家庭环境对于培养孩子良好的性格有重要意义。在一个和睦的家庭里，人们敬老爱幼，互相关心，互相爱护，这种和谐而又温暖的人际关系，会在幼儿心中种下良好的人际关系的模板，有利于其将来和谐的人际关系，的构建。有人甚至认为，这对形成他终生的道德情操都有意义。相反，有的家庭今天吵嘴，明天打架，有的还拉着孩子盲目参战；还有的夫妻不和，把孩子夹在中间，拉来推去，弄得孩子无所适从，恐惧不安。有研究证明，这样的孩子易患口吃、夜尿症和胃病等。尤其是破裂家庭，对孩子的影响更大。据一项少年犯罪的调查来看，少年犯罪出现率最高的是四岁丧母或丧父的人。另对135名少年罪犯调查，其中有40%的人出身破裂家庭。在破裂家庭中，父母离婚对子女的影响更坏。因此，构建一个和谐的家庭不仅是夫妻两个人的事，而且与孩子的心理健康有着密切的关系。所以夫妻一定要尽自己最大的努力搞好家庭中的人际关系，以自己的实际行动为孩子创建一个培养良好性格的环境。

2. 正确对待和处理幼儿的口吃和遗尿等现象　口吃多是因幼儿模仿或精神突然紧张造成的，男孩大约有4%，女孩大约有2%。口吃实际上很常见，但是如果父母处理不当，就会对孩子造成严重的心理创伤，有些孩子的"口吃"会持续存在，同时因"口吃"形成孤独、退缩、羞怯、自卑等性格特征。还有些孩子在五岁以后还会尿床，称为遗尿症。遗尿症除少数是生理原因以外，大都是由于精神紧张造成的，也有的是父母对孩子溺爱不加训练造成的。实际上，大多数孩子在成长的过程中都会出现这样那样的偏差，比如学习别人眨眼睛、甩头，实际上他们并不知道这些行为有什么意义，有时只是出于好奇。当然像"口吃"和"遗尿"这样的现象多跟孩子精神紧张有关系。幼儿也有他们的心事，只是他们并不知道如何来用语言表达，更不知道如何解决，而且他们会更多地用躯体的形式来表达紧张的情绪。所以，一旦出现这些现象，首先家长不要太紧张，因为这些表现往往都是一过性的，一定不要以为他们是故意的，因此采取的一些过激的做法，比如打孩子，认为打怕了他们就会改了，然而越是打骂越会增加他们的紧张情绪，使本来可以自然消失的症状持续存在。适当的做法是，在孩子出现这些情况时，家长应该好好观察孩子，分析孩子精神紧张的原因，给予关心、支持和帮助。良好的亲子关系是治愈孩子这些异常行为的良药。

3. 正确对待孩子的过失和错误　孩子小，知识经验少，能力不强，许多是非不清，因而出现过失和犯错误都是不奇怪的。成人尚"吃一堑，长一智"，孩子更是在过失和错误中不断学习增长见识的。基于这个道理，对于孩子的过失和错误要心平气和，教育要耐心细致，尤其要讲清道理，不要让孩子心里感到委屈。打孩子，骂孩子，都不是好办法，因为这些做法会损伤孩子的自尊心，使孩子更不易接受批评和教育，甚至形成不良的品德和人格。批评教育孩子时父母口径要一致。假如一方批评，一方袒护，就会使孩子是非混淆，出现认同的混乱。老百姓中流传的"女孩子要娇养、男孩子要贱养"的话是有失偏颇的。事实上，有研究表明，小的时候经常被父母打的孩子，无论是男孩子还是女孩子，都会出现低自尊、情绪调节障碍、更多的行为问题人际关系问题社会适应问题。

4. 支持孩子多做游戏　游戏是幼儿的主导活动，是幼儿的天职，也是身心健康发展的重要途径。要让孩子多玩自己爱玩的游戏，并且鼓励孩子们在一起玩，在玩的过程中成人不必多加干涉。孩子们在一起玩的过程，同时也是互相学习，互相交际的过程，而且还能饱尝游戏中的乐趣，体验生活的美好，这对他们的身心健康发展是有益的。关于游戏的重要性，前文已经提到，此处不再详述。

5. 要重视孩子的独立愿望，并给予适当地引导　幼儿在心理发展上有个自我中心时期，三岁就可表现出独立的愿望。虽然他们本领不大，但往往这要自己来，那要自己干，显得不太听话了。常听有的父母说："真气人，才三四岁的孩子就有主意了，就不听话了！"其实，这正是孩子心理发展的一个明显标志，是独立性开始发展的表现。有人称这时为孩子的"第一个反抗期"。这个时期的孩子，要求独立，有时不太听话，这是儿童心理发展的客观规律，应该因势利导，切不可违背规律硬是要治服孩子的"犟劲"。与此同时，由于幼儿的自我评价能力比较差，容易受外部评价的影响，所以在这个阶段应该经常根据其行为特点，给予符合实际的积极评价，帮助儿童形成积极的自我评价，建立自信心和自尊心。

（五）把握童年期的特点，帮助其解决童年期常见的几个关键问题

1. 上学困难　童年期常见的问题包括上学困难，有的书上把它称为学校恐惧症，并且有系统的诊断标准。我更倾向于称之为一种障碍，而不愿意给予其一个病症的诊断。因为，儿童还处在一个发展变化的阶段，既然是发展变化就会有发展的快慢一说，孩子的发展受到先天遗传因素、父母养育因素、学校环境因素等各项因素的影响，在某一特定的时期，出现一些发展方面的问题就冠以疾病的帽子虽然对识别孩子的问题有利，但从长远的角度看，不利于孩子的心理健康发展。上学困难主要表现为儿童从心理上不愿意去上学，起不了床，或者在该去上学的时候出现头痛、肚子痛、腹泻、呕吐等不适，被强制入学后出现焦虑、抑郁、哭闹等情绪和行为反应，每次都需要家长哄着才有可能去上学，甚至家长采取各种办法都很难说服他去上学。但是只要不去上学，待在家里或者从事其他活动没有任何异常。

一般来说，上学困难多出现在刚开始送去幼儿园的时候，或者最初送去上小学的时候。出现这种情况的根源在于孩子分离个体化过程出现了障碍，这个时候出现的是一种分离焦虑。

如前文所述，儿童在 6～24 个月间和妈妈或主要照料者之间的关系，决定了其是否出现这个问题。宝宝刚出生时，和妈妈"不分你我"，6 个月后，才会出现"独立意识"。此时，宝宝对外界充满好奇，会开始人生的第一次探索。如果妈妈能给予适当鼓励，那么对宝宝日后独立能力的培养将至关重要。反之，如果妈妈因为宝宝表现出的独立意识而出现情绪波动，对宝宝完全置之不理或者过度限制，则会让宝宝无所适从。这样的宝宝到上幼儿园时就很容易出现"分离焦虑"，甚至影响其成年后单独解决问题的能力。

出现这个问题的时候妈妈或家长要做的是了解孩子心里的真实想法和担心，多给孩子提供心理上的支持和帮助。并帮助孩子建立一种观念，即，即使妈妈不在我身边，她还是会关心我的。如果妈妈自己处理起这些问题感到困难，还应寻求心理医生以及校方的协调和帮助。比如，有的学生不愿意去上学，是因为害怕同桌，在这种情况下，与老师联系为其调换一个同桌，则可以有助于儿童重返课堂，找出原因，会比其他的方法和手段都有效。

另外，从幼儿园到小学还涉及另一个适应问题。即从以玩为主到以学为主的转变。这个问题是孩子上学困难的另一个原因。目前我国幼儿园和小学的衔接问题还没有完全处理好，给孩子入学造成不少适应性困难。因此，学校和家长要认识到这个问题，并做好孩子从幼儿园进入小学的衔接工作。家长应给孩子做入学准备，进行入学教育，比如，孩子在家和在幼儿园的生活规律与小学大不一样，为了防止孩子突然出现适应困难，可在孩子入学前提前改变饮食、起居规律，使之渐渐与学校要求一致，尤其要教育孩子热爱学习，向往学校。而学校要布置吸引孩子的环境，和蔼可亲地欢迎新生，给孩子留下一个好的第一印象。小学老师也要有意识地带领孩子从一个每天游戏的状态，渐渐进入到一个学习占主导的状态中来，讲课时尽量营造一个和谐轻松的氛围，培养孩子的学习兴趣。一般说来，愉快的学校生活有益于学生的身心健康，如果让孩子把上学视为精神负担，势必有害于他们的心理健康，也不利于学业的完成。

2. 学习困难　学习困难主要指的是儿童在学龄早期，在同等教育条件下，出现学习技能的获得与发展障碍。这类障碍不是由于智力发展迟缓、中枢神经系统疾病、视觉、听觉障碍或者情绪障碍所致。多起源于认知功能缺陷，并以神经发育过程中的生物学因素为基础，可继发或伴发情绪和行为障碍。学习困难可以表现为阅读困难、计算困难、书写困难等。

针对这些问题要尽早地进行行为干预。主要方法包括三个方面，即提供产生特定行为的机会，操纵行为产生的后果。学习困难的儿童在学习过程中往往是被动的，不会使用或者很难发展适应自己的学习策略。作为老师和家长，要从改变其被动性方面手，通过一些认知行为方面的干预，帮助其在学习中小步前进，并且及时地给予鼓励和奖赏，帮助其建立学习的乐趣。

帮助其建立学习的兴趣，还包括不要给孩子"加码"。现在小学生的课外负担普遍偏重，这已是应当解决的问题。可是，有的家长望子成龙心切，还额外给孩子加码，周末给孩子报各种各样的培训班，或者因为孩子学习困难，成绩不理想，而一厢情愿地给孩子额外请家教，而在孩子不愿意接受家教的情况下给孩子请家教，不仅会占用孩子很多的课外时间，令其无法好好休息，而且会使得孩子更加感到学习是一个负担，进而讨厌或憎恨学习，结果进入恶性循环，成绩更差。这些额外加码的行为在某种程度上导致孩子之间的竞争提前，不利于孩子的身心健康。很多家长这样做的原因是认为孩子成绩不好，将来就一定没有出息，没有前途。实际上分数高低并不能完全代表其智力水平，更不一定能预示其未来的成就。所以家长不要逼着孩子一定要考一百分或一定要争第一名。对小学生要注意培养学习兴趣，鼓励他们生动活泼地学习，切不可让分数把孩子压得直不起腰来，抬不起头来，将头脑束缚得死死的，更不可让他们完成力不从心的学习任务。当然，这么说，也不是要让家长对孩子不管不问，想学就学，不想学就不学，因为孩子毕竟是有惰性的，要视情况而定，教育孩子要把握一个度。

3. 交往障碍　这个障碍是儿童期比较常见的另一障碍。交往障碍主要表现为儿童不知道如何与其他小朋友交往。因此表现为孤僻、少语、退缩，不喜欢参加集体活动。回顾交往障碍儿童的成长史，多能发现一些线索，比如，小的时候父母很不放心，总是会限制其玩耍的机会，或者父母望子成龙心切，很小的时候为了让孩子多学东西，剥夺了他玩的时间。这也是在前文中提到的，一定要让孩子在该玩的时间，玩够了。不仅要支持他们玩儿，还要陪着他们玩儿。中国的父母总是望子成龙，希望孩子多学知识，为此不惜一切代价，花钱、花时间、有时甚至达到了残忍的程度。曾经有一个孩子，在上学前已经是个小才子了，美术、钢琴、小提琴、舞蹈、书法、英语几乎样样都很优秀，可是上了学之后，开始出现了学习障碍。家长不理解，后来经过咨询得知，孩子的学习障碍主要是缘于交往障碍。因为发现自己没有办法跟别的小朋友一起玩，感到很孤独，继而产生很多负性情绪，所以上课不能集中注意力，还会受老师批评，所以每天都不想上课。对于有交往障碍的孩子，应该多鼓励其参加集体活动，并有意识地给予其精神上和物质上的鼓励，并通过观察孩子与人交往以及与孩子沟通发现其交往过程中存在的问题，给予具体的指导和帮助，这样可以有效地减轻孩子在交往过程中的压力，尽快克服交往障碍。

第三节　青少年期心理卫生护理

青少年期是指 12 ~ 18 岁，从儿童过渡到成年，未成熟走向成熟的一个重要阶段。从生理学角度看，青少年时期是生理各方面快速发育，即将具有生育能力的时期；从心理学的角度看青少年是心智达到一定成熟状态，具有抽象与逻辑思考的能力，且情绪较稳定者。这个时期无论生理和心理均发生着巨大的变化，使得青春期的少男少女们感到"成长的烦恼"，也给家长和学校带来许多必须面对的问题。了解与掌握青春期生理和心理发展的特点，可以帮助孩子们顺利度过这一阶段。

一、青少年期主要的生理特点

在生理上，身高和体重的迅猛增长是青少年早期明显的生理特征，随后以肌肉快速增长为主要变化。虽然在10岁以前，儿童脑的重量已成长为成人的95%，但在13岁左右仍出现了大脑发育的第二个加速期，主要表现为大脑沟回的增多和加深，皮质功能趋于平稳，兴奋和抑制功能逐渐平衡，控制和调节能力明显加强，脑和神经系统发育基本完成。同时循环、呼吸、肌肉等各个组织系统的功能也明显增强。

在这个时期，尤为特殊的变化是在内分泌激素的作用下，男女少年第一性征发生了急骤的变化，性器官基本发育至成人水平。同时第二性征也相继出现，如声音，体形的改变和毛发的变化。伴随着性功能发育的成熟，男性出现遗精，女性出现月经来潮。到青少年后期，女生已处于性成熟的阶段，男生则处于性萌动到性成熟阶段。

二、青少年期的心理特点

与生理功能的变化相对应，青少年的心理世界也产生着巨大的变化，这段时期心理的基本特征是充满了矛盾动荡性，各种心理矛盾和冲突交织在一起，正如亚里士多德所说的："暴躁、易发脾气、易于为冲动所驱使而失去控制。"又如霍尔所形容的："人生中'疾风怒涛'的时期，身体蕴藏极大能量、情绪不稳定、易激动、烦躁不安，对外界及自身易产生怀疑、不信任感。"多种心理问题会表现在这一时期，多种心理问题会起源于这一时期，因此青少年时期既是人生的黄金时期、关键期，也是问题频发的时期。

青少年的心理主要有以下特征：

1. 自我意识迅猛发展 青少年时期是自我意识发展的第二个飞跃期，他们对自己的认识不断加深，逐渐意识到自己已长大成人，渴望父母把他们当成人看待，追求独立自主的人格，对任何事情都喜欢自己进行分析和判断，并倾向于坚信自己的观点。在自我意识增强的基础上，同时伴随着独立感、自由感、自信心、自尊心的增强。

2. 认知旺盛 逐渐从形象思维过渡到抽象、辩证性的思维，观察力、概括力、想象力、记忆力不断增强，思维敏锐，接受新事物快。儿童时期的那种直观、简单地看待问题的思维模式逐渐发展为创造性、辩证性、发散性和开放性地看待问题，标志着他们的思维正趋向成熟。

3. 情感丰富且不稳定 青春期的发育不成熟，高级神经活动兴奋和抑郁过程的强弱与不平衡，常表现为易动感情、情感比较强烈，遇事容易激动，同时存在多种情绪状态。尤其到了高中阶段，高中生消极情绪出现的频率及强度均高于积极的情绪，处于典型的烦恼困扰期。情绪调控能力较差，有时会出现狂风骤雨式的情绪反应，在强烈的情绪反应下容易出现冲动行为。

4. 性心理方面的发展 青春期生理、心理迅速发育，开始出现朦胧的性欲望及与此相联系的一系列内心体验。经历着从对异性排斥、反感到对异性好奇、向往、爱慕、并渴望获得异性关注的变化，这种吸引与交往的愿望常被看做是萌发恋情的动力，在外部因素促使下，转变为家长和学校所称的"早恋"行为。

5. 意志行为 青少年意志活动尚较薄弱，不坚定，缺乏意志的调控能力，难以长时间付出艰辛的努力完成一件事情。内心不确定性较强，耐挫折性较差，容易受打击，丧失自信心。他们往往只注重近期目标，很难将自己的行为同远大目标联系起来，因此行为常具有盲目性和冲动性的特点。

6. 社会性的发展 品德发展和人际交往发展是青少年社会化的两项任务。青少年的道德发展存在着稳定性、自觉性和自制力差的特点，因此容易受外界不良环境的影响。青少年容易与周围同学基于共同的需要、兴趣和态度等自发形成同伴关系。他们很重视他们的朋友，甚至经常感觉朋友比父母更知心、亲密。但这种同伴关系常不稳定，经常因为一些小事情而影响朋友关系。

三、青少年期心理发展中的常见问题和对策

1. 巨大的学习压力 青少年大都处于求学阶段，并且以初中和高中为主，在这个阶段经常会遇到来自学习方面的压力，这些压力的来源包括以下几方面。

（1）现代社会知识更新越来越快，要求学生掌握的知识也越来越丰富，各种课程层出不穷，他们每天需要接受并掌握大量的新知识和新信息，面临着各种各样的考试和培训班。

（2）目前中国社会对文凭和毕业学校的要求越来越高，最直接地反映在父母和学校对青少年学习成绩的要求越来越高，把学习成绩当成衡量孩子优秀与否的唯一工具，因此青少年可能要经常面对因学习成绩不够理想，而被父母和学校施加压力的情况。

（3）青少年正处于特别需要周围环境肯定和重视的时期，他们非常关注自己，急切地期望自己超过同伴，但往往因能力有限实现不了这种愿望，因此容易受到打击，感到失落，产生自卑感。为了能让自己在学习上更加出色，学习的竞争日益激烈，很容易出现过分攀比，因为比不上其他同学而倍感压力的情况，由此可能出现由压力过大导致的一系列心理和行为异常的表现，如厌学、逃学、沉迷于网络、结伙打群架等。

学习压力的处理对策：

（1）家长和学校需要给青少年提供一个较为宽松的学习环境，不强迫孩子整天学习和参加各种学习培训班，不以"题海"战术提高孩子成绩，而是通过各种方法提高孩子的学习兴趣，使其在学习中能找到乐趣，而不以此为任务和负担。例如经常肯定和鼓励孩子在学习中的每一次细小的进步、以实际的言语和行为表示相信他能做得更好，并通过适当的鼓励，如带孩子暑假旅游、购买奖品等方式作为一种正性刺激强化其努力提高成绩的行为，而不是总将成绩更好的学生与其对比，打击孩子的自信心和自尊心。

（2）青少年正处在自我意识增加，富于幻想，求知欲强烈的时期，如家长和老师能以平等的朋友姿态与青少年交流，使其敞开心扉，进而了解青少年的兴趣所在，以及影响其学习成绩的因素，就能有的放矢，通过各种方式刺激其求知欲，将其注意力引导到学业上。有时让青少年寒暑假出去短暂打工，一方面能提高其解决实际问题的能力，另一方面能体会到工作和生活的艰辛，让青少年能更加珍惜学习的机会。如果家长和学校一味地训斥和苛责青少年，则可能导致强烈的逆反心理，反而适得其反，使其更不愿意学习。

（3）不以学习成绩作为评价孩子优秀与否的唯一工具，鼓励孩子多尝试新的学习领域，挖掘其各种才能，使孩子能在除学习之外的其他领域中找到价值感和自尊。父母和老师要帮助孩子正确认识自己，了解自己的长处和不足，取长补短，并帮助孩子树立适当的奋斗目标，一步一步地去完成。增强其解决问题的信心，避免不必要的心理挫折和失败感。

2. 紧张的人际关系 青少年由于大多处于学习阶段，还未进入社会。故面临的人际关系比较单一，在学校主要是同学关系和师生关系。青少年对周围世界的观察越来越敏锐，内心世界的想法和情感越来越丰富，因此特别希望找到同伴来分享自己的内心想法，但同时他们都自尊心比较强，往往争强好胜，愿意表现自己，希望得到老师和同伴的承认和赞赏，一旦得不到满足，就会容易以暴怒或自欺欺人的方式来满足自尊心，这样容易导致周围人难以与其和平共处，不愿跟他过多交流。因此他们的朋友关系常不稳定，经常有变化，因为一些小事情而影响朋友关系。有些青少年在初、高中时期虽然有强烈的人际交往的欲望，但却寻不到一个真心的朋友，无法摆脱心灵的孤寂。尤其到了高中阶段，高中生消极情绪出现的频率及强度均高于积极的情绪，处于典型的烦恼困扰期，会因为缺乏朋友变得更加封闭内向，不愿与人交流，出现消极情绪，甚至自暴自弃。这对于青少年的成长和学业都会造成明显的负性影响。

青少年与同伴交往模式特点和其可能造成的问题如下：

（1）青少年常常希望朋友对自己绝对忠诚和服从，希望对方成为自己的"影子"，随时相伴左右。有些青少年在和同伴交往中，强硬地提些自己的要求，而不顾对方的想法和感受，不考虑现实情况。同伴若没按照他的要求做，就会生气，烦恼，感到受到伤害，甚至与对方断绝来往。

（2）有些青少年认为搞好同伴关系就应该谨小慎微，认为不知道哪句话得罪了同学，因此和同学相

处时最好多听少讲或者多讲对方的好话，不管自己心里是不是这样认为。殊不知这样对于同学之间真正沟通和建立友谊并无帮助。因为只有对同伴真诚、大度，并且能适时向对方表达自己的真心话，才能使双方打破心灵的隔阂，敞开心扉，消除不必要的误会。很多青少年交不到长久的朋友正是因为一些小误会、小摩擦得不到解释，而一时冲动断绝了交往。

（3）青少年主观推断和心理定势的倾向较强，容易犯先入为主或以偏概全的毛病。常见的有首因效应，即根据与陌生人首次相遇形成的第一印象与他人进行交往，如认为对方言淡举止普通，就断定此人没有才能，没有吸引力；成见效应，即将同伴的最初印象不加分析地用来判断和推测其他品质，如同伴某一件事情没有做好，就认为对方什么都做不好；近因效应，指在人际交往中，对同伴最近情况的了解占优势，常掩盖了对他一贯的了解，如两个关系很好的同学，一个同学对另一个同学关怀备至，却因为一件小事没做好，引起了另一个同学的强烈不满，就与其断绝朋友关系，而完全不顾该同学之前对他的诸多照顾。

（4）青少年正处于烦恼困扰期，容易"少年不识愁滋味，为赋新词强说愁"，有些青少年总觉得自己的世界没人能懂，不相信同伴间能真正沟通，也不愿意主动与周围人交流，甚至拒绝同学好意的关心和交往。正是这种封闭的心态让他错失了很多与同学交流，融入集体环境的机会。青少年人际交往问题的处理对策：

（1）青少年在与同伴交往中要遵循一个"黄金法则"，即可以希望同伴做什么但不强行要求，如果同伴没有做到，提出希望的一方可以向对方表达失望，同时从对方角度出发理解其不能做到的原因。允许对方有和自己不一样的想法和感受，并不因此而认为对方"背叛"了自己，给对方留一个自己的空间，并真诚地与对方交流，学会从不同角度看待问题。这种对同伴真诚、大度、体贴的行为必能使其成为受同伴欢迎的人。

（2）不轻易地受第一印象和先入为主的偏见影响，不轻易给交往的对方定性，不随意在了解对方较少信息的情况下，急于作出总体的判断。学会动态地、全面地、多角度地看待一个人。在与同伴交流的过程中尽量全面地表现自己，不做过分掩饰，既让大家了解自己的优点，又让大家了解自己的缺点，给大家流下真诚、自然、宽容的印象。

（3）引导青少年保持一种开放、接纳、真诚、友好的交友态度，相信同伴间能真正沟通，能互相理解。不拒绝同学的好意，主动参加到集体活动的交流中，增进与同学间的交往频率。如寒暑假参加夏令营、兴趣小组等活动，可以帮助自己找到有共同话题、兴趣爱好的朋友和社交圈子。

3. 亲子问题　进入青春期后，青少年自我意识明显增强，逐渐意识到自己已长大成人，青少年与父母之间的关系发生了许多微妙的变化。一方面他们开始变得不再轻易地相信父母的观点，他们渴望父母把他们当"成人"看待，不喜欢老师，家长过多的管束，想离开父母，渴求单飞，同时由于和同伴交往，在情感上产生新的依恋对象，他们对父母的情感不如小学时候亲密了，随着其生活范围的扩大和经验的丰富，他们心中有了新的偶像。往日父母在他们心目中的高大印象显得黯然失色，过去未曾发现的父母身上存在的某些缺点会大大地削弱其榜样作用，对父母充满了失望。另一方面他们阅历还浅，涉世不深，在许多方面还不成熟，外面陌生的世界让他们感到既新鲜、有趣又慌张、恐惧，因此生活上、学习上都对父母还有较大的依赖性。基于上述复杂、矛盾的心态，青少年与父母相处时常表现出不听话，不接受成人的意见，好与同龄人集群，但外面遇到挫折时又特别渴望父母保护和关爱的行为特点。亲子问题处理对策：

（1）家长和学校不要以严厉、强制的形式管教青少年，而是要设身处地从青少年的角度去思考。即便对初中生或高中生，由于他们的独立意识，表面上似乎不愿与父母多讲，但碰到重要事情还是愿意与父母一起商量，当子女有烦恼时，家长应抱着理解之心，伸出援助之手，用平等交流的姿态与其沟通，耐心倾听其心声，尊重和允许青少年有不一样的想法，并帮助他们分析自己的想法，在肯定其想法有一定先进性和独特性的基础上，同时指出其想法的局限性和片面性，帮助其学会综合、全面、辩证地看待问题。

（2）当父母和青少年子女的意见出现分歧，并且双方都固执己见，不能被对方所说服时，父母和子女应采用"求同存异，和平共处"的态度，即不要强硬干涉和改变对方提出的意见和想法，暂时保留各自的意见，待时机成熟和双方情绪稳定后，再心平气和地讨论，互相理解对方的动机，达到双方都满意的结果。

（3）父母要学会理解和接受青少年逐渐长大，越来越独立的事实，一方面鼓励孩子多与同龄人交流，并且分享青少年的成长经验和秘密，与孩子达成"成长同盟"。另一方面充分理解青少年对于父母完美形象破灭后产生的失望情感，包容青少年这个特殊时期的一些矛盾、冲动行为，帮助青少年学会分析和感受内心复杂、矛盾的情感，坦诚地展示自己不完美的一面，使青少年逐渐意识和接受成人世界存在的缺陷性和真实性，为其在心理上踏入社会做铺垫。父母对青少年在外面世界受伤后切不可采取嘲讽、不理睬等行为，这样只会造成青少年更无法适应未来的社会。

4. 性的困惑　青春期生理、心理迅速发育，性器官和功能发育同时，开始出现朦胧的性欲望及与此相联系的一系列内心体验，但心理发育与生理发育常具有不同步的心理特征，因此产生一系列与性有关的困惑。常见的性困惑包括早熟和晚熟的烦恼，性功能发育的烦恼。

青少年的发育尤其是性发育存在着早熟和晚熟现象，是指他们发育高峰出现的时间以及发育的实际速度存在个体差异，一般来说女生的发育比男生早1~2年。但如果女生的发育过早，比同性同伴提前，她们将面临着同伴尚未经历的身体变化，自己新发现的性发育的经验无法与同伴交流，容易感到孤独感、焦虑和不安全感。而早熟的男生与正常发育的同龄女生在心理体验上相似，会与女生更自然平等地交往，更容易受到老师的青睐和同伴的敬重，成为受欢迎的人。但是晚熟的男生在与同龄女生交往中处于不利地位，他们被当成孩子的时间较长，身体发育较同龄人晚，男性第二性征发育尚不明显，因此比较容易产生自卑感和男性身份认同障碍。对于早熟的女生，让她们认识到成熟是人生的必经之路，现在只不过是提早出现一段时间而已。应指导她们主动向母亲和其他同性年长者请教有关经验，尽快适应青春期的变化。对于晚熟的男生，要充分肯定其男性的身份，对于其表现男性特点的行为予以强化。使其知道自己性器官和身体的其他方面早晚会成熟的，只要耐心等待，一定会变成响当当的男子汉。性功能发育给青少年带来的烦恼很多，影响较大的是遗精和手淫的问题。对于首次遗精，多数青少年男生感到害羞和恐慌，有的青少年男性受到不正确宣传媒介的影响，认为遗精会伤元气，损害身体健康。其实遗精是青少年身体发育走向成熟的标志，每月遗精的次数，没有公认的标准，一两次或三四次均属正常范围。同时青少年开始出现手淫行为，这种行为在男生中更是一种普遍现象。手淫是青少年期男生的一种自慰行为，是排除由于性冲动而引起的性紧张和性骚动的一种安全的发泄途径。《美国精神病学手册》中指出：手淫是标准性行为的一种。当今国际上广泛接受的新观念是：手淫既不是不正常的，也不是对自身有害的行为。但由于受传统文化的影响，青少年大都对性有羞耻感，很多青少年手淫过后又后悔，甚至产生犯罪感。

对上述性困惑问题的处理方式主要包括：

（1）父母和学校加强青少年性心理卫生教育，使青少年能够认识到自己身体和心理的变化是正常现象，是青少年必须经历的阶段，增加其对自身变化的认同感。

（2）父母和学校对青少年性困惑的问题抱着开放、接纳的科学态度，与青少年坦诚地沟通，避免增加其谈论此事的羞耻感。

（3）给予其一些具体的指导措施减少手淫次数，如自觉避免不良刺激，拒绝黄色淫秽书刊和影视剧影响、不穿过紧的内裤、不开挑逗性的玩笑，多从事有益于身心健康的文体活动，积极参加感兴趣的集体活动，将注意力和关注点进行转移，这样可有效淡化手淫的动机。

5. 关于"早恋"　早恋不是问题，而是一种正常的心理现象。为什么说早恋不是问题，而是一种正常的心理现象，是因为，它是心理发展过程中必然要出现的，就像人有生老病死一样。早恋，说白了，就是太早发生的恋爱。我们不能说一个人要谈恋爱是出问题了，所以大家之所以认为"早恋"是问题，问题出在"早"上，而这个"早"，是相对的。相对于孩子的学业来说，恋爱出现得早了点。但是从心理学的角度来看，对异性感兴趣，对亲密关系的需要出现在青春期正是时候。这就必然产生一个矛盾。

因为青春期的孩子正好处在初中这个阶段，也是老师和家长常说的黄金时期，正是学知识的时候。

恋爱必然会花去孩子一部分精力，难免会对孩子的学习有些影响，也肯定会引起家长和老师的紧张和担心。

　　家长和老师出于对孩子负责的态度，肯定不会坐视不管，但是只要他们一出手，一场战争就爆发了。家长和老师作为一个阵营，两个早恋中的孩子作为另一个阵营，在战争开始以后，他们各自分居在一根弹簧的两端。如果两者都坚持己见，只能使战局处在僵持状态。也就是说这根弹簧始终不可能放松下来。

　　而且，在这场战争中，有一个特殊的心理现象，称为罗密欧与朱丽叶效应，简单说就是家长和老师的反对，反而会使两个孩子更加亲密。从家长的角度来看，这就事与愿违了。那么，出现早恋现象时，应该如何处理呢？

　　（1）从父母的角度来说：作为家长和老师，尤其是作为家长，首先要改变对于早恋这一现象的认识。要认识到对异性感兴趣，对亲密关系的需要是孩子在青春期必然要出现的一个现象。至于会不会早恋，那要看孩子在这个时候会不会碰上他喜欢的人。如果碰上了，那么出现早恋是再自然不过的事情。作为家长，应该感到高兴，而不应该出现灾难性的反应。如果你的孩子在青春期对异性一点都不感兴趣，这时候你反而应该感到担心，因为在精神科临床，一些有精神障碍的患者，详细询问时，往往在青春期，没有朋友，对异性不感兴趣。而这样的孩子，往往其他方面也会表现得比较差。当然这里举的是一个极端的例子，也未必这个时期对异性不太感兴趣的孩子，就一定会得精神障碍。孩子的心理发育有早有晚，有的孩子在刚进入青春期就开始萌生这样的念头，有的孩子在青春晚期才会开始对异性感兴趣。凡事都有一般也有个别，不能一概而论。

　　其次，要把握好管孩子的方式方法。尽量做到宏观调控，而不要管得无微不至。也就是说在大方向上要告诉孩子一些道理，而不是整天像特务一样偷看孩子的聊天记录、偷看孩子的短信、偷听孩子打电话，孩子出去了回来一定要委婉地审问一番。当然这是家长对孩子表达关心的一种方式，但是从另一方面来讲，也是家长缓解自己内心焦虑的一种做法。这种焦虑的来源有很多。比如，担心自己不管孩子就没有尽到做家长的责任，担心自己如果不管，孩子就会走弯路。事实上，不见得家长不管孩子就一定会走弯路。古语云：树大自然直。俗语说：人往高处走。人本主义心理学认为人生来就具有自我实现的能力，给予他一个积极的成长环境，他就可以不断地取得进步。但是，需要注意的是，这个积极的环境并不是要让家长多管，多做，而是一个理解的，接纳的，尊重的环境。而这里所说的进步，也不是说一帆风顺，很可能在某一个时期会有小的波折，但是，总的来说，在不停地往前进。从某种意义上来说，允许孩子走小的弯路，是对孩子将来遇到大挫折的最好预防。那些从小到大学业上一直很顺利，也从来没有出现过早恋这种问题的孩子，到了大学毕业，家长认为该谈恋爱了的时候，因为没有与女孩子交往的能力而求助于心理咨询的不在少数。

　　所以，凡事有利必有弊。记住一句话，人生之不如意，十之八九。不管你管得多也好，少也好，孩子该经历的事情，还是需要他自己去经历，去体会。如果在他成功的时候，你能够倾听他，分享他的喜悦；在他遭遇了挫折，需要帮助的时候，你能够成为他信任的那个人，给予他支持。如果在任何情况下，你对他的态度都是不离不弃，你对他的爱都始终如一，你就是一个相对成功的父母。我说的是"相对成功"，因为天下只有爱孩子的父母，而没有完美的父母。

　　（2）从孩子的角度来说：要认识到青春期是长身体、长知识的时候，也是心理发展的一个关键时期。在这个时期，你们要面临很多的事情，包括学习任务、人际交往、情绪调控、自卑感的克服与自尊心的建立、自我身份的认同。而恋爱，也就是说确立自己的性取向、学会建立并处理亲密关系则是这个时期需要特别处理的一件事情，也是最容易引起烦恼的一件事情。发现自己喜欢上了一个人，本身就是一件会使自己心理产生压力的事件。她／他会喜欢我吗？我能向他／她表白吗？万一被拒绝了怎么办？万一他／她告诉老师了怎么办？万一父母知道我早恋了怎么办？如果我们谈恋爱了，会影响学习吗？

　　在你发现自己喜欢上了一个人的时候，上述想法或者顾虑也就出现在了心头。记住，这是个信号，一个告诉你，你已经进入如何处理亲密关系这个阶段的信号。喜欢上一个人是一件很美好的事情，虽然它出现的不是时候。因为它给你的生活带来了很大的麻烦，老师会找你谈话，父母会一改往常的态度，对你进行说服教育，采取种种措施说服你跟他／她断绝关系，你会从一个好学生变成坏学生，或者从一个坏学生变成更坏的学生，好像你犯下了滔天大罪，整个世界对你的看法都完全改变了。那么，作为进入"早恋"的你，应该怎么办呢？

首先，要认识到，这不是一件不应该出现的事情，而是一件需要花心思去处理的事情。在这件事情出现以后，你要学习去权衡学习和恋爱两方面的关系，在保证学习的基础上去恋爱。这样，对你自己和对对方都负起了责任。老师和家长也就没什么可说的。堵住家长和老师的嘴的最好办法就是拿成绩说话。因为他们最担心的就是怕早恋会影响到你的学业，这是问题的关键。也就是说，他们不是不让你谈恋爱，而是担心你处理不好恋爱和学习的关系，影响了学习而不让你谈恋爱。某种意义上说，在家长眼里，不管孩子多大了，都永远都是个孩子。

他们需要时间来渐渐改变对你的认识。要让他们认识到你长大了，开始有自己的主见了，而且也渐渐地具有独立处理问题的能力了，最好的办法不是与他们争论，而是通过事实告诉他们，你可以独自闯荡了，而且还能闯荡得有模有样。

其次，要认识到，你已经开始有了自己的主见，大多数情况下可以去独立面对一些问题了。但是有时候，由于经历有限，必然会有一些问题，让你在独立处理的过程中感到吃力。就像让一个2个月的婴儿去跑步一样，是不太可能实现的。这是不得不面对的一个现实。人类虽然是万物之灵，但是总有一些不能够解决的问题，比如，不可能让一个人一出生就说话，这是不可改变的一个事实，事物的规律使然。这时候，要积极地去寻求帮助。一般来说，父母都是愿意提供给孩子帮助的。但是，由于这个话题比较敏感，大多数家长都会持有成见，所以如果感到问题解决不了了，或者你心里有些困惑，可以试着去向同龄人求助，获得同伴的支持，看看其他人在遇到同样问题的时候是怎么解决的；也可以求助于心理咨询人员，获得一些专业的帮助；当然，也要试着去向父母求助，或许会遇到一些困难，但是，记住，绝大多数家长都希望自己的孩子好，即使有些挫折，那也同样会带给你成长的机会，即学会去处理不同的意见。

最后，父母除了担心早恋会影响学业以外，更担心的是孩子会因为恋爱的问题处理不好，会在感情上和身体上受到伤害。其中，多数家长最担心的是孩子们会出现婚前性行为，尤其是女孩子的家长。青春期的你们对什么都充满了好奇，尤其是在中国，性仿佛是不能明言的，因而显得更加神秘，更加会激起青春期孩子们的求知欲望。这一点还是不要去尝试的。因为你们毕竟还没有到能够建立家庭的年龄，如果真正的爱对方，更要为对方考虑，也要对自己负责任。妊娠对于成年已婚的人，是一件喜事，对于青春期的孩子来说，就是一个负担了。毕竟，流产对于女孩子来说，身心都会受到伤害。而对于男孩子来说，也会在心理上产生恐惧感、内疚感，还会引发一系列后续的问题，包括来自女方家长、学校方面的压力。如果能够保留自己内心的这种好奇心，等到你有能力去建立家庭的时候，这是给你自己，和你未来的他／她的一个很美好的礼物。

要记住，恋爱是一件美好的事情，如果在你没有准备好的时候，它提前来了，那么不要去躲，也不要惊慌失措，这是你一生中必定要去面临的事情，或早或晚，早来了，你就有了更早地学会处理它的机会，在心理发展的道路上，先行一步。记住要把握原则，及时求助，尽量争取平稳地度过。

6. 意志薄弱、耐挫折能力差　青少年意志活动尚较薄弱，在处理具体事情时，青少年经常表现出决心大，信誓旦旦，而行动上却无法落实，说和做相脱离的情况。在学习中，往往今天他们对自己很严格，而明天又不重视这些要求了，很难将自己的行为同远大目标联系起来。另外青少年耐挫折性较差，容易因失利而受到打击，丧失自信心，甚至悲观绝望。我们经常从身边或者媒体上看到各种各样的事例，即青少年由于各种原因，如学习成绩不如意，恋爱受挫，人际关系紧张，受老师和家长批评等，采取离家出走、自暴自弃、甚至自伤、自杀等严重行为。目前全球青少年自杀率在不断上升，自杀年龄越来越小，我国青少年自杀问题也日益受到社会各界的重视。青少年时期已逐渐成为自杀的高峰年龄段。

据报道我国南方某地区最小的自杀者年仅10岁，割腕自杀的原因是因为"家长给孩子的学习压力太大，考试要90分以上，周末要参加各种培训班……"。提示我们在关注孩子学习成绩的同时，一定要同时关注孩子的心理发展。

提高青少年耐挫折能力的对策：

（1）在与孩子建立良好的亲子关系的前提下，父母帮助青少年提出奋斗目标，明确行动的方向，帮助其认识到意志行为结果的意义。他们对自身行为意义的认识越深刻，就越能增强克服困难的信心，任务也就完成得越好。奋斗目标应从短期到长期，从容易到困难逐步进行，使得青少年在奋斗过程中不断加强自信心，这样，他们就不会轻易被困难吓倒。

（2）为青少年提供培养意志力的机会。通过体育活动，社会实践活动等培养他们的意志力。如参加夏令营、暑假期短暂打工、军事训练体验等，在学校里，心理剧常被用做心理训练的形式。具体的做法是设置一个情景，如妈妈得了癌症或爸爸犯罪了，让学生扮演其中的角色，表演自己面临这种状况时的做法，其他同学也会七嘴八舌提出意见，大家再一起讨论哪些方法可行、效果最好。经过这种训练，以后当孩子遇到同类情况时，就不会束手无策。

（3）家长首先要充分理解青少年虽然长大了，但是他们毕竟尚未成人，若以成人的想法去看待他们、要求他们，必定会违背青少年的心理特征及其规律。当青少年碰到挫折或犯了错误之后，父母要设身处地从青少年的角度去思考，切忌单方面地认为子女犯了错误，因此用粗暴的方法训斥甚至打骂子女，这样容易伤害亲子关系并且使孩子感到无助和沮丧，以后再出现类似情况时不会再与父母沟通，进一步陷入孤立无援的境地。相反如果长辈能给予其理解和宽容，帮助其分析不足之处，并鼓励其坚持解决问题，反而能激发起孩子克服困难的决心，在应对挫折的过程中不断提高抗挫折的能力，并因为没有太大压力而发挥更好的水平。另外，在青少年无助时为其提供可寻求帮助的方式也是非常重要的，比如，在许多国家，社区和学校会给青少年发放一些自杀预防手册，上面有各种矛盾的解决方法、如何缓解压力等内容，还附有一些援助电话及援助机构的名单，这样，在青少年遇到挫折需要帮助的时候，会比较容易获得帮助，避免不幸的发生。

7. 道德感不强　青少年处在社会化的重要过渡时期，道德感的发展也成为社会化的一项重要任务。它包括道德认识、情感、动机、意志行为等各方面的发展。初中是青少年的道德发展关键期，也是动荡期，一般认为初中二年级是品德分化最激烈的时期，初中三年级以后即逐步稳定和成熟起来。初中生的道德认识特点表现为在思维评判性和创造性增加的同时，表面性和片面性仍然占有显著的地位，他们虽然对行为的是非、善恶标准和行为的具体规范已经有了基本的了解，但是由于其行为具有情绪化的特点，在较强烈的反抗心理的驱使下容易是非不清，作出不良行为。高中生所掌握的道德行为准则知识日趋增多，其道德知识结构也日益复杂。同时，他们对道德知识的掌握水平也有了新的特点，从形式上看，更加概括、抽象；从内容上看，更加深刻。青少年的道德情感不断发展，初中生的道德情感特点表现为温和、细腻性和强烈、狂暴性共存，情绪调控能力较差，有时会出现狂风骤雨式的情绪反应，在强烈的情绪反应下容易出现冲动、甚至违纪的行为。到了高中，其道德情感的形式主要包括直觉的道德感、想象性的道德感、伦理性的道德感三种形式。这三种形式的道德感都不同程度地存在于高中生不同的道德认识及行为之中，且每种形式本身又有程度与水平等级的问题。从总体上看，由于高中生的道德情感多建立在道德观念、意图、信念的基础上，也由于高中生道德情绪经验的积累对情绪经验的概括所起的重大作用，高中生的各种道德情感形式中，伦理性的道德感体验占据优势，由道德形象所引起的情绪体验也不断受到自我意识的控制，直觉的情绪体验日渐减少。

青少年的道德动机和行为虽然开始出现了主导性道德动机，且道德动机趋向稳定。但总的来说，仍存在多变的特征，容易受到外界不良环境的影响，导致道德感水平下降。同时在目前的家庭教育中，一方面许多家庭把智育作为压倒一切的教育活动，而忽视思想品德的培养，另外一方面大部分青少年都属于独生子女，在家里大多处于核心地位，在现在的许多青少年身上或多或少存在自私、冷漠、孤僻、缺乏责任感的现象，道德情感发育严重不足。

特别需要关注的网络对青少年的学习方式、交流手段和生活习惯等产生的巨大影响，由于青少年的道德正在发展过程中并且易受外界影响的特点，对于网络上各式各样的不良信息和潜在的不良影响他们并没有很强的抵抗力。由于网络法规建设的滞后和网络世界的无序状态，目前很多青少年沉迷于虚拟的网络游戏，缺乏与周围现实中的人交流，他们也很容易浏览到网上的一些涉及反动、暴力、迷信、色情等不健康的内容。由于他们自我约束的能力以及判别是非的能力都没有达到一定的水平，对任何事情都充满着好奇，其网络行为往往会得不到有效的正确引导，甚至学习和模仿网络上的不良内容，真实的情感和正确的认知被过度的不良刺激隔离开来，这些青少年容易变得自私、冷漠，无视现实中的法律法规，更甚者会导致青少年产生人格的分裂，形成网上、网下两种完全不同的人格，这无疑会对他们正在形成的个人价值观和道德观产生不良影响。我们很遗憾地发现网络上展现的多起令人发指的虐待动物行为，其部分始作俑者竟是一些青少年，就是一个佐证。他们在视频里的残暴和冷漠让人不寒而栗，也令人深思：对于青少年的道德培养，我们是否应该做些什么？

提高思想品德的对策：

（1）青少年的成长离不开良好的周围环境，如父母本身具有强烈的社会道德感，言传身教，这种长辈的榜样作用对青少年潜移默化的影响非常重要。学校里也需要经常开展道德培养活动，提供一个培养思想品德的环境，鼓励学生积极参与到道德文明建设中，在学校形成一种追求高尚品德的风气。

（2）结合青少年容易受影响的特点，我们可以趋利避害，加强引导，把青少年的德育教育工作与现代网络结合起来，利用网络的平等性、开放性和互动性的特点，寓教育于网络，通过网络来开展生动活泼的青少年思想政治工作，将具有传统思想政治工作不可替代的优势。要向家长和学生推荐优秀的、有吸引力的青少年网站，使得青少年不自觉地被其内容吸引，并形成归属感，．而渐渐降低其浏览其他可能会对其有不良影响的网站的频率。与此同时，应加强技术研究与管理，以技术控制色情、犯罪、毒品、邪教、反政府等不良信息的传播，还校园一个洁净的网络空间。

（3）家庭教育中应把"爱"字放在第一重要的地位，通过家长的言传身教，教育孩子学会爱自己、爱别人。一个缺乏爱的人，不但冷漠他人，而且轻视自己，这是极为危险的倾向。很多青少年的冷漠和自私的表现是由于他们本身缺乏爱和温暖的环境，从未体验到过爱和温暖，因此也不会用爱和温暖的方式来对待别人，他们首先学到的就是家长对待他们的方式，并且在与人交往的过程中很自然地采取这些方式来与人进行互动。因此给予青少年足够的温暖和关爱，是培养其良好道德的捷径。这里说的温暖不等于没有批评和教育，关爱不等于溺爱，有些家长凡事都庇护青少年，甚至出现在家里长幼不分的情况，试想，这样的孩子怎么会形成尊师敬长的良好品德呢？

（4）学校和家长不应仅将学习成绩好坏作为评价学生优秀与否的唯一指标，更不要随便给学生扣上好学生和坏学生的帽子。举个例子，一个高中学生放学后在校外和另外一个人打起架来，学校老师发现后，对该学生提出严厉批评，并且不容其辩解。而且把其家长叫来，让其写保证书，保证以后不再打架。实际上，和这个同学打架的那个人是一个经常勒索学生钱财的人，这位同学之所以和他打了起来，是因为早就对其行为看不惯，恰好那天这个人又要向其索要钱物。本着为民除害的想法这个同学和那个人打了起来，可是万万没有想到会从此被扣上了坏学生的帽子。事隔三年，当这个孩子逐渐被同学疏远、成绩也开始下降之后打算退学时，才在心理治疗师的鼓励下说出了这件事情的原委。对于一个孩子，这三年是何等重要，而这三年的损失应该由谁来负责？实际上，如果当时有一个人能够让孩子把话说完，并且给予孩子正确的指导和帮助，而不是武断地、固执地认为只要打架就不是好学生、越辩解越说明其认错的态度不端正，那么就不会耽误这个孩子三年宝贵的时间。

就目前来说，我们所说的青少年都是 1992 年以后出生的孩子，也就是常说的"90 后"，这些青少年绝大部分都是独生子女，由于各种因素的影响，有一部分青少年表现出任性、自私、脆弱、独立精神差、承受挫折的能力差等缺点。但由于媒体的各种报道使得整个"90 后"被贴上了各种各样，甚至带有侮辱性的标签，如"非主流""脑残的一代"等，这对他们其实是不公平的，也会使得社会对他们形成固定的负性印象。其实青少年的心理发展既遵循着一定的固有变化规律，也在不同的时代和社会环境变迁背景下呈现出不一样的特点，并不能把所有"90 后"都一棍子打死称为不争气的一代，只是青少年的心理行为特点和当前社会环境的互相影响造就了有鲜明特点的"90 后"。我们不能把所有的责任都归咎于心理尚未成熟的青少年，而同时应看一看这个时代是在如何影响着青少年。

第四节　青年期心理卫生护理

青年期是个体从儿童走向成人的过渡时期，一般来说指的是 18 ～ 35 岁，基本上是从个体生理成熟到社会成熟的这段时期。人生的很多重要经历都是在这一时期完成的，包括个体的家庭发展：恋爱、结婚、生子，以及个体的职业发展：择业以及事业发展。这些发展任务的顺利完成是每个个体都要面对的，也是最容易引起心理波动的事件。掌握青年期的生理心理特点，有助于保持青年期的心理卫生。

一、青年期的生理心理特点

在青年期，人体各组织器官的生长发育趋于成熟：骨化完成，骨骼发育逐渐停止。大脑和神经系统显著发展，并逐渐成熟。中枢神经系统的兴奋和抑制过程趋于平衡。情绪较青春也渐趋稳定和深刻。生殖系统功能成熟，第二性征的发育彻底完成，男女体态区分明显。各项生理功能逐渐成熟，各项生理指标如血压、肺活量趋于稳定。身体素质包括在机体活动中的力量、耐力、速度、灵敏性和柔韧性等都在青年期进入高峰。脑力劳动和体力劳动的效率都相应提高。胃肠道消化、吸收的功能强、免疫力增强，内分泌和代谢功能旺盛。18 ~ 30 岁之间，个体的体力和精力也处于人生的鼎盛期。

青年期的个体认知语言能力成熟，抽象的逻辑思维能力和注意的稳定性日益发达，观察的概括性和稳定性提高。情绪情感丰富强烈但是仍不稳定，有时带有明显的两极性。青年的情感进入最丰富的时期，情感的内容带有明显的倾向性，情感的体验也更加深刻。青年人的意志行为特点是自觉性和主动性增强，行为的果断性有所增强，动机斗争过程逐渐内隐快捷。由于神经系统功能尤其是内抑制的发达，动机的深刻性和目的性的提高，自制力和坚持精神都有所增强。到了青年期，人格虽然还会受到内外环境的影响，但是已经基本趋于稳定。表现为自我意识趋于成熟，个体能够对自己和他人进行恰当的评价，能够做到自我批评和自我教育，能够尊重自己同时尊重他人。世界观、人生观、道德观已经初步成形。

这一时期，是个体从学校走向社会的早期阶段，也是成年的早期阶段。由于要面临恋爱、婚姻、生子、择业、就业等多个任务，也就意味着个体要承担多个社会角色。社会角色是社会心理学领域里的一个名词，是指与人们的某种社会地位、身份相一致的一整套权利、义务的规范与行为模式，它是人们对具有特定身份的人的行为期望，它构成社会群体或组织的基础。具体说来，它包括以下 4 个方面的含义：角色是社会地位的外在表现；角色是人们的一整套权利、义务的规范和行为模式；角色是人们对于处在特定地位上的人们行为的期待；角色是社会群体或社会组织的基础。个体如果能够扮演好这些社会角色，就能够完成良好的社会功能，能够保持良好的自尊，情绪上也会保持稳定。否则，情绪上就会出现各种各样的变化，因此会对心理健康不利。在整个青年期，个体需要完成的角色转换包括：

1. 从青少年到成年的转变　个体从一个懵懂少年变得开始需要对自己的行为负责任，同时还需要承担社会责任，变成了一个真正的社会人。

2. 从学生到"上班族"的转变　研究显示，青年个体多少已经能够根据自己的志向、理想、兴趣、爱好和特长，选择自己的学习方向、工作职业、生活方式和成才道路，力求在某些方面不断完善自己、发掘自己、实现自我价值。这个时期，大多数人最终都完成了学校教育，从一个象牙塔里的学生，开始步入成人社会，并开始寻找自己的职业定位。一份良好的工作不仅可以作为一个人的经济来源，更可以实现一个人的职业理想，使个体从中获得个人成就感。择业和就业源自个体自我实现的需要，反映了个体要求自我设计、自我完善以充分发挥自我潜能，实现自我价值的强烈愿望，反映了个体志向与理想的完善和稳定的程度。渴望自己有所创造、有所建树，并向社会显示自己存在的需要，是很多青年学生的三种主要需要。从学生到"上班族"的转变，除了要选择一个适合自己的职业之外，还包括适应工作环境，学会处理与同事的关系、与领导的关系、工作与休息之间的关系。

3. 从单身到别人的男朋友（女朋友）的角色转变　根据马斯洛的需要层次理论，每个人都有情感和归属的需要，这个需要指的是对友情、爱情和性亲密的需要。在青年阶段，每个个体都有获得亲密的人际关系的需要，大多数个体在这个阶段开始寻找男女朋友，寻求亲密感避免孤独感。根据埃里克森的心理社会发展理论，这也恰恰是该时期的主要发展任务。

4. 从未婚到已婚的角色转变　随着亲密关系的建立，个体很自然地会走到谈婚论嫁的阶段。小家庭的建立要求个体开始学会承担丈夫或妻子的角色，开始学会履行自己在新建立的小家庭中的义务，并承担起自己在这个小家庭中应尽的责任。

5. 从为人子女到为人姑爷（儿媳）的角色转变　已婚的青年个体，同时还要承担做姑爷或做儿媳妇的角色。自古至今，大家都知道婆媳关系非常不好处理。说的就是这个阶段所要面临的问题之一。能否扮演好这些角色是小家庭能否幸福的重要因素。作为姑爷其实同时要承担着三个角色，即父母的儿子、妻子的丈夫、丈人和岳母的姑爷。这时候，一个人要同时和五个人搞好关系，照顾到五个人的感受，想来对于初入社会的青年个体实属不易。对于儿媳这个角色也是一样。

6. 从为人子女到初为人父（母）的角色转变　除了上述角色以外，大多数个体在此期还要面对的是初为人父（母）的角色转变。子女的出生，对于每个家庭都是一件大事，小生命的诞生意味着更多的责任，年轻父母的身上又多了一份责任。如我们第二节所讲到的，为人父母实属一件不易之事。俗话说，养儿才知父母恩。这个角色转变需要很多心理和生理的调整。

二、青年期常见心理问题及处理

1. 性心理　青年期的开始阶段依然存在着生殖系统的发育已经完全成熟，但是性心理的发展相对延缓的矛盾，存在着性的生物性需求与性的社会性需求之间的矛盾，因此是发生性相关心理卫生问题的高峰期。

主要表现为：

（1）对性的好奇、敏感与无知：随着生理发育的成熟、激素的分泌，青年人对性的好奇和需要是一种常见的生理现象。人是社会性的，但是首先是生物性的。对性的需要是生物的本能。我们的文化中存在着对性的一些偏见。很多青年在出现性方面的相关想法时会产生罪恶感、羞耻感，认为自己出现这些想法是可耻的，不道德的。还有些个体被生理冲动所控制，出现性行为的随便与不负责任。有研究表明，对性问题持有矛盾心理的占55%，感到敏感的占53%，感到神秘的占36%。

根据临床观察，有很多在这个时期有性方面困惑的个体都存在性知识的缺乏或歪曲。举个例子，有一个患者来心理咨询门诊就诊，告诉心理咨询师他为一个问题自责苦恼了10年，他觉得自己是个非常下流的人，心理很阴暗、很肮脏。把自己描述成了一个十恶不赦的恶魔、一个流氓。咨询师花了接近一个小时的时间才问出导致他苦恼了10年的问题是手淫的问题。在青年男性中，由于性冲动的出现，手淫和遗精是很常见的生理现象。当咨询师以一种很平静的语气告诉他，这是一个很正常的现象，很多人都有的时候，患者表示惊讶，之后就是一种怀疑。几经确定之后，患者的脸上露出了很放松的微笑，那是一种被别人接纳，同时也被自己接纳之后的一种快意，仿佛一个罪人被宣布无罪释放了。而随后，他手淫的行为也逐渐减少。由于对性知识的无知，这个年轻人苦恼了10年，来的时候他已经上了大学，可是在高中阶段，由于这种苦恼情绪的困扰，他无心学习，在这种痛苦的挣扎中，本来成绩优异的他第一次高考落榜。第二次勉强上了现在的大学。

（2）与异性交往的问题：对异性的好感与爱慕是个体心理发展过程中出现的正常心理现象。但是由于对性相关知识的缺乏，很多年轻人处在想与异性交往，但是又担心别人会认为其下流、无耻的矛盾中。心理咨询门诊经常会见到一些患有社交恐惧症的患者，他们存在的问题主要是对与异性交往的恐怖。有的患者仅仅因为有异性坐在旁边，就会出现紧张、心慌，脑子里胡思乱想，无法做任何事情。有一位患者，在没有异性出现的时候，工作很正常。但是只要有异性出现在他工作的办公室里，他就会紧张、总想看对方，但是又不敢看，而且即使在没看对方的情况下，仍会觉得对方认为他在看她，因此觉得面红耳赤，脸红以后就更加担心，觉得对方肯定看到了自己脸红，一定认为自己很下流，因此心慌、手心出汗、什么都做不下去。

根据精神分析的理论，患者压抑了自己与异性交往的正常需要，之后它以社交恐怖这种神经症的方式把这种需要表达了出来。研究表明，有性压抑的青年占55%。而这些问题的出现，与患者对性知识的了解程度、从小接受的性方面的教育以及其生活的圈子中的其他成员对性的态度有关系。

（3）由于性压抑而带来的其他异常行为：包括露阴癖、窥阴癖、摩擦癖、恋物癖等常见的性心理障碍。

2. 适应问题　由于青年期需要面对的诸多角色任务，此期个体常见的心理问题还包括适应问题。适应问题包括对工作的适应、对家庭生活的适应。对工作的适应包括对工作本身的适应以及对工作场所中人际关系的适应。包括与同事的关系以及与领导的关系。

一般来说，个体总是倾向于选择自己感兴趣的，并且能够实现自己的理想和抱负的工作作为自己的职业。然而由于受到各种因素的影响，不是所有人都能够找到自己理想中的工作。一般来说，如果个体所选择的工作能够实现个体所希望的角色，个体就可以全身心地投入职业生活中去，并且能够获得成就感和价值感，因此也会适应良好。如果个体选择的工作与自己所学的知识和技能相符合，也就是说个体所学能够让其适应这份工作，那么个体的适应也会比较好。反之，个体就会出现各种各样的适应障碍，包括上班迟到，工作时开小差，效率低，工作时消极怠工，没有职业认同，甚至感受到工作倦怠、情感枯竭。由于不能胜任或者对工作的不喜欢会导致个体出现多种负性情绪，包括抑郁、焦虑、没有成就感、没有价值感，感觉到压力。这些负性情绪在工作的过程中会迁怒于同事；迁怒于领导，进而引起更多的人际关系问题。

进入了工作单位，人与人之间的关系就不再像学生时代那么单纯。人与人之间的关系更多的是一种利益和合作的关系。不想学生时代有那么强的情感的联结。所以很多年轻人在工作初期会感到非常不适应，会觉得周围的人好像都很势利。而且也开始看到以前在学校里看不到的一些不公平竞争。或者看到有一些能力不如自己的人却很受领导欢迎，一些很狡猾的人却很受领导的器重。开始发现自己有很多事情看不惯，心理总是七上八下的不平衡。这时候，需要花费很多心神去调整。

对家庭生活的适应包括适应婚后的家庭生活，以及为人父母之后的角色适应。

很多文学作品都在描述婚后的生活，有人把婚姻比作爱情的坟墓，把婚姻比作围城。描述了婚前婚后个体对婚姻的期望和体验。与爱情不同，婚姻是非常现实的。爱情是海誓山盟、花前月下。而婚姻则是柴米油盐酱醋茶，是相当现实的。如果把爱情比作是一杯美味的饮料，那么婚姻则是一本白开水。虽然没有味道，但是却是生活必需的。然而还没有放弃梦想的年轻人可能很难适应这种美梦的破碎。有些人抱怨被欺骗了，于是我们经常能够看到这样的句型：结婚前他……，结果呢，现在根本就不是那么一回事。本来以为……，现在好后悔。这些句型均在表达一种情绪，对婚姻的失望。婚姻是另外一种形式的事业，也是需要经营的。经营的原则包括：要对家庭和对方有责任心，坦诚相待；处理好性生活，这是成年人生活中的一个重要部分，性生活的和谐是保证婚姻美满的一个重要条件；妥善处理小家庭内部，大家庭成员之间的关系；夫妻共同努力，保障家庭的经济基础；重视家庭中日常琐事的处理，研究显示，导致夫妻离婚的原因，多数情况下不是因为原则问题，而是鸡毛蒜皮的小事。小生命的诞生，会给小家庭带来很多欢乐，同时也会带来一系列的适应问题。年轻夫妇在宝宝出生后，在经济开支、工作、住房条件、家务负担、夫妻交流以及感情方面都会受到不同程度的影响。小生命诞生以后，家庭的经济开支和家务量会明显增大。有62%的父亲在孩子出生之后会感到被冷落，从某种意义上来说，宝宝是个"第三者"，会对夫妻之间的亲密关系造成直接的且强有力的冲击。年轻父母需要在心理上作出调整，来适应这一新的变化。当然，不同的是，这个"第三者"会给夫妻带来天伦之乐。有研究显示，即便是对婚姻不满的夫妻，也有63%的人认为孩子是婚姻中仅有的满足。

三、如何保持青年期的心理卫生

1. 树立一个意识，青年期要面临生命中的很多重要课题和诸多发展任务，因此需要不断进行心理调整。

2. 了解这些发展任务，并且早做准备有利于保持心理卫生。此时期需要做的准备如下。

（1）了解男女性之间的性吸引和交往需要是正常的，增加与异性的交往，并在交往过程中建立亲密关系，乃至恋爱和婚姻关系是这个阶段重要的发展任务。

（2）步入社会以后，个体不再是社会需要呵护和关照的对象，而是变成了一个社会人，需要完成一个社会人需要完成的任务，需要遵守社会规范、法律法规，需要对社会作出自己的贡献。

（3）了解自己的兴趣和特长，选择一份适合自己的工作。在工作中，不仅要努力做好本职的工作，还要搞好与同事、领导之间的关系，营造一个和谐的工作氛围。

（4）做好结婚的物质和心理准备，包括承担婚后的各种角色的准备，以及为人父母的角色准备。

（5）在这段时期，出现适应方面的问题是很常见的现象，因此需要经常面临心理调适。我国的年轻人很多都有完美主义情结，可能会在面临适应问题的时候出现强烈的自卑感，需要记住，没有谁可以不经过任何心理的调整就能平稳度过此期。

3. 这个时期的年轻人面临着要求独立但同时又不得不依赖父母的矛盾。随着青年人认识能力的提高，逻辑思维能力的加强，他们的活动范围和生活领域也不断扩大，同社会联系更加密切，同辈人的相互影响大于父母。父母对子女一般都非常关切，事事关心，处处过问，以致使子女们觉得妨碍了他们的独立，干预了他们的自由。他们不愿再被父母当作孩子来看待，坚持自己的理想和判断是非的标准，甚至对在求学、就业、交友、生活各方面的干涉表示反感，轻者不理睬，重则反抗，拒绝家长管教。

在道德观念、社会规范方面，不少青年不像儿童时期那样以父母师长为传统表率，他们不愿受社会传统限制，而是在同辈人中探求共同的标准。所以父母在求学、就业、恋爱、婚姻方面要尊重子女的意愿和情感；不适当的干预会导致家庭不和甚至形成代沟。每个人的性格特点都会染上时代的色彩，两代人的思想存在差别是正常现象，父母和子女之间要尊重这种差异性，要增加沟通和交流，父母要多给孩子一些个人的空间，尽量让他们独立地去做事。青年们也应重视老一辈的经历、经验，从中汲取有用的成分。俗话说，不听老人言，吃亏在眼前。经验是一笔无价的财富。

4. 面对这些适应问题，需要保持一个平常的心态，但是经过调整依然不能解决问题时，一定要积极地寻求帮助，能够提供帮助的人员包括，好朋友、长辈、心理卫生工作者。

5. 有些精神障碍，比如精神分裂症和情感障碍也多在此期发病，这些障碍或疾病现在已经可以有效地治疗，所以一旦发现，一定不要讳疾忌医，一定要尽早寻求治疗，争取尽快控制病情，并尽量恢复患病个体的社会功能。

参考文献

［1］马辛. 精神病学. 北京：人民卫生出版社，2014.

［2］洪震，江澄川. 现代癫痫学. 上海：复旦大学出版社，2010.

［3］赵敏. 实用精神医学丛书·酒精及药物滥用与成瘾. 北京：人民卫生出版社，2012.

［4］徐一峰. 实用精神医学丛书·精神分裂症. 北京：人民卫生出版社，2012.

［5］江开达，马弘. 中国精神疾病防治指南. 北京：北京大学医学出版社，2010.

［6］慕磊，孙建绪. 抑郁症发病机制与抗抑郁药物作用靶标. 国际药学研究杂志，2015.

［7］李广智. 强迫症. 北京：中国医药科技出版社，2013.

［8］杨德森，刘协和，许又新. 湘雅精神医学. 北京：科学出版社，2016.

［9］杨建新. 酒精所致精神障碍与普通精神病性障碍的生理及生化对比研究. 航空航天医学杂志，
    2015.

［10］谢斌. 人格障碍与冲动控制障碍. 北京：人民卫生出版社，2012.

［11］孙兴元. 神经与精神病学临床实习指南. 北京：科学出版社，2013.

［12］胡继红，张惠佳，王益梅，等. 精神发育迟滞患儿运动发育特点初探·中国康复理论与实践，
    2012.

［13］邓方渝. 精神活性物质所致精神障碍的临床分析. 求医问药：下半月刊，2012.

［14］曹新妹. 实用精神科护理. 第 2 版. 上海：上海科学技术出版社，2013.

［15］杨甫德，陈彦方. 精神科急症学. 北京：人民卫生出版社，2014.

［16］吴文源. 实用精神医学丛书·躯体形式障碍. 北京：人民卫生出版社，2012.

［17］毕晓莹. 神经内科疾病的精神心理障碍. 上海：上海科学技术出版社，2015.

［18］李广智. 精神分裂症. 北京：中国医药科技出版社，2013.

［19］方贻儒. 抑郁障碍. 北京：人民卫生出版社，2012.

［20］马辛，毛富强. 精神病学. 北京：北京大学医学出版社，2013.

［21］李凌江，陆林. 精神病学. 北京：人民卫生出版社，2015.

［22］沈渔邨. 精神病学. 第 5 版. 北京：人民卫生出版社，2009.